问道针灸

白兴华 安杨 著

世界图书出版公司

图书在版编目(CIP)数据

问道针灸/白兴华,安杨著.—西安:世界图书出版西安有限公司,2018.1

ISBN 978-7-5192-4034-9

Ⅰ.①问… Ⅱ.①白… ②安… Ⅲ.①针灸学—研究 Ⅳ.①R245

中国版本图书馆 CIP 数据核字(2017)第 303930 号

书　　名	问道针灸
	Wendao Zhenjiu
著　　者	白兴华　安 杨
责任编辑	马可为
装帧设计	新纪元文化传播
出版发行	世界图书出版西安有限公司
地　　址	西安市北大街85号
邮　　编	710003
电　　话	029-87214941　87233647(市场营销部)
	029-87234767(总编室)
网　　址	http://www.wpcxa.com
邮　　箱	xast@wpcxa.com
经　　销	新华书店
印　　刷	西安建明工贸有限责任公司
开　　本	787mm×1092mm　　1/16
印　　张	18
字　　数	300 千字
版　　次	2018 年 1 月第 1 版　　2018 年 1 月第 1 次印刷
国际书号	ISBN 978-7-5192-4034-9
定　　价	48.00 元

☆如有印装错误,请寄回本公司更换☆

追根溯源　问道针灸

／ 白兴华

2015 年 10 月，我应邀做客北京人民广播电台安杨女士主持的百姓健康节目，讲解针灸知识。《问道针灸》这本书就是根据节目录音整理编写而成的，这也是我第一次尝试以科普形式较为系统地介绍针灸疗法。

尽管针灸在中国的历史至少跨越了两个千年，但时至今日，许多人似乎对它仍然是既熟悉又陌生，如对扎针的畏惧心理，担心扎针伤气，不了解针灸能治疗哪些疾病，等等。到针灸科就诊的病人，许多人都是看过西医、吃过中药，最后似乎是无奈之下才选择了扎针。导致这种低认知度的原因之一，可能与针灸本身的特点有关。一方面，害怕扎针是人的本性，儿童怕扎针很自然，而有些七八十岁的老人第一次扎针也很恐惧。另一方面，药品制造商研发出一种药品，会投入大量资金进行广告宣传，加上药品代理促销，形成了从生产到销售的一条龙；而针灸是一种个体化行为，一名针灸医生，即使再努力，每天也只能治疗几十个病人，所获收益十分有限，不可能以个人名义做广告，因此也限制了对针灸的推广宣传。北京人民广播电台开办的公益性中医系列节目，为我们提供了一次很好的机会，也圆了我多年的一个梦想，即从非专业角度分享多年积累的对针灸的认识和临证体会。

讲座之初，并没有大纲和计划，在和主持人简短沟通之后，就开始了长达近50期的节目录制。按照原来的节目顺序，本书整理成了"开篇"和"各篇"两部分。开篇为"文化背景"，是本书的框架，除了介绍针灸的一些基本概念和特点外，重点讲解了针灸的早期历史，比如古人对艾草的钟情、经脉与穴位的发现、针刺疗法的发明，以及"天人合一"整体观念对针灸理论和实践的影响等。各篇以十四经脉为主线，介绍每条经脉的循行分布特点、与这条经脉有关的病症、这条经脉上的主要穴位，以及一些常见病症的治疗和自我保健方法。在整理编写过程中，尽量保持原有录音节目的风格，仅对部分文字做了修改。

翻开世界医学史，我们会发现一个很奇特的现象，即世界上不同地区不同民族的人们，在长期医疗实践中，都发明了许多相同或类似的治病手段，如草药、烧灼、热熨、按摩、冥想、放血、拔火罐、运动锻炼、膳食调理等，但只有针刺疗法例外。迄今为止，针灸已经传播到世界上180多个国家和地区，但都源自同一个故乡，那就是中国。而且其他语言中的"针刺疗法"，也都是中文的音译或根据其含义创造出来的，比如现在"针刺"一词最常用的英文"acupuncture"就源自大航海时代一位荷兰医生的创造。威勒姆·坦·瑞尼（Willem Ten Rhigne，1647—1700）毕业于荷兰莱顿大学医学系，通过荷兰东印度公司公开招聘于1674年夏天抵达日本。在日本居住的两年时间里，他与许多日本医生和贵族人士进行过深入交流，其中包括幕府将军的私人医生，还向日本医生详细介绍了欧洲在人体解剖、生理及药学方面的知识。作为一名受过欧洲高等教育的医生，在如此短的时间内亲密接触与他所受教育完全不同的东方同行是极不寻常的，此种交流在东西方医学之间也是第一次。在向日本医生传授西方医学知识的同时，他对当时日本的医疗状况也有了很多了解，尤其是针灸。威勒姆讲述了一次坐船造访京都的经历：一名护卫他的日本士兵胃疼难忍，伴有恶心和呕吐，士兵尝试了多种方法，作为一名医生，威勒姆也试图帮助过他，但都没能使疼痛缓解，这样持续了很多天。直到有一天，士兵仰躺下，拿出随身携带的针灸针，一只手持住针尖，另一只手用小锤子轻轻拍打针柄端，针刺入后还捻转了几下针柄，一共在左上腹部扎了4根针，这样一次治疗后就完全康复了。威勒姆还注意到，士兵将针拔出后，还按压扎针的部位，没有看到血液流出，仅仅留下很小的针孔。一名普通人，随身携带着针具，自己给自己扎针，这种举动在今天都属罕见。这个场景一定令威勒姆十分震惊，在他脑海中挥之不去，也是促使他深入研究针灸的强大动力。

1683年，威勒姆的拉丁文专著《论关节炎》在伦敦出版，其中有一节题为"论针刺疗法"，这也是针刺疗法首次被系统地介绍到西方。据威勒姆介绍，日本医生明确告诉他针灸是中国人的发明，学习的时候先由一名会中文的医生将中文翻译成日文，再由另一名医生将日文翻译成荷兰文。他还说，如果一名日本医生会说中文，将受到格外的尊重。在书中，他在罗列了他所知道的当时西方医学界所使用的各种不同材料、形状和用途的针具后，得出结论——中国人用针治病的方法最独特。这位把中国的针刺疗法介绍到西方的先驱，以敏锐的洞察力发现了针刺疗法的独特性，他没有随便在他头脑中所固有的词汇里找一个词，而是创造了拉丁文单词——acupunctura，"acu"是"针"，"punctura"是"刺"，合起来就是"针刺"，这个组合堪称完美，英语的"acupuncture"即由此演变而来。

针刺疗法起源于中国是一个不争的事实，但针刺疗法为什么唯独起源于中国，或者说为什么只有古代中国人发明了针刺疗法，却是一个从来没有人提过的问题。我对这个问题的追问始于1996年。当时我正在做针灸早期历史的研究，到北京国家图书馆查阅资料，想看看各个国家的大百科全书对英文"acupuncture"一词的解释。在日本人编写的英文版大百科全书（1983年版）里，第一句话这样写道：针刺疗法可能起源于中国或印度。我当时的第一反应是震惊！针灸是中国人的发明，这一点日本学者应该最清楚。震惊之后是疑惑和思考，印度与中国同属文明古国，并且两国之间的交往历史悠久且深入，针灸真的像佛教一样是由印度传入中国的吗？这个疑问我后来在国学大师汤用彤先生那里找到了答案。原来，在20世纪50年代，就有日本学者提出过针灸起源于印度的说法，主要依据是汉译佛经里面有一些"针灸"词语，病榻上的汤先生通过对佛经的原文及英文翻译进行对比研究，发现在梵文佛经中并没有涉及针灸的任何文字，足见佛经中有关"针灸"的记载，大多是在译经过程中，为使国人易于理解而加以改订、润色所造成的结果（《汤用彤全集·第七卷·康复札记四则》）。也就是说，无论再天才的翻译家，在翻译过程中，都会不可避免地丢失一些信息，或者添加上自己的体验和感悟。他们常常用母语中熟悉的词语对应其他语言，有时甚至原文中没有的文字，却在翻译文本中添加了进来，汉译佛经中的"针灸"就是这样一个例子。

解决了针灸是否起源于印度的疑问，还需要回答一个问题——除了印度，在古希腊和古埃及的传统医学中，是否有和针灸相同或者相似的治病方法呢？当时，个人计算机刚刚兴起，普通民众还不知道互联网为何物，获取知识的手段仍然是手工翻阅和检索，而国内有关其他传统医学特别是古希腊医学的书籍和资料可以用罕见来形容。恰好在这时，我收到一封来自美国弗吉尼亚州的航空信件，这是那个年代除了电报电话传真之外最快捷的洲际联络方式。寄件人艾瑞·马丁（Ira Martin）是一位虔诚的教徒，他说买过我写的一本耳穴书，由于书中没有我的确切联系地址和方式，只有工作单位，这封信件如何辗转到我的手中已经成了一个谜。在此后的书信往来中，得知我正在进行世界医学的比较研究，他很快就通过刚建立不久的亚马逊电子购物网站寄给我近 30 本医学图书，其中有关于世界医学历史的，有介绍各种补充替代医学的，还有 6 卷《希波克拉底文集》（共 8 卷，缺少 2 卷），以及 1946 年一位美国学者撰写的《希波克拉底的智慧》。这些在那时候看来价格不菲并且在中国几乎无法获取的图书，都是作为礼物赠送给我的。美国朋友赠送的这部《希波克拉底文集》，是剑桥大学出版的，希腊文与英文对照，被西方学术界公认为非常好的一个版本。我从头到尾一页一页地翻阅，目的只有一个，我想找到在古希腊医学中，是否有和针刺相似的治疗手段。最后，我得到了最满意的答案：没有！在确认了其他古代医学体系中没有与针刺疗法相同或类似的方法之后，我就开始思考是何种因素促成了针灸在中国的产生，因此才有了 2001 年在英国出版的《针道自然》（Acupuncture：Visible Holism）一书，以及 2012 年主编的国家出版基金资助项目《中国针灸交流通鉴·历史卷（上、下）》，还有发表的一些关于针灸早期历史和对外传播史的中英文文章。本书开篇中的许多内容就是在这些研究成果基础上完成的。

历史如果回过头去看，就是一个个机缘巧合的串联。如果没有21 年前的追问，如果没有美国朋友的慷慨馈赠，就不会有后来关于针灸起源的研究成果。而《问道针灸》的出版，更是得益于许多人的支持和帮助。北京广济中医医院王志华院长，从最初安排节目录制到音频向文字转换，再到后期开篇的文字整理和修改，都给予了宝贵支持。本书最后以如此快速和完美的形式展现在读者面前，都要归功于本书的责任编辑马可为女士，我和她因朋友圈的一篇编辑手记而相识，才有了和世界图书出版西安有限公司的合作，也才有了这本书的名字——《问道针灸》！在此书即将付梓之际，对所有支持和帮助本书出版的朋友们表示最衷心的感谢！也期待这本书能够帮助读者更好地了解针灸，认识博大精深的中国传统文化，也能使更多人的身心受益于我们先人伟大的创造。

2017 年 10 月

于北京龙湖好望山

探索中医科普的一次尝试

安 杨

谈到中医，周围人大致分三派：中医粉或中医黑，更多的是中间派，我算第三派。中间派里多数是不甚了解而难置可否，也有人是抱有更加开放的多元医学观念。

其实，生在中国，长于华夏，我们成长中或多或少都遇到过亲朋好友获益于中医的故事，我自己也是。但在现代科学主义氛围中长大的我们却在由果寻因的过程中遇到了尴尬——我们常常试图用现代医学的理儿解释传统医学的事儿，却总是不得其所；而中医的阴阳五行和脏腑经络学说，对于读古文比读英文还费劲儿的当代人来说，更是云里雾里。

我做健康科普节目十年，其中十之八九是西医节目，偶请中医专家讲解，往往也不过是从实用的角度出发，谈谈中医养生保健等知识，其间夹杂片断的理论。虽也不乏可听性强、针对性强的优质中医科普，但总体分散表浅，并没有对中医理论系统且深入浅出的阐释。我自己对医学知识的了解，也是西医多于中医。

有没有一种可能，用当今百姓听得懂的语言、以中医的思维方式讲解中医（而非以西医之理生解中医之妙）？有没有一种可能，在这个碎片化传播的时代，做一点系统传播的尝试？

我内心这个朦胧的愿望在 2016 年有机会得以实现。那年，一直不遗余力支持健康科普的北京人民广播电台体育广播决定开设一档以传播中医文化、讲解中医知识为主的广播公益节目（《医医道来》），推动中医药的继承和发展，我有幸作为主持人获得了难得的系统学习机会。

另一份幸运是节目录制过程中，遇到了北京中医药大学白兴华教授等一批专业功底深厚、见解独到、表达不俗的嘉宾。其中最令我感动的就是白兴华教授，不仅近 50 期节目录制风雨无阻，而且后期付出大量心血，将对话录音整理成文字。

惭愧，这个过程中，自己所做有限。

关于白教授在针灸学方面的学养不再赘述，书中自有呈现，特别想提的是白教授深入浅出的表达。虽然我自己在和白教授的对话中收获颇丰，算是修了一门针灸启蒙课，但其实内心一直忐忑，这么长的系列节目，一般听众能坚持听下去吗？可以听懂吗？

节目播出后不久，一位听众的来信让我有了信心。他是一名 50 多岁的外地打工者，在北京通州当保安，他在信中说："节目播出的时间我正在上班，只好用手机录音，下班后再听。虽然文化水平不高，但专家说的话我基本都能听懂。"

另一件让我受到鼓励的事情是根据系列节目录音整理的文字得到了世界图书出版西安有限公司马可为编辑的认可，并以最快速度决定出版。这使我相信：

·节目内容做到了雅俗共赏。

·马可为女士是资深医学编辑，她的团队支持，说明我们没有偏离医学的专业性。

·高品质出版社的合作是对我们一贯坚持的严谨科普态度的认同。

虽然我们的尝试得到了回应，但在这个传播速食化、碎片化、噱头化的时代，严肃、系统的科普注定很难成为所谓的"爆款"，所以这个系列节目能够坚持完成并出版，首先要感谢的是我所在的北京人民广播电台体育广播，尤其是总台领导李捷和体育台台长蔡明可两位良师益友多年的理解和支持。北京人民广播电台多年来一直坚守媒体的社会责任，给予主持人良好的成长空间，是我们能够坚持公益科普的有力保障。还要感谢我的合作者白兴华教授和马可为女士的编辑团队，将广播节目以更丰富的形式呈现给听众，对我个人、对节目都是一次特别的尝试，你们的带动拓展了我的传播视野。

最需要感谢的是那些我未曾谋面的朋友——听众。为了你们，我会加倍努力！

2017 年 10 月
于北京建外大街

一场针灸的文化盛宴
一次轻松的健康之旅

/ 马可为

    白兴华教授和安杨女士关于针灸的精彩对话录——《问道针灸》，是我在一年之内接触到的第二部非常优秀的中医科普著作。在通读完这部书稿后，我发现自己已经被针灸的魅力深深地吸引和打动。毫无疑问，白教授对针灸的精彩诠释还会打动更多的读者，对此，我深信不疑。

    与白兴华教授的结识是一种机缘巧合。我担任责编的上一本中医图书《中医的脚印》，是由中国中医科学院王宏才教授编写的，由于这本书在内容和写作方式上的新颖独到，彻底颠覆和唤醒了我这个学西医出身的人对中医的认知，因此我写了一篇编辑手记。白教授就是在看到这篇手记后，联系到了我，而我也因此非常幸运地遇到了白教授和他与众不同的《问道针灸》。

    针灸起源于中国，已有两千多年的历史，虽然我们对针灸都不陌生，但绝大多数人其实是懵懵懂懂的，对针灸的神奇作用也并没有深刻的认识。就像白教授在书中所说的，很多人是看了西医、吃了中药之后，无奈之下才选择了针灸，最后却收到了意想不到的良好疗效。针灸，这种效果明显而又几乎毫无副作用的保健治疗方法就在我们身边，但却常常会被我们忽略轻视，这或许也是长期"中医科学论"之争带给人们的错误判断吧。我们确实需要好好讲讲针灸的那些事儿了。

白兴华教授讲述的针灸之"道"，生动、丰富、透彻，既有不一样的思考，又十分的接地气；既有宏阔的历史回顾，又有细微的真实案例；既有冷静睿智的文化韵味，又有温暖浓郁的人间烟火。而主持人安杨女士就像是读者中的一员，结合着自己的生活阅历，代表大家提出了我们最关心的问题，十分亲切自然。整本书的对话珠联璧合，仿佛瞬间让针灸活了起来、动了起来、亮了起来。

我印象很深刻的是白教授在开篇部分讲到的，针灸并不是在对抗外源性的不利因素，而是在调动我们自身的调节能力、自愈能力，而且这种调节是良性的双向调节。联系到实际生活，我想可能很多人和我一样，遇到生病，首先想到的是吃药，而不是去考虑如何激发身体的自我修复能力。就以常见的感冒来说，我们最熟悉的是抗病毒、杀细菌，而此时如果我们选择针灸，她并不是直接杀死病毒或细菌，而是通过针刺穴位增强我们自身的抗病能力从而达到同样的目的，效果非常好，还能避免药物的毒副作用。再说双向调节，我们觉得腹泻时吃抗生素、止泻药，便秘时吃导泻剂、通便药，这不是很正常吗？但是在针灸治疗中，针刺足三里穴位就都可以调节——腹泻时止、便秘时通，就这么神奇。正如白教授在书中所说："通过针灸的实践，让我们对自身体内治病的力量，有一个更加坚定的认识，而不再简单依赖于灵丹妙药，依赖于外源性的治疗。"此外，古人的整体性思维（包括人体这一整体以及人与自然的整体性）也赋予了针灸特殊的优势，针刺一个穴位可以起到多种作用，疾病的治疗也不仅仅局限于病变局部的对症治疗，而是强调治本，"病在头而取之足"，这就是针灸最大的优势所在。

在开篇的前八讲中，白教授和主持人安杨主要是围绕针灸的基础文化背景展开问答，白教授不仅是针灸临床专家，而且在针灸史领域研习多年，掌握了翔实的史料信息，并形成了理性深入的思考。因此开篇从针灸的起源、相关的考古发现、古人关于人体与自然相对应的认知思维、经脉穴位的发现，以及针灸对外的传播等角度娓娓道来，恰似为我们缓缓地展开一幅针灸画卷，其上经络蜿蜒穿行、穴位鲜活跳动，呼之欲出、引人畅想，不禁让人有寻访探幽之意，看看针灸背后的秘密究竟有哪些。而随后的各篇便为读者进行了详解。

说针灸，自然要说经络和穴位，正所谓循经取穴。书中各篇对手太阴肺经、手阳明大肠经、足阳明胃经等十二经脉及人们常挂在嘴边的任督二脉进行了较为详细的介绍，包括各经脉的循行、经脉上的重要穴位、能治疗的相关病症等，内容非常实用。同时配合清晰的插图，更能帮助普通读者了解学习经络穴位的知识。由于是采用访谈对话的形式讲述，因此，在具体介绍时两位作者并未局限于针灸，而是从经脉、穴位中延伸出很多日常保健治疗的有用知识，比如按摩或洗鼻子治鼻炎防感冒、按摩足底治疗畏寒肢冷，等等。

书中还介绍了一些养生保健的误区。比如提到"养生"这个当今很流行的词，人们很容易联想到滋养滋补，和营养品、保健品联系起来，然而按照白教授的观点，养的反义词是"伤"，养生是不要伤生，不伤生就是最好的养生。现在的很多情况是，我们一方面在伤害身体，另一方面又找各种方法去养护它，实际上是本末倒置了，比如一天工作很累，很辛苦，压力大，去做一个足底按摩，这是保养，但实际上这种保养根本无法弥补过度劳累对身体所造成的伤害，是杯水车薪。再比如常说的出汗排毒，实际上从现代医学角度看，出汗的主要作用是降体温，用中医的话说就是泄阳气，中医还认为血汗同源，也就是说汗是从血里来的，出汗就是出血，气血虚的人就不宜出汗，还有冬天蒸桑拿也要慎重，不是每个人都适合。

我想，这种融合了经脉、穴位、针灸、病候、养生保健的介绍对普通读者而言是最想了解的，也是最有帮助的。读完这本书，我们还会知道过敏性哮喘针刺手太阴肺经的孔最穴，牙痛、面瘫、三叉神经痛针刺手阳明大肠经的合谷穴，胆囊炎、胆绞痛针刺足少阳胆经的阳陵泉穴，都会取得很好的效果。相信这本书带给读者的收获会很多很多。

在访谈对话中，白教授还穿插列举了在多年针灸实践中治疗过的众多典型或疑难病例，令人印象深刻，也更让人叹服针灸的功效。说到这儿，我想一定又会有人质疑针灸科学性的问题，这也是我曾经纠结很久的问题。针刺穴位的科学道理究竟在哪儿？的确，我们的思维方式已经被唯我独尊的科学引领了几十年，我们已经习惯用所谓的科学思维去衡量外界的一切事物。近百年中医的科学之争，大大挫伤了中医的元气和自信，正如江晓原在《北京日报》撰文中所说的那样，即便是中医的支持者，他们的"救亡"路径，也变成了竭力去证明"中医也是科学"。但是，当我们把针灸放在更宏大的中华文化背景中去看待，当针灸已经在180多个国家（包括世界卫生组织的103个成员国）得到了应用，且18个国家已将针灸纳入医保体系时，当针灸被列为联合国教科文卫组织非物质文化遗产中唯一的传统医学项目时，我们是否还需要再纠结于针灸的科学性呢？

即便从科学角度讲，评价一种治疗手段是否科学，无非是两个方面，一个是疗效，一个是安全性。这两点，针灸都具备了。所以我们最好的选择应该是尊重、保护和弘扬传播，让针灸这门古老的技艺造福更多的病患，强健更多人的体魄。我们不得不承认，针灸背后所依托的经络穴位理论更多是古人的经验总结甚或哲学思考，没有人能说清十二经脉为什么这般循行，我们目前还无法解释很多针灸的作用，但她的疗效是实实在在的，是让众多病患受益良多的。书中白教授讲到一个故事，有一位希腊医生找他学针灸，是一位呼吸科专家，她的哥哥患有过敏性哮喘，她给哥哥用过很多药但效果不明显，后来她哥哥自己经人介绍通过针灸彻底控制住了哮喘发作，这件事对她的震动非常大，也促使她来中国学习针灸。时至今日，即便西方学界也认为，未来医学的发展应该从东方医学中寻找智慧、寻找思想。因此，我们能否暂且搁置争议，科学也好、哲学也罢，我们且让针灸发扬光大！

《问道针灸》，无疑是一场针灸的文化盛宴，一次轻松的健康之旅！最后，我想用一句时髦的话来表达我的态度——厉害了，我的针灸！

2017 年 11 月

于西安

目录

开 篇

3 | **第一讲 文化背景（一）**

灸与针／欧洲人与针刺的第一次邂逅／针灸针与注射器／扎针为什么能治病／病为本，工为标／扎针疼吗／独一无二的疗法／黄河与针刺／流水不腐，户枢不蠹／天道就是人道

10 | **第二讲 文化背景（二）**

我们从哪里来／天人同构／中央之国／井里的世界／智者察同／脉的含义／感知即存在／齿脉、耳脉与肩脉／分经辨证／目无全人／俞、输、腧／最早的髹漆木人经脉模型／整体性调节作用／双向良性调节作用

18 | **第三讲 文化背景（三）**

灸与灸／火的特殊性／古代取火的方法／原始的灸法／七年之病求三年之艾／一日不见如三岁兮／以艾承其影／左配金燧，右配木燧／艾火相传／烧灼甲骨／医草上品

23 | **第四讲 文化背景（四）**

蕲艾最佳／艾灸治病的实质／荷兰牧师的艾灸故事／艾绒的替代品／针所不为，灸之所宜／头不可多灸／

艾炷灸法／灸刺之道，得气穴而定／最早的经脉专书

29 ┃ **第五讲　文化背景（五）**

脉的可见与不可见／东西方医学的主要差别／荷兰医学博士眼中的经脉／云的启示／呼吸的锻炼／流水不腐，户枢不蠹／动态的生命观／东西方认识人体的两个途径／圣人寒头而暖足／经脉的发现／卜兆与灸兆

37 ┃ **第六讲　文化背景（六）**

太上之火／医学的复杂性／正气存内，邪不可干；邪之所凑，其气必虚／针灸治病之道／用古人的思维方式理解中医／经脉与脏腑／穴位大发现的时代／循经考穴／十二经脉者，学之所始，工之所止；粗之所易，上之所难／学习穴位的三境界

44 ┃ **第七讲　文化背景（七）**

经脉辨证／从十一脉到十二脉／经脉所过，主治所及／经脉像棵树／经脉气血的流与注／经脉气血流动的大循环

51 ┃ **第八讲　文化背景（八）**

所出为井／经脉的本与标／四根三结／治标与治本／头痛医脚／十二经脉的名称／经脉气血的流注顺序／经脉属络脏腑／循经取穴

各　篇

61 ┃ **第九讲　手太阴肺经（一）**

三焦就是三口炉子／上焦如雾，中焦如沤，下焦如渎／肺经的内行线与外行线／人体阴阳的分界线／三阴与三阳

66 ┃ **第十讲　手太阴肺经（二）**

过敏性哮喘的内外因／过敏性哮喘的自我调理／积羽

可沉舟 / 扶正治感冒 / 风寒与风热感冒 / 急性肠胃炎的治疗 / 肺经外行线上的病症

72 | **第十一讲　手阳明大肠经（一）**

合谷与虎口 / 臂与臑 / 交人中，左之右，右之左 / 扁鹊＝遍鹊 / 齿脉与齿病 / 以压痛点为腧 / 一寸是一份 / 骨度分寸法 / 鼻子的保健与治疗

81 | **第十二讲　手阳明大肠经（二）**

鼻子的保健与治疗（续）/ 两种面瘫 / 周围性面瘫的病因与治疗 / 三叉神经痛的分类与治疗 / 肩周炎的病因与治疗 / 问诊的重要性 / 甲状腺疾病的治疗

86 | **第十三讲　足阳明胃经（一）**

面部的阳明经 / 扎针要避开大血管 / 服用抗凝血药物的注意事项 / 再谈经脉与脏腑

90 | **第十四讲　足阳明胃经（二）**

足阳明胃经"穿乳" / 属胃络脾 / 足阳明胃经在下肢的分布 / 胸如饼，腹如井 / 解剖的重要性 / 鼻病的治疗

94 | **第十五讲　足阳明胃经（三）**

再谈面瘫的鉴别 / 治标与治本 / 面肌痉挛的治疗 / 眼睑痉挛 / 三叉神经痛的治疗 / 经络与神经 / 面色萎黄 / 针灸的意外效果 / 针灸的杠杆原理 / 甲状腺结节的治疗 / 乳腺的疾病

100 | **第十六讲　足阳明胃经（四）**

关于"上火"的解读 / 虚寒也生痘 / 上热下寒与虚不受补 / 肠易激综合征 / 胃食管反流病 / 胃病的治疗 / 胃病远寒凉 / 肚兜的科学性 / 热熨散胃寒 / 情志病的调理 / 知足者富 / 素心之问

107 | **第十七讲　足阳明胃经（五）**

微针最安全 / 容易受伤的胃 / 淡而有味最养胃 / 脾主

运化 / 完谷不化 / 忧思伤脾 / 脾虚便秘 / 脾虚消谷
善饥

112 | **第十八讲 足阳明胃经（六）**

癫与狂 / 痰的有形与无形 / 脾胃是生痰之源 / 抑郁症
的治疗 / 针灸的"双"调 / 健脾和胃化痰 / 针灸截疟

116 | **第十九讲 足阳明胃经（七）**

《黄帝内经》作者是哪里人 / 扶正以祛邪 / 针灸治未
病 / 膝关节炎的治疗 / 下肢痿痹 / 微针从南方来 / 治
痿独取阳明 / 腹痛的复杂性

121 | **第二十讲 足太阴脾经（一）**

从足到舌根 / 脾胃是后天之本 / 脾在志为思

125 | **第二十一讲 足太阴脾经（二）**

见肝之病知肝传脾 / 观色辨脾病 / 脾虚生痘 / 食不知
味是脾虚 / 断肠的表现 / 脾虚生湿 / 气虚身体沉重 /
微针治微病

130 | **第二十二讲 足太阴脾经（三）**

脾喜燥恶湿 / 水土不服 / 脾虚生湿毒 / 健脾圣药 / 利
水要穴 / 脾虚口疮 / 脾虚便溏 / 脾虚便秘

135 | **第二十三讲 足太阴脾经（四）**

脾虚便秘的原因 / 脾虚腹胀 / 饮食自倍，肠胃乃伤 /
小朋友们的脾虚 / 脾主统血 / 脾虚善嗳 / 不伤就是
养 / 春夏养阳，秋冬养阴

141 | **第二十四讲 足太阴脾经（五）**

审因论治 / 脾胃病"三分治七分养" / 细嚼慢咽 / 痛经
的病因及治疗 / 针灸催产 / 遗尿的病因与治疗

145 | **第二十五讲　足太阴脾经 （六）**

头为清净之府 / 天气对头的影响 / 脾主升清 / 异病
同治

148 | **第二十六讲　手少阴心经**

心为君主之官 / 心藏神 / 心在志为喜 / 喜伤心 / 心气
虚则悲 / 心神与眼神 / 心经的病候 / 目得血而能视 /
冠心病心绞痛的自我调理 / 疼痛是朋友

154 | **第二十七讲　手太阳小肠经 （一）**

养老穴在两骨之间 / 肩脉 / 小肠经的病候 / 肩周炎的
特点 / 耳聋目黄的辨证 / 颈椎病的主要原因

160 | **第二十八讲　手太阳小肠经 （二）**

青少年就像小树 / 仰望天空的意义 / 颈椎病的自我调
理 / 刮痧方法及"痧"的意义 / 肩周炎的治疗和自我
调理 / 少泽通乳

165 | **第二十九讲　足太阳膀胱经 （一）**

膀胱经入络脑 / 膀胱经在背部的两条线 / 腰背委中求 /
人身上的昆仑山 / 二十一椎分三焦 / 沿着膀胱经的各
种疼痛 / 痔疮的治疗

170 | **第三十讲　足太阳膀胱经 （二）**

狂与癫 / 眉棱骨痛 / 头痛的外感与内伤 / 病在头取之
足 / 梳头治头痛 / 久坐伤腰 / 三焦病的治疗

174 | **第三十一讲　足少阴肾经 （一）**

肾经连五脏 / 先天之本与遗传 / 肾主封藏 / 人体的太
阳 / 心肾相交 / 水不涵木 / 天地交泰

180 | **第三十二讲　足少阴肾经 （二）**

心肾不交 / 肾主纳气 / 肾阳温煦脾阳 / 面如漆柴 / 肾
气虚则恐 / 阴虚五心烦热 / 阴虚潮热盗汗 / 阳虚手足
不温 / 不得卧与嗜卧

185 | 第三十三讲　足少阴肾经 （三）

阴阳两虚／人体的天地之枢／肾气虚肾精不足／痿与阳痿／遗尿与尿频／补肾之道／阴阳双补的涌泉穴／病在头者取之足／上士闻道，勤而行之

190 | 第三十四讲　手厥阴心包经 （一）

心的宫城／心包与心／两筋之间／手心热的辨证／臂肘挛急／胸胁支满／心中澹澹大动／内关穴的应用／心火盛

196 | 第三十五讲　手厥阴心包经 （二）

四心拔罐温心阳／喜笑不休／小儿夜啼的治疗／内关的双向调节／呃逆与嗳气／《纽约时报》记者接受针灸的故事

202 | 第三十六讲　手少阳三焦经 （一）

三焦的含义及作用／人体的子午线／经脉病候的演变／耳脉与耳病／按摩治疗中耳炎

208 | 第三十七讲　手少阳三焦经 （二）

耳痹与内耳性眩晕／胃气通于耳／三焦主通行元气／正常出汗的意义／血汗同源／阳虚自汗／阴虚盗汗／冬天忌大汗出／少汗与无汗／更年期的汗出

213 | 第三十八讲　足少阳胆经 （一）

弯弯曲曲的胆经／学而时习之／外感口苦／少阳病／内伤口苦

219 | 第三十九讲　足少阳胆经 （二）

胆汁反流／少阳证与抑郁症的鉴别／胆心综合征／面微有尘／胆与胆量／心脏移植后的情志改变／心身疾病的原因／是主骨所生病／头痛与止痛

225 | 第四十讲　足少阳胆经 （三）

颌痛／马刀侠瘿／往来寒热／和解少阳／诸疟皆属少

阳 / 带状疱疹后遗症 / 胆囊穴 / 坐骨神经痛 / 绝骨穴
治落枕 / 少阳脉与耳

231 | **第四十一讲　足厥阴肝经　（一）**

两阴交尽为厥阴 / 太冲是山前平地 / 肝经环阴器 / 与
督脉会于巅 / 肝主疏泄 / 肝在志为怒 / 腰痛不可以俯
仰 / 丈夫癀疝 / 妇人少腹肿 / 梅核气

237 | **第四十二讲　足厥阴肝经　（二）**

面尘脱色 / 肝郁气滞 / 问诊的重要性 / 清代名人日记
里的中医 / 身体里的逍遥丸 / 上工治未病 / 肝气犯
胃 / 怒胜郁 / 宣泄情感的方式 / 飧泄 / 道在屎尿 /
狐疝

244 | **第四十三讲　足厥阴肝经　（三）**

肝开窍于目 / 厥阴头痛 / 热入血室 / 上热下寒 / 消渴

247 | **第四十四讲　督　脉　（一）**

督脉起于少腹 / 风寒容易侵袭人体的三个部位 / 哑门
风府的针刺方法 / 再谈扎针的安全性问题 / 督脉入属
于脑 / 督脉总督诸阳 / 扎针的境界 / 病人要相信医
生 / 脊强反折 / 梳头健脑

253 | **第四十五讲　督　脉　（二）**

大椎泻热 / 实寒与虚寒 / 头风 / 脊柱分三焦

256 | **第四十六讲　任　脉**

小周天 / 任主胞胎 / 女性的生命周期 / 阴脉之海 / 男
子内结七疝 / 女子带下瘕聚 / 关元的取法 / 灸关元
法 / 痰从中焦来 / 人体的中心 / 贴神阙法 / 盐熨神阙

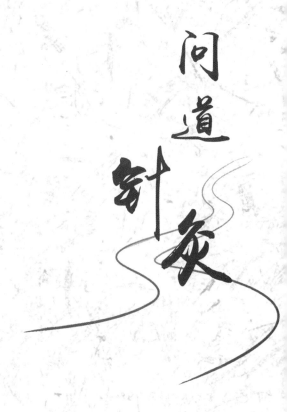

问道针灸

开篇

开篇·第一讲

文化背景（一）

- 灸与针
- 欧洲人与针刺的第一次邂逅
- 针灸针与注射器
- 扎针为什么能治病
- 病为本，工为标
- 扎针疼吗
- 独一无二的疗法
- 黄河与针刺
- 流水不腐，户枢不蠹
- 天道就是人道

主持人安杨（以下简称安）：针灸这个词我大概在两三岁的时候就知道，记得家里有一盒小银针，那时候我爸爸有关节炎，他会尝试给自己扎，我看着挺害怕的。到现在我主持健康节目也有八九年的时间了，接触过一些医生，也接触过很多针灸大夫，但说实话，到目前为止我还没有尝试过。

白兴华（以下简称白）：我们讲针灸的时候，首先要明确一点，针是针，灸是灸，它们是两种不同的方法。灸法大家可能很熟悉，因为它是一种温热的刺激，喜暖畏寒是一种本能，不但是人，也包括动物和植物，比如向日葵，它会随着太阳的移动而转动，所以这种用温暖来治病的方法在世界各地都有。例如在古希腊，他们当然不用艾叶，而是用一种叫"亚麻"的植物，但方式和中国的灸法基本是一样的。针则完全不同，如果说扎针和灸及其他疗法的最大不同，首先就在于它是非本能的，从本能的角度来讲我们应该逃避。

安：是因为扎针会疼。

白：比如说哪儿扎了一个刺，或者说被蚊子叮了一下，本能的反应是逃避。动物界很有意思，比如刺猬、豪猪，它们进化出一种刺状物，这种刺状物是一种非常有效的武器。狮子也好老虎也好，在刺猬和豪猪面前都无能为力。也就是说这种刺状物是一种对抗，是一种武器，作为人也会本能地逃避这种针刺。所以在英文里有一个很有意思的短语——needle somebody，直接翻译过来就是"给人扎针"，而实际的意思是"激惹某人，使某人生气"。也就是说一个病人或者一个普通人，他对扎针的第一感觉是害怕、畏惧，这是毫无疑问的。针灸向西方传播的时候出现了一个很有意思的现象，大概在近 400 年前的大航海时代，欧洲人来到东方，其中有一位荷兰医生不是在中国而是在日本，看到了东方的针灸，他在一本书里做了专门介绍，可是书在英国出版以后，很长时间内都没有人敢尝试。因为人们认为这种方法好像是一种刑罚，就是拿一根针往身上扎再拔出来。直到这本书出版 100 多年后，有一个法国人才第一次尝试扎针，但要注意，他不是亲自给病人扎，可能是怕承担法律责任。因为这是他的一个老病人，症状非常重，当时西方各种治疗方法都尝试了，但是没有效果，所以他就和病人说，有一种方法，是从东方传过来的，可以试一试，我告诉你什么位置你自己扎。因为这个病人已经很痛苦了，所以就试一试吧，结果病人扎了以后真就好了，这是发生在 1810 年的事情。

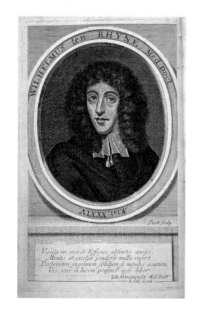

荷兰医生威勒姆·坦·瑞尼（1647—1700）肖像，他是第一位将中国针灸系统介绍到西方的学者（图片来源：伦敦 Wellcome 图书馆）

安：那个时候针刺的方法已经传到国外了？

白：荷兰医生的书出版是在 1683 年，还是比较早的，我们讲他是系统地向西方传播了中国针灸。在这之前当然也有传教士到中国来，他们可能也看到了针灸，但奇怪的是，这些传教士把中国的"四书五经"都翻译过去了，却没有翻译针灸方面的内容，我想其中一个原因可能是他们对这种方法不理解。

安：其实您讲的这个问题已经回答了我刚才说的一件事情，就是我到现在还没有试过，我从理论上是理解的，因为也学习过一些东西，但是本能地会怕疼，扎针到底疼不疼？

白：我想这个问题可能也是所有第一次来到针灸门诊的人都会关心的问题。他们是带着一种忐忑的心情来的。在回答扎针疼不疼之前，我们先看看这个针是什么样的。在2000多年前，有一种针叫"毫针"，古人对它的描述叫细如毫毛，还有一个比喻就像蚊喙，就是蚊子的嘴，那么蚊子的嘴有多细，我想可能古人有点夸张，因为在古代制作这么细的针可能有困难。但是今天用的毫针应该说是名副其实的，因为一般常用的毫针的直径是0.25毫米。0.25毫米是什么意思呢？人的头发丝比较粗的可能会到0.1毫米，也就是说它比两根头发丝粗一点儿。我们再做一个比较，针灸针和注射器，因为我们出生以后都打过针，这也是每个人在童年时对医生的第一印象，害怕白大褂，其实不是害怕医生穿的衣服，而是他手里的针。毫针最常用的直径是0.25毫米，当然也有更细的，比如0.16毫米、0.20毫米。如果和注射器的针头比较，常用的7号注射器针头，直径是0.7毫米，比针灸针要粗很多。注射的时候大家都有体验，如果护士技术比较好基本上感觉不到疼，所以针灸针扎进去疼痛是非常轻微的。但是有一个问题，就是要看这个针在谁手里。

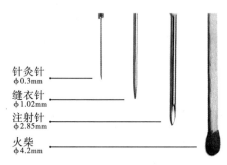

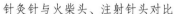

针灸针
φ0.3mm
缝衣针
φ1.02mm
注射针
φ2.85mm
火柴
φ4.2mm

针灸针与火柴头、注射针头对比

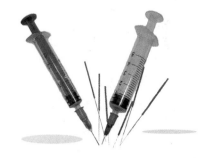

针灸针与注射器：东西方两种文化的代表

安：谁扎？跟护士打针也一样啊！

白：它也有人的因素，也就是技术的问题。我们可以做一个试验，比如你背对着针，如果是一个比较有经验的针灸医生，这个针扎进去你可能都感觉不到。所以在临床上经常出现这样一种现象，比如3岁的小朋友，他当然不愿意扎针，他会哭，会逃跑，但是当把他按在床上给他扎了第一针以后他就放松了，第二次他就不会再害怕了。换句话说，这种由于扎针产生的疼痛是微乎其微的，几乎可以忽略。

安：咱们刚才是拿毫针和打针的针进行对比，它俩的可比之处，首先是粗细，针灸针太细了，扎进去它管什么事？另外打针的针，它里边有液体，后边有一个强大的仓库往里输东西，您就这么一个小头发丝扎进去，就能管用吗？就能治病吗？

白：你问的可能也是很多人关心的问题，就是扎针为什么能治病。曾经有一个9岁的小朋友，问过我这样一个问题，他说叔叔针尖上没有药，为什么能治病？实际上这是一个非常好的对比。很多年以前我在美国哈佛大学的网站上看到一个图片，把针灸针和注射器放在一起。因为在这之前，虽然我搞了这么多年针灸，但从来没有想到把它们两个放在一起的画面。

安：此针和彼针没在一起放过。

白：但是我想如果把针灸针和注射器放在一起，这恰好反映了东西方两种不同的思维方式。用注射器治病，不管里边是什么药物，青霉素也好，生理盐水也好，至少当把针刺入人体的时候，等于说在给人体施加某种物质，起作用的不是针刺，而是里面的药物。这是西方人的思维方式，针里面一定要有药才能治病。但是东方人的思维方式是什么呢？我们就拿着一根针，把它扎进去再把它拔出来，在这个过程中没有给予人体任何外来的物质，也没有释放出任何看得见的东西，它就能治病。

安：为什么？

白：如果要回答这个问题，我觉得你稍微换一个角度，就可以看得很清楚。西方人把注射针头叫"空心针"，把针灸针叫"实心针"，这就表明它们两个用途不一样。用注射器的时候，要把一种物质通过针头注入人体内，但是针灸针是实心的，在这个过程中，针刺本身没有带给人体任何外源性的治疗物质，它为什么起作用呢？实际上我们问这个问题的时候，忽略了一个基本事实，那就是这个针是扎在人身上。实际上应该这样问，当我们把针灸针扎到人体以后它为什么会有治疗作用？这个治疗作用既然不是针灸针带来的，那一定是人体本身内在所固有的一种力量。这种力量中医把它叫"正气"，什么叫正气呢？简单来说，就是自身的调节能力。

西医讲人体生理的时候，比如说血糖，正常人为什么血糖能维持在一定的水平呢？因为有两种激素：一种是胰岛素，它是降低血糖的；还有一种是胰高血糖素，它是升高血糖的。正是这两种激素的相互作用，使人体的血糖维持在一定的水平。一个人得了糖尿病，血糖升高，理论上讲2型糖尿病患者的胰岛素分泌可能少了。我们在他身上扎针，血糖可能会下降，这个下降并不是说我们给他外源性的降糖药物，而是通过针刺使人体本身能够降低血糖的激素增加，从而起到治疗作用。换句话说，任何针灸的治疗作用都不是外来的，都是人体本身所具有的力量。

安：它只是把原有的潜在力量给激发出来。

白：是的。每一个生命体都有这种作用。举一个简单的例子，就好像一个人在爬山，他可能爬不上去了。西医的办法是什么呢？用车把你拉上去。中医的办法是什么呢？帮你一把，给你推上去。因此，如果把病人和医生的关系做一个对比，究竟谁在治疗过程中起主导作用，是医生还是病人呢？按照西医的观点，当然是医生，是药物。但是从中医的角度来说则是病人，古人讲"病为本，工为标"，就是病人在治病过程中发挥的作用是根本性的，医生只是帮助病人治疗疾病。这种根本性的作用涉及个体差异，按照现代科学讲就是基因，每个人遗传的基因不一样，这种能力已经过几百万年的进化，任何一种生命能生存都必须依靠这种内源的力量，但是个体之间都有基因的差异。同样的病，有的病人针灸效果非常好，可能扎一两次就有效，以胃食管反流病为例，有的人反流很厉害，年纪很大了，但是扎两次就好；有的人很年轻，理论上讲自我调节能力可能更强，但是针灸效果却不好。在针灸临床当中就发现同样的病用针灸来治疗，效果是有差异的。但是这种差异有两个极端，一个极端就是个别人效果不好，可能占3% ~ 5%；还有个别的人效果非常好，可能占到10%或者更多一点，多数人是在中间。

安：针灸效果一般是指什么呢？

白：就是和很不好的比，以及那个太好的比。比如说有的病人，头痛十几年，可能扎3次头痛就好了，但是有个别人可能需要很长时间调理。所以在针灸门诊，病人还会关心另一个问题，他会问，大夫我这个病得扎几次？可以这样讲，在没有给病人扎针之前，没有人能准确地告诉病人扎几次可以治好。换句话说，针灸不能包治，为什么呢？因为个体的差异，必须要经过几次治疗以后才能回答这个问题。

安：刚才讲了扎针之所以能治病，是调动人体的本能。但是同样是刺进去，我们扎了根刺儿就没有调动起来，针扎在哪儿，随便扎吗？

白：这个问题也很有意思，就是当我们身体扎了一根刺儿，或者被蚊子叮了一下，有没有可能产生治疗作用啊？理论上讲是有可能的，但是这种可能性不是很大。我们可以做一个比较，就是如果把这样一种方法放在世界医学体系里面来看，只有古代的中国人才用针来治病。我们看看古希腊的医学，看看古埃及的医学，都没有这样的方法。这就反映出一个问题，就像你刚才问的，如果说哪块儿扎了一根刺儿，就会使原来的病症减轻或消失了，每个民族就都会有这样的经验，经过不断积累，然后升华成一种系统的治病方法。但实际情况却不是这样，其他民族的医学体系当中没有和扎针相同甚至类似的方法。所以这就引出了另外一个问题，为什么只有古代的中国人，只有我们的先人才发明了这种方法？

安：为什么？

白：这个问题说来话长。也是我从 1996 年就开始研究的问题，现在我认为应该比较清楚了，针刺治病的方法不是源自某种偶然的创伤，比如说哪儿扎个刺儿减轻了病痛，有了意外的发现，相反它是一种发明，它的发明需要有一些前提条件。我认为一个很重要的前提条件就是和我们的母亲河黄河有关，我写过一篇英文的文章，名字就叫《黄河与针刺的故事》。

安：黄河与针刺，这是一个非常新颖、非常有意思的提法，它们到底有什么关系呢？

白：当提到黄河的时候，我们把它叫作"母亲河"，但黄河还有另外一面，就是它的洪灾。我们都听过大禹治水的故事，大概发生在 4000 多年前，大禹通过治水得出的一个经验就是疏而不堵，就是要疏通，而不是建一个大坝，把水给拦住。疏还是堵，这是一个原则的问题。

安：通则不痛就是这个道理。

白：对。现在我们再回到人身上来。古代的医生怎么样来看人呢？实际上并不是说要把目光仅仅聚集在人身上，而是把人放在宇宙之中来看，因为在他们看来，人是天地的一部分，人和天地都遵循相同的规律。老子说："人法地，地法天，天法道，道法自然。"换句话说，我们人体所遵循的规律，可以从大自然中去学习、去得到。所以当我们谈论针灸的时候，大家可能都知道这样一个词——疏通经脉。这个理念是从哪来的呢？并不是说古人在身体里看到了哪个地方气血不通，因为根本就看不到，我想他们是通过对河流的观察，如果河道淤积了，河水就会泛滥，人体也一样。1973 年，考古学家在湖南长沙马王堆西汉墓有一些重大发现，大家可能都知道那具女尸，还发现了一些医书，其中一本医书中有这样一句话"流水不腐，户枢不蠹"，就是水流动才不会腐败，门轴经常转动才不会被虫蛀。《吕氏春秋》在这句话的后面又加了几个字"以其动，形气亦然"，就是说人的形体、气血也必须要像水一样流动才会保持健康。华佗发明五禽戏，目的也是促进气血流动的。回到针灸的作用，我们说四个字——疏通气血。《灵枢》也叫《针经》，是《黄帝内经》的一部分，它的开篇叫《九针十二原》，其中提到扎针的作用，就是要用微细的针疏通经脉。疏通经脉这个理念我们刚才讲了，它不是说古人在我们人身上看到哪儿气血不通了就扎哪儿，它是古人通过对自然的观察，再把所观察到的规律用到人身上。我想这也是中医和西医对人体的两种完全不同的认知方式，西医看人体，是在尸体上看，解剖来看，要用显微镜，光学的、电子的，就是要看到才行。

安： 但是它是死的。

白： 西方人一定要眼见为实（seeing is believing）。但中国人不是，中国人不一定看人体，中医有一句非常有名的话，医生要上知天文，下晓地理，中通人事。为什么要知天文晓地理呢？因为天道就是人道，地道就是人道，天地宇宙的规律就是人体生命的规律。

安： 人体其实也是一个小宇宙，它有独特的系统。

白： 人体这个小宇宙在古代还有一个说法，人是天子，就是天地之子。什么叫"天子"呢？就是天的儿子。在早期所有人都是天子，但是后来这个称呼被皇帝独占了，只有皇帝才是天子。实际上古人很早就思考人是怎么来的，在《黄帝内经》里面就讲得很清楚。

开篇·第二讲

文化背景（二）

· 我们从哪里来
· 天人同构
· 中央之国
· 井里的世界
· 智者察同
· 脉的含义
· 感知即存在
· 齿脉、耳脉与肩脉
· 分经辨证
· 目无全人
· 俞、输、腧
· 最早的髹漆木人经脉模型
· 整体性调节作用
· 双向良性调节作用

主持人安杨（以下简称安）：上一讲咱们说到认识中医要从人的起源讲，西方人说上帝创造人，那么中国的文化是怎么讲的？特别是医学，像《黄帝内经》中是怎么看待人的起源的呢？

白兴华（以下简称白）：说起生命的起源，按照西方人的观点是上帝创造了人。而中国人认为人是怎么来的呢？《黄帝内经》中有一句很明确的话，"天地合气，命之曰人"，就是天地之气的相互作用，天的阳光和大地的水相互作用产生了人。每个人都有父母，长得像父母这是肯定的，但我们也像天地，因为我们是天地之子，天地是我们所有人的父母，天为阳是父，地为阴是母。所以我们身体的结构跟天地的结构是相同的，这叫"同构"。举例来说，手上有个合谷穴，谷是山谷的意思，但是它在人的手上怎么叫"合谷"呢？合谷在手背第一和第二掌骨之间，当把拇指和食指分开的时候，会发现有一个凹陷，两边的掌骨就相当于山，两山之间的凹陷就是谷。所以从这个名字来看，古人就是把人体当作一个天地自然来看的。讲到人和自然同构，一个最典型的例子就是人体的血脉和大地的河流。我们今天常说河流是大地的血脉。因为人体有十二经脉，《黄帝内经》中有一篇文章，就是讲人体的十二条经脉和大地的十二条河流相对应，比如手太阴肺经对应黄河，手阳明大肠经对应长江。其他十条经脉所对应的十条河流，当然包括湖和海，都在黄河和长江之间。如果分析一下这篇文献，从中可以看出几个要点来。

首先就是这篇文章的作者是哪里人，我们说他一定是生活在黄河和长江流域之间。他不可能是黑龙江人，也不可能是广州人，因为文章中所提到的河流都位于黄河和长江之间，说明他非常熟悉这些地方。这里边也没有尼罗河，中国人对尼罗河的认知是很晚的。那个时候的中国人认为，中国就是中央之国，中心就在现在的河南。

安：就是中原。

白：也叫"中州"，那里是宇宙的中心。讲到宇宙的中心，我记得在几年前到挪威的时候，朋友带我去过一个地方。这个地方在斯堪的纳维亚半岛的南端，他说古代维京人把这个地方叫作 End of the World，就是世界尽头的意思，相当于我们海南的天涯海角。换句话说，在古代，每一个民族都把他们自己居住的地方视为宇宙的中心，视为世界的中心。因为他们根本不知道其他的地方。

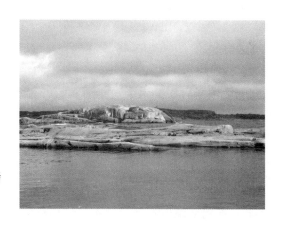

斯堪的纳维亚半岛南端的"天涯海角"

安：世界就那么大，能看到的就那么大。

白：对。所以我非常喜欢井底之蛙这个故事，我想青蛙讲了一个事实，因为它从来没有看到过外面的世界，所以对于它来说这个井就是世界的全部。实际上在古代，每一个民族都生活在一个井里，只不过他们的井有大有小。古埃及人就生活在以尼罗河为中心的井里。我们回过头再来看这篇文献的作者，他就生活在这样一个井里，他熟悉这十二条河流。其次，他是一位地理学家，说实话，这些河流，我们今天也不一定每个人都知道。再者，他是一位医学家，因为毕竟他主要的职业是医学，所以他写了这篇文献，讲了人体的十二经脉和十二河流的对应关系。最后，也是最重要的一点，他是一位哲学家，因为他看到了人和自然的相似性。

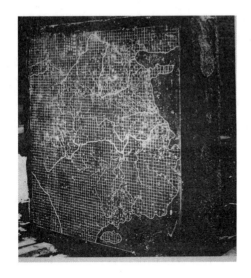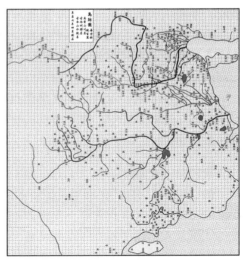

石刻"禹迹图"雕刻于刘豫阜昌七年（1136），现藏于西安碑林。该地图最突出之处是绘有方格，73 个纵格、70 个横格，共计 5110 个方格，注明比例"每方折地百里"，即每方格的边长相当于宋代的 100 里

安：人和世界的关系。

白：《黄帝内经》里面讲了一句话，叫"智者察同，愚者察异"，就是有智慧的聪明人会觉察到世界上不同现象、不同事物之间共性的东西。但这种共同的东西是看不见的。

安：很难看得见的。

白：是看不见的。比如，鸟的飞行和飞机的飞行、苹果的下落有什么关系啊？它们都不同。换句话说愚者察异，不是说很愚笨的人，而是说普通人，大多数人和智者相比都是普通人。一个 3 岁的小朋友，他会看到人和狗的不同，人和河流的不同，人和宇宙的不同；但是智慧的人、聪明的人，他们看到了人和自然的相同之处。

安：规律性、本质性的东西，不是表象的东西。

白：或者用老子的话讲叫"道"。

安：他看到的是道，我们更多人可能看到的是术的层面。

白：对。当然这里面有一个问题，《黄帝内经》的作者把黄河对应手太阴肺经，我认为这种对应是机械的，没有意义的，我们应该抛开这种机械的对应，看它的合理内核，即它的本质。换句话说，他就是以这样一种思维方式，把人放在宇宙当中，看待人和自然、人和大地的关系。

安：非常好，基本上解答了我的第二个问题。既然刚才您讲到一个对应关系，那是不是意味着我们这个疏通肯定也不是随便疏通，也是有特殊的点去疏通的？也有它的讲究呢？

白：这里有两个非常重要的概念，一个是经脉，另外一个是穴位。简单地说，经脉就像一条条线，它们贯穿人体，穴位就是一个个点，穴位是在经脉上，是经脉的一部分，不是说孤立的一个个岛，是经脉把穴位串联起来。

安：经脉到底是什么？它看不见啊。

白：这是一个很有意思的问题，古人讲经脉很重要，说十二经脉行气血、营阴阳、决生死、处百病，但当我们用最先进的科技，用光学显微镜、电子显微镜，沿着古人所描述的经脉路径解剖来看，并没有找到一个相对应的管道系统。

安：一个可感知的东西，却看不到。

白：对，没有一个看得见的东西，所以这也是很多人怀疑中医的一个原因，说中医不科学。但是我想这个问题要这样来看，我们先看"脉"字，左边"月"字旁代表肉体，右边的"永"是水长流的意思。换句话说，古人在造"脉"字的时候，是把人体的某种结构和河流做了一个对比。"脉"字在古代还有一个写法，就是"脈"，右边的就是"派"去掉三点水，是指河流的分支，还是跟河流有关。如果问《黄帝内经》的作者，说脉究竟是什么，我想他可能会告诉我们一个很简单的答案，也可能是出乎很多人意料的答案，脉就是血管。当我们看人体表面的时候，在手上也好，在头面部也好，都能看到一些血管。古人说它是脉，这是毫无疑问的。但我们研究古人所描述的经脉循行，为什么看不到一个和它对应的血管系统呢？要回答这个问题，我们要来看看古代的人是怎样研究人的。

古人是做解剖的。"解剖"这个词就出自《黄帝内经》，古人不但比较准确地描述了各个脏器的形状、位置、大小，甚至还测量了许多条脉的长度。但是，解剖不是古人观察人体的唯一手段，也不是最重要的手段。最重要的手段是在活的人体上观察。这种观察首先就是感知。我拿一个针扎在你身上你有没有感觉，拿一个艾条在你身上烧灼你有什么感觉，我们经常会问病人是否有这样那样的感觉，这种感觉是主观的，看不见的。比如今天你不想上班请假说头疼，我看没问题，因为很多头疼，即使是今天用磁共振也看不出来，因为它是功能性的，是一种主观的感觉。就是说如果你只相信眼见为实，总要去问怎样才能看到经络，那你就错了，你就没有理解古人是怎样来看人体的。当古人拿着一根针或者一个艾条来刺激人体的时候，会产生一种现象，这种现象我们把它叫作循经感觉传导现象，即它是沿着一定路线传导，古人把这种现象叫得气，气至或气至病所。如果你去针灸科扎针或艾灸，大夫可能会问你，是否感觉酸麻胀，窜到哪了，这叫得气。

比如牙痛，许多人可能都知道手上的合谷穴，它为什么和牙齿有关系呢？古人认为有一条脉连着呢，这条脉叫手阳明大肠经，在全身的经脉当中，手阳明大肠经和牙齿的关系最密切。在湖南长沙马王堆汉墓出土的古医书中，有一本叫《阴阳十一脉灸经》，在这本书里手阳明大肠经有另外一个名，就叫齿脉。

湖南长沙马王堆出土经脉帛书（图片来源：陈松长编著《马王堆帛书艺术》，上海书店出版社，1996）

安：真的很神奇。

白：对。因为古人发现这条脉走到牙齿，这是手阳明大肠经的循行，在后面的病候中，第一个病就是齿痛，如果得了牙痛，就要灸齿脉。《黄帝内经》及后来的存世医书里，都没有提到齿脉这个名字，就是说唐代的孙思邈、明代的李时珍都不知道手阳明大肠经还叫齿脉，因为这些书埋到墓里后就失传了。《黄帝内经》中把它加工了，这个名字就没有了。我觉得齿脉这个名字非常好。古人讲命名的时候，讲究要名实相符，名字一定要反映它的实质。我们看齿脉，它连着牙齿，又治疗牙齿的病，所以称之为齿脉是当之无愧的。还有另外两条脉也很有意思，比如说耳朵，耳鸣、耳聋或中耳炎，也有一条脉，就是手少阳三焦经，这条脉在《阴阳十一脉灸经》里叫耳脉，它连着耳朵，治疗耳朵的病。再比如肩周炎，肩部的病也有一条脉，就是手太阳小肠经，到肩胛骨这里，所以这条脉叫肩脉。齿脉、耳脉、肩脉，这三条脉的名字，非常生动、形象地反映了这些脉的联系，还有它们的应用。

安：这么说其实全身有很多地方出现问题，都可以通过针刺去治疗，因为经脉到处都有。

白：除了十二经脉，还有十五络脉、奇经八脉，它们连着五脏六腑，连着内外上下，就像网络一样，人体的任何一个部分都和其中的某一条或几条脉有关联。针灸大夫怎么治病呢？他首先要确定这个病是属于哪条脉的，这叫分经辨证。比如，有一个坏人进到一栋楼里，我们首先要确认他的大概位置，在哪一层，然后再具体到哪个房间。针灸大夫看病也是这样。一个人牙痛，是上牙痛还是下牙痛，我们要区分一下。如果是下牙痛，就以手阳明大肠经为主，因为手阳明大肠经主要是和下牙联系。如果是上牙呢？就是足阳明胃经，这种情况就取足阳明胃经的穴位治疗。所以说针灸医生看人和普通人不太一样。庄子有个故事叫"庖丁解牛"，说庖丁解牛19年，刀还像新的一样，为什么呢？因为他用3年时间做到了目无全牛，就是说他眼睛里看到的牛已经不是一头完整的的牛，而是牛的骨骼和肌肉。针灸大夫也是一样，我们看人看什么呢？我们看的是经脉，看的是穴位。当看一个人脸的时候，我常跟学生们开玩笑，针灸大夫不讲颜值，因为我们看到的不是一个整体，而是一条一条脉，可以叫目无全人。再比如肩部疼痛，因为有4条经脉和肩有关系，所以要看疼痛部位在哪一条经脉上。

安：刚才讲的是脉，还有一个跟针灸息息相关的词叫穴位。

白：实际上古人最早不叫穴位，而是叫俞，就是把腧穴的"腧"去掉月字旁，在《史记·扁鹊仓公列传》里就有这个词。东汉许慎编写的《说文解字》说：俞，空心木为舟也。就是一块儿木头，中间空了做成独木舟，这就是俞。也就是说，俞最早的含义是水上运输。想象一下，人体经脉是一条河流，河流要有船停泊的码头。俞就是舟船停靠的地方，这些地方有一个很特殊的解剖特点，就是凹陷，穴位都在凹陷的地方，传统的穴位没有在骨头尖上的。

安：停靠的码头往往也是在一个海湾。

白：就是凹陷的地方，水比较深的地方。如果把俞和穴做一个对比，你会发现它们很不一样。在地下挖个坑叫穴，它也是凹陷，和俞一样也是凹陷，但是它俩有一个本质的区别，一个是静态的，一个是动态的。当我们说穴的时候，它是静态的；当我们说俞的时候，它是动态的，是活的。所以我更喜欢俞这个字。《黄帝内经》的作者在俞的旁边又加了两个偏旁，一个就是车字旁的输，指在陆地上运输，人身上有一组穴位叫五输穴，古人就用这个输字。还有月字旁的腧，月代表肉体，指气血在经脉中的运输。这个腧字反映了动态的气血的流动，而不是静止的状态。现在我们回过来看经脉和穴位是什么样的关系。穴位看起来是人身上一个一个的点，实际上古人最早发现的是经脉，而不是穴。后来他们沿着经脉找这些特殊的点，比如凹陷的地方，就是穴。穴位的数目有一个逐渐增加的过程。《黄帝内经》里面大概有160个穴位，《黄帝内经》成书于西汉，公元前100多年。到了公元后100多年，有一本关于腧穴的专书叫《黄帝明堂经》，记载了349个穴位，一下子就增长了一倍多。这个结果也和以前的想象不一致。人们以前一般认为，可能古人在身上哪个地方碰到一个点，发现这个点有什么作用，这样的点发现多了，把作用相似的点连成线就是经脉，现在看不是这样的。

还有两个非常重要的证据都是在四川发现的，其中一个是 1993 年在绵阳双包山发现了一座西汉墓，大概是文帝和景帝时期的，墓里面出土了一个小木人，上面刷着漆，所以也叫髹漆人像，身上有好多红色的线条，至今清晰可见。这个木人是做什么用的呢？经过专家考证，上面的线条是经脉，也就是说是针灸医生用的，这个漆木人已经有 2000 多年了，是现在能看到的最早的针灸人模型。此前，一提到针灸模型，都会想到宋代王惟一铸造的针灸铜人。现在看来，最早的针灸模型是木头的，但是在这个木头人身上只描绘有线条，没有点。这和长沙马王堆古医书也是一致的，因为在那些古书里面也只是描述了经脉循行联系，没有提到穴位。

安：还没有提到呢？

白：没有。2013 年，在成都的天回镇又发现了一座西汉墓，这个墓葬年代比绵阳那个晚一点，它里面又出土了一个漆木人，这个漆人模型比绵阳那个漂亮，并且有两点和绵阳的不一样：第一，它上面有许多点；第二，它上面刻有几个字。

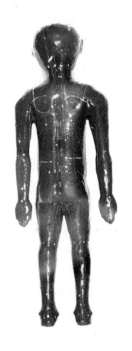

髹漆木人经穴模型（2013 年成都天回
镇老官山西汉墓出土）

安：写的什么？

白：比如心、肺、肝、胃、肾，在后背上，就是在脊柱上，明确表明是医学用具。

安：教学用具。

白：在这个墓里边不但有针灸模型，还有九部医书，说明墓主人一定是一名医生，而且他把最心爱的东西带走了。

安：经脉和穴位发现之后，可以说对中医针灸成为一个体系是有很大帮助的。今天老百姓对它的了解可能还是比较皮毛的，特别想知道的一件事情就是它能帮我们干什么。因为每天我都会面对很多听众或者朋友，问我说，我得了什么病，我是看中医还是看西医，或者我在哪进行着西医治疗呢，我要不要顺便再看一下中医。咱们就说针灸，能帮我们做什么？

白：我们刚才讲了针灸为什么能治病的问题，其实回答了针灸为什么能治病，也就回答了针灸能治什么病。因为针灸完全是依赖人体本身的力量进行治病的，因此可以这样说，凡是能通过人体本身所固有的治疗力量调节的疾病都可以用针灸治疗；反之，如果这种力量缺失或极度低下，就不适合针灸治疗了。比如糖尿病，主要有 1 型和 2 型，1 型是胰岛素依赖的，胰岛不能分泌胰岛素了，这种情况下用针灸增加胰岛素分泌是不可能的，必须用外来的胰岛素。而对于 2 型糖尿病，就是说老年人年纪大了，身体对血糖的调节出现问题，如果早期进行针灸干预，它会减缓、阻断、改善，一方面是血糖，另一方面很重要的作用，就是整体调节作用，对糖尿病的并发症会有改善。我们讲针灸的作用的时候会发现一个现象，有的时候针灸大夫也会很惊奇，就是它有一个意外的效果。一个病人来看肩周炎，或者面瘫，或者头疼，结果病人第二天来他可能问，说大夫你怎么知道我的大便不好，你一扎完针之后大便通畅了。实话实说，针灸大夫其实也不知道。

安：也没有预知到。

白：但是它为什么会产生这个意外作用呢？这就涉及针灸的整体治疗作用，这个穴位扎下去，它和药物有一个最大的不同，就是一个穴位有很多作用。当然我们讲穴位作用的时候，实际上也是人体自身所固有的作用。针灸有一个最大的特点，就是用一个穴位能治疗两种完全相反的病症，比如足三里，腹泻可以用足三里，便秘也可以用足三里。这就和药物完全不同。因为药物的治疗作用基本都是单向的，比如大黄是苦寒泻下的，给一个脾胃虚寒的人用肯定不行；还有降血压的药物，肯定不能用于血压低的情况。但是针灸不会，针灸有双向良性调节作用，就是使用相同的方法刺激同一个穴位可以起到两种完全相反的作用，而且是良性的，就是它会调节得恰到好处。当然这个双向良性调节作用，并不是针的作用，而是人体本身有一种自我的双向调节作用，我们只是通过针刺或艾灸把它激活了，把它加强了。

文化背景（三）

- 炙与灸
- 火的特殊性
- 古代取火的方法
- 原始的灸法
- 七年之病求三年之艾
- 一日不见如三岁兮
- 以艾承其影
- 左配金燧，右配木燧
- 艾火相传
- 烧灼甲骨
- 医草上品

主持人安杨（以下简称安）：前面您比较多地讲到了针，老百姓常说针灸，其实针是针、灸是灸，灸是温热的，但是为什么我们会叫"艾灸"？

白兴华（以下简称白）："艾"和"灸"实际上是两个词，一个是艾，一个是灸。

安：这又是两个概念？

白：首先我们讲灸，"灸"上边是一个永久的"久"，下面是一个"火"字，许慎的《说文解字》说：灸，灼也，就是烧灼的意思。许多人会把"灸"跟另外一个字混淆，这个字是"炙"，炙上边是一个"月"，下面是一个"火"字，"月"代表肉的意思，就是拿一块肉在火上烤。

安：烤肉呀。

白：这是炙，所以"炙"和"灸"的意思是完全不同的。在古代，"灸"字一开始没有和艾联系起来，当我们说灸的时候，它就是一种治疗方法。当然它和火有关，这是可以理解的。比如说在北京周口店山顶洞人居住的山洞里，有很厚的灰烬，说明在很久前原始人就已经认识到温热对于身体的重要性。它有几个方面的作用：一是御寒，二是烧烤食物，还有一个是防御猛兽，野生动物很多都怕火。所以我们讲灸时，首先从"火"字开始讲。我们看中医五行木火土金水，古人把它们从自然界纷繁复杂的现象中抽象概括出来，说明很重要，是生活的重要元素。但是火跟其他四行又有区别，因为木、土、金、水都是自然存在的，都是随时可以获取的。但是火不同，自然界的火，比如说火山、雷电，就是树木被雷电劈了以后，自然产生的火，但是这种自然之火不会随时都有。

安： 偶然现象。

白： 古人对火的认知，首先是从自然之火开始的，比如经过自然之火烤焦后的动物，味道可能会更好一些。所以在这个过程当中，古人就开始想办法取火。

安： 人工取火。

白： 古人非常智慧，主要用三种方法取火。第一个大家都知道叫钻木取火，用木头钻。第二个是石燧，就是拿两个石头相互磕碰产生火星取火。还有一种是阳燧，也叫金燧，就是到了青铜器时代以后，古人铸造青铜凹面镜，大家见过希腊奥林匹亚取圣火，就是用凹面镜聚焦太阳之火。当然这种取火方法在早期可能不是一般老百姓都可以用的，应该叫"国火"，就是由国家掌握的，比如祭祀及皇家用火。

安： "国火"确实把火的地位说得非常高。今天，取火对于我们来说是很平常的事情，我们有打火机、煤气、火柴等，各种很方便的取火方法。可是想想在过去，人类取火真是挺难的，所以我们会看到奥林匹亚采圣火这样的事情。自主取火，是人类跟普通动物的一个非常大的区别，是人类进化史上的一个飞跃。在人类取火并不容易的时候，这个东西确实非常宝贵。

白： 首先说火很特殊，它本身不是自然存在的，我们要想办法取火。在取火过程中涉及一种物质，不管用阳燧也好，用钻木也好，都需要一种引燃的物质，在很低的燃点能燃烧。古人最终选择了艾草。从历史资料看，在早期灸法中，古人没有直接用艾草灸，而是用什么呢？基本上凡是能够燃烧的材料都可以。比如长沙马王堆西汉墓出土的医书里面，有很多灸的方法，使用的材料五花八门，比如动物饲草、干柴、鹅的羽毛、旧蒲席、旧衣服等，这些材料都能用来灸，灸本身就是一种温热、温烤。古人在使用温热治疗的过程中，一开始既不是灸脉，也不是灸穴位。举一个最典型的例子，有种病叫癃闭，就是小便困难，现代医学叫尿潴留。古人用一种治疗方法，就是先点燃一堆火，像篝火一样，让病人背对火坐着，脱掉上衣，烘烤后背，旁边还有两个人给他按摩腰骶部。所以说原始的灸和艾没有关系。将灸和艾联系在一起，以艾为灸，应该是到了战国时期，孟子说得非常明确，"七年之病求三年之艾"。艾，为什么是三年呢？实际上三是一个约数，就是要用陈的，不能用新的，要放置一段时间，放上三年才好。古人使用陈艾是很有道理的，新艾里面有很多挥发油，燃烧的时候会崩裂，燃烧快，烟也很呛，陈艾就没有这些缺点。可以肯定地说，到了战国的时候古人就确定了以艾为灸，这时才可以称为"艾灸"。现在讲的针灸，就是针刺加艾灸，《黄帝内经》里完全没有把这两个词联系在一起，它俩是分开的。因为古人说话有点像英文，就是单音词，针之，刺之，灸之，但有一句话叫"针艾治其外"，就是用艾来代替艾灸。这说明古人到战国或最晚到西汉，就已经把艾草作为一种专门的灸疗材料了。

安：艾灸，艾是材料，灸是方法。针灸，针和灸又是两码事，对中国文化的了解，有的时候真需要掰开了理解，因为每个字都有它独特的含义。

白：我们还要思考一个问题，古人为什么最终选择了以艾为灸，而没有用别的材料？人们现在一般谈到以艾为灸的时候，都会说艾草燃点低，容易燃烧，燃烧又缓慢，而且烟又不是很刺激。这些固然是古人选择以艾为灸的原因。但是我还有一个不同的观点，就是古人对艾草的钟情，我们从一首古诗中能感受到，《诗经·王风·采葛》说："彼采葛兮，一日不见如三月兮；彼采萧兮，一日不见如三秋兮；彼采艾兮，一日不见如三岁兮。"一日不见如隔三秋就是从这来的。咱们一般说这首诗是表达思念的，说他的心上人去采葛了，所以一天见不到就好像过了三个月；去采萧，一天看不见就好像过了三秋，三秋就是三季；去采艾草，一天见不到就像过了三年。

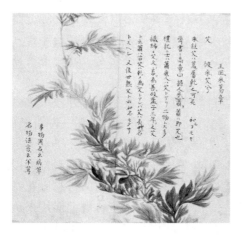

《诗经》采艾图（图片来源：日本《诗经名物图解》，细井徇/细井东阳撰绘，1848 年，现藏于日本国立图书馆）

同样是采集植物，思念之情却如此不同，说明艾草在古代社会的地位非常重要。今天谈艾草，我想年岁大点儿的人都有这个记忆，端午采艾，把艾草挂在门楣上，"手执艾旗招百福，门悬蒲剑斩千邪"。如果我们回到2500年前，如果《诗经》那个时代也有手机和电脑，用拼音输入法输入"ai"，我想首先出现的就是

"艾草"，为什么呢？因为这是一种非常重要的民生植物，是老百姓日常生活离不开的，每天都用得到的植物。

安：用它干什么呢？

白：一个就是取火。前面说到取火得有一个助燃的物质，古代有一种取火方式刚才我们也谈到了，在《淮南万毕术》中有记载，"削冰令圆，举以向日，以艾承其影，则火生"，就是把冰磨成像凸透镜一样，对着太阳，再把艾草放在太阳光线聚焦的焦点上，就会引燃艾草。

安：太神奇了！

白：淮南王刘安的门客里面写的一些东西都是很不可思议的，就是违背常识。冰和火是两极，水火不容，但是用冰凸透镜，就能把太阳光聚焦以后产生火，跟我们使用的放大镜是一个道理。就是说，古代不管用什么样的取火方式，都需要艾草作为引燃物。用青铜凹面镜取火时必须有太阳才行。如果没有太阳怎么办，就得钻木取火。古代男子出门要带两样东西，《礼记》说"左配金燧，右配木燧"，金燧就是青铜凹面镜，木燧就是钻木取火用的木板子。当然除了这两样东西外，还得带上艾草才行。除了取火以外，艾草还可用于保留火种。古代有个成语——薪火相传，就是说生好了火以后，要一根一根不断地往火堆里放柴草，保持火不熄灭。可能一个村子里面就有这么一个保存火种的地方，等到做饭的时候大家都到这里来取火。

安：都来借火。说得通俗一点，就像过去的烟民，自己没有带火柴，别人的烟点着以后，大家都来借火。

白：是这样的，那时候的火柴叫洋火，属于高档消费品，也就是说，当时不是随随便便就可以买到。

安：对。我们小的时候也都尝试过，用打火石打，打半天都打不着。钻木取火的试验也做过，甚至拿一个放大镜到太阳光底下尝试取火，并不容易，所以一旦取到火，就一定要想办法保留火种。

白：古代保留火种还有一个方法，就是把艾草编成一根长绳，它有个名字叫"火绳"。因为艾草虽然容易燃烧，但是燃烧得很缓慢，又不容易熄灭，各家各户就把艾绳悬挂在房梁上。我听一个病人讲过，在通州，大概也就在20世纪50年代，一般家里都点一根艾绳，吸烟、做饭的时候都到这儿来取火，燃烧的烟夏天还能驱除蚊虫。

安：等于是保留火种的地方。

白：艾草首先和取火、保存火种有关系，当然还有另外一个非常重要的用途，就是和祭祀有关。殷商时期祭祀的时候，要烧灼龟甲兽骨，再把占卜的内容刻到另一侧的骨面上，就是甲骨文。用什么材料烧灼呢？大家公认的就是用艾草来烧灼。过程大概是这样：在龟甲内面或者动物肩胛骨的内侧面，先用利器凿出许多坑，然后把艾草放在坑凹处，观察另外一面烧出的裂纹，通过裂纹来占卜吉凶。占卜的内容当然包括医学方面的，比如史书中记载周武王病了，就要用这种办法占卜一下是吉还是凶。这是艾草在宗教层面的应用。此外，艾草本身也是很重要的一味药材。

安：它确实有药效吗？

白：《神农本草经》把所有药物分为上中下三品，艾草是被列为上品的。书中记载这个药很神奇，翻译过来大概具有补肾健脾的作用，比如说可以使头发变黑。中医讲发为血之余，头发要靠血液来滋养，和肾气有关，而且还能使人年轻，长生不老。所以艾草还有一个名字，叫"医草"，嫩的艾草还可以食用。

文化背景（四）

· 蕲艾最佳
· 艾灸治病的实质
· 荷兰牧师的艾灸故事
· 艾绒的替代品
· 针所不为，灸之所宜
· 头不可多灸
· 艾炷灸法
· 灸刺之道，得气穴而定
· 最早的经脉专书

📎**主持人安杨（以下简称安）**：艾草还有其他用途吗？

📎**白兴华（以下简称白）**：艾草还有一个重要的作用，在古代用于驱邪禳灾。古人到端午节要采艾挂在门楣上，认为可以驱邪。艾草诸多特性集于一身，也就不难理解为什么古人最终选择艾草作为艾灸的材料。我也常常想，艾草很普通，长得不好看，不像玫瑰那么艳丽，也没有结出好吃的果实。但是在古人的世界里，艾草却是排在第一位的。

安：您刚才说驱蚊，我想起小的时候我姥姥也用一种编织的东西熏蚊子，我们那个时候叫蒿子，它俩是一回事吗？

白：它们都是菊科植物，外形上来看很难区分开来。艾灸用的学名叫"艾草"，也叫"艾蒿"，叶子呈灰白色。艾草的生长分布很广，各地的艾草品质也不一样，在早期，各地都是就地取材，但是随着交通、人员往来增多，商品的流动出现了。比如说中药中讲的道地药材，东北人参、四川黄连、云南三七等。艾草也一样，如果按照产地来说，湖北蕲州产的艾草最好，也叫"蕲艾"。

安：看来确实有一定的地域影响在里边。中国东南西北都有艾草，当然有的地方要好一点，那国外有没有艾草？有没有用艾草作为一种温热治疗技术？

白：我没有做过具体研究，但我发现一个很有趣的现象，就是在我研究针灸起源的时候，看了一些古希腊的医书，他们也有一种类似艾灸的方法，翻译过来叫"烧灼法"（cauterization）。它的形式跟艾灸非常相似，但是他们所用的植物不是艾草，而是亚麻。不知是不是因为当地没有艾草这种植物，亚麻跟艾草还是很不一样的。

安：燃烧艾草治病，艾草除了有温热的作用，燃点较低、刺激性小等特点，它还有一定的药效作用吗？

白：艾灸主要是通过艾草燃烧释放出热量，并不是说药性在起作用。如果说有药效，一般是口服或外洗，比如我们讲的温经散寒，因为艾草的性质是温热的，用艾叶加温水泡脚也有一定好处，口服也是一样。我不认为艾草燃烧时能产生一种特殊的热辐射，但有一点是可以肯定的，当使用艾草的时候，它产生的温热刺激比较舒服，渗透力也好。如果在野外求生存，没有艾草，用香烟或其他植物作为权宜之计，也是可以的。

有个很有意思的故事。艾灸最初传到欧洲大概是在1675年，有位荷兰牧师，是荷兰东印度公司的雇员，在印度尼西亚的雅加达生活，他得了痛风，就是高尿酸血症，一般在大脚趾处非常疼，所以也叫足痛风。他当时没有找到好的治疗办法，很痛苦。痛风是一种富贵病，一般是因喝酒、吃海鲜等导致的，当时在欧洲的富人圈里很流行。他的夫人听说一个中国女医生有种方法可以治疗，就建议他试试，牧师刚开始还不同意，可能他想我祈祷上帝都没有用，她又能怎样呢？后来实在太疼了，就把这位女医生请来了，牧师把女医生的治疗过程做了非常详细的描述：女医生在他的脚上烧了几个艾炷，就是把艾绒捏成枣核大小放在脚上，艾灸过程中他没有感觉到烧灼痛，结果第二天大脚趾痛就好多了。他非常惊奇，而且他肯定在欧洲没有这种治疗方法，所以他就很留心收集这些方法，最后编辑成一本书，于1675年在欧洲出版了。他把稿件寄回荷兰的同时，还给他的弟弟寄回了许多艾绒，因为在这本书的后面有广告，介绍说如果需要艾绒可以到他弟弟那儿去取。这本书出版不久，就在荷兰及周边几个国家引发了艾灸的流行，其中涉及一个很有名的人物，就是英国驻荷兰的一个外交大臣，他也得了痛风。牧师的弟弟就把那本书介绍给他，他试过后，也感觉疗效很好，并且还写了一篇散文来记述他治疗的经历。

列文虎克，显微镜的发明者，曾尝试在显微镜下观察艾绒，结果发现艾绒并没有什么特殊的结构。所以在欧洲，他们后来就不用艾绒了，而是用棉絮。最有意思的是拿破仑将军的一个战地外科医生，叫拉瑞，他对艾灸非常感兴趣，在他写的书当中有很多记述，而且改进了一个方法，他喜欢用向日葵杆里的芯。

安：也是絮状的。

白：所以说艾灸传到欧洲也是入乡随俗，当然也可能是因为缺少艾绒，或者他们的艾绒品质不如我们的好。

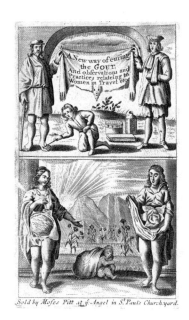

荷兰牧师巴斯考夫著《痛风》中的插图（1675 年在伦敦出版。图片来源：伦敦 Wellcome 图书馆）

安：也就说，艾灸主要是取艾草燃烧产生的温热刺激，所以换成其他材料也是可以的。

白：应该是这样。现在社会上可能有种错误的信息，就像你刚才说的，很多人认为艾灸的时候艾草的药性也起作用，所以有些人说他们在艾绒里添加了什么名贵的药物，因此比一般的艾绒好。我的观点不是这样，艾灸主要还是温热刺激起作用。

安：过去取火挺难的，现在很容易，有各种各样的办法，包括电子的方法，比如能否发明一个电子艾灸器？

白：你的想法非常好。我在临床上基本上不用艾灸，因为它会产生烟和气味，一个诊室有 8 张床位，有的患者还是很难接受，所以基本使用电子设备来加热，如神灯、红外线照射等，效果也非常好。我建议病人在家用热熨的方法，就是用一两斤粗盐，炒热或用微波炉加热，然后装到口袋里，放到肚脐或疼痛的部位，刚开始比较热，要垫个毛巾，热度以能够忍受为宜，也会起到同样的作用，但一定要避免烫伤。所以说艾灸的本质就是温热刺激，任何物质燃烧后都变成二氧化碳，变成灰烬，所以不应该是通过药物起作用的。

安：刚才说到温热，我们自己都用过。哪不舒服了可能用个暖水袋或者加热包就舒服些。但是刚才您讲到的那两个故事，用艾灸治疗痛风，真的有作用吗？

白：这是毫无疑问的。回顾历史，艾灸在古代是主流。我们现在所看到的医书，先秦西汉的也好，唐代的也好，都是如此。再比如日本，艾灸在隋唐的时候就流传到那儿了，也非常盛行。人们对扎针天然有一种畏惧，这是第一点。第二，古人讲"针须师乃行"，就是学扎针要有专业的老师教，不是随便买几根针就可以。艾灸则不同，"灸凡人便施"，就是说普通人，比如说大家在药店买几根艾条，在家就可以做艾灸，所以艾灸是一种非常大众化的方法，很容易普及。随之也就出现一个问题，因为艾灸不是每个人都适合，《黄帝内经》说"针所不为，灸之所宜"，就是说针刺和艾灸各有其适应证。比如有的人艾灸完出现口干、口渴、头疼，就是常说的上火，因为艾灸毕竟属于温热刺激，有温补阳气的作用，对于体内火盛的人就不适合。另外有些地方也不能灸，比如头部。中医认为，头部阳气盛，从现代医学角度看，我们吸入的氧气30%都由大脑消耗了，在这个过程中要散热，艾灸以后就头昏脑涨，也可能使血压升高。

安：就像电脑的CPU，本来就是要散热的。

白：古人总结了一个原则，叫寒头暖足，就是说头要凉，脚要暖，所以不能在头上灸，可以在四肢、躯体等部位灸。因此我们在做艾灸的时候，要清楚哪些人不能灸，还有哪些部位不能灸。

安：一般还有哪些病不能灸？

白：热病，热盛的病不宜灸。比如高烧、高血压都不宜灸。糖尿病患者，本身皮肤损伤就不容易愈合，艾灸也要特别小心。现在的艾灸主要是用艾条，就像雪茄烟一样，而在古代主要用艾炷灸，就是把艾绒做成圆锥形，直接放在身上灸，很容易导致烫伤，并且还会感染形成灸疮，而且古人会有意识地去形成这个灸疮。灸疮愈合以后会产生瘢痕，所以这种艾灸也叫"瘢痕灸"。古人认为这样做刺激的强度才够。这就又出现另一个问题，就是要灸多长时间，现在临床上给病人灸20分钟，或者自己在家灸10分钟、20分钟，实际上这个时间是不够的。"灸"字上面是长久的"久"字，就是要灸很长时间。在马王堆古医书里，灸字根本就没有下边那个火，就上面一个久字，说明施灸的时间要很长。我看过一个材料，大概200年前的一本日本医书记载，有一家医馆治疗疔疮很有名，说灸合谷要灸一天一夜。

安：那人受得了吗？

白：实际上艾灸不是简单灸完就得了，还有一些配套的措施。比如灸完之后放点血，把多余的热清出去。另外包括饮食、运动，医生要针对病情给予建议。所以，尽管灸法比较简单，凡人便施，但大家自己做艾灸之前还是应该去咨询一下专科医生，是否适合灸，要灸哪儿，用什么样的灸法，需要灸多长时间。

安：听说后来在此基础上又衍生出别的灸法，比如隔姜灸。

白：古人最早是把艾绒做成艾炷，直接放在皮肤上，叫直接灸。点燃艾炷的顶端，当有烧灼感的时候就拿下来，这叫一壮，然后再放上一个艾炷。后来古人就尝试着用生姜片、附子片，或者用面做成面饼，或者用食盐填满肚脐，然后把艾炷放在上面，这叫隔物灸，也叫间接灸，相对直接灸安全性更好一点。两者结合起来，散寒的作用也会更大些。

安：至于灸哪儿，跟针刺哪些穴位都有相似之处吧？

白：《黄帝内经》说"灸刺之道，得气穴而定"，就是无论艾灸还是针刺，都必须在穴位上。

安：针灸当中的针刺和艾灸，都是手段、办法。但是扎哪儿或灸哪儿就涉及经络和穴位了。上次您说到经络和穴位之间有一种河流和港湾的关系，这是非常有趣的描述，这是谁发现的？

白：这个问题很难回答，尽管我从事针灸史的研究工作已经20多年了，看古人写的文章，还有现代的研究，但没有一个人能明确地告诉我们究竟是谁发现了穴位和经脉。人体上有十二条经脉，经穴有 362 个，以前的经穴是 361 个，2006年国家对穴位标准化后，加了一个穴位，就是两眉之间的印堂穴。

安：印堂穴，以前是不被列为经穴的？

白：它是经外奇穴，不属于经穴，我们说在经脉上的穴位总共 362 个。关于穴位数目，古人还说有 365 个，《黄帝内经》上讲对应 365 天，十二经脉对应十二个月。这 360 多个穴位，可能不是一个人发现的，但大致可以知道它们是怎么发现的。

安：怎么发现的？

白：具体要分开讲，就是穴位是怎么发现的，经脉是怎么发现的。还可以这么问，古人是先发现的经脉还是先发现的穴位？教科书上说，古人先发现了一些穴位，因为这些穴位的作用相似，所以就用一条线把它们串起来，就是经脉，但是这个理论受到一个考古发现的挑战，而且是强有力的挑战。在 1973 年湖南长沙马王堆汉墓和1983 年湖北江陵张家山汉墓出土了一些医书，这些医书的写作时间应该在战国或者西汉初期，也就是说比《黄帝内经》还要早。《黄帝内经》成书大概是在西汉中后期，公元前 100 年左右。张家山汉墓还有马王堆汉墓里发现的医书，为我们研究针灸早期历史提供了非常重要的信息，这些医书是关于经脉的专书，就是专门讲经脉的，而且在马王堆汉墓里面还有两个版本的经脉专书，但是没有讲穴位的。在艾灸的时候，只说灸某某脉，而不是具体的穴位。比如一个人牙痛要灸阳明脉，就是手阳明大肠经。这条脉在马王堆医书里有一个非常有意思的名字，叫"齿脉"，这个名字表明这条脉和牙齿的关系非常密切，一个人牙痛的时候就在这条脉上艾灸。从这些材料看，古人先发现了经脉，穴位是在后面，至少在时间顺序上是这样。

安：这是考古学的发现。

白：这些考古发现非常重要，让我们得以窥见战国时期中医针灸的真实面貌，以前对《黄帝内经》成书之前的医学发展状况只能凭想象。另外还有两个很重要的考古发现，前面也提到，都是在四川，在1993年和2013年分别出土了两个针灸模型，都是木头的，外面刷着黑漆，就像古代的漆器一样。1993年绵阳双包山汉墓出土的木人，上面只有红色的线条，没有点。到了2013年在成都天回镇汉墓出土的木人，上面多了一些点。

安：开始有点了。您刚才提到了，穴位的数目不管是361还是362个，其实这些点也不是一下出现的，也是一点一点出现的。

白：以往的观点认为，穴位的发现肯定是经历了一个由少到多的过程。那么这个过程持续了多长时间我们不知道，一般认为它是一个长时期的缓慢过程。但是现在这个观点也被颠覆了。在西汉古墓里出土的战国时期医学文献中还没有穴位，但是到了《黄帝内经》就有了160多个穴位。《黄帝内经》之后到东汉，公元后100多年又出现了另外一本书，叫《黄帝明堂经》，这本书中记载了349个穴位，也就是说在三四百年的时间里穴位数目呈现出一个爆发式的增长。我们也可以问这样一个问题，古人是如何在这么短的时间内发现这么多穴位的？

文化背景（五）

· 脉的可见与不可见
· 东西方医学的主要差别
· 荷兰医学博士眼中的经脉
· 云的启示
· 呼吸的锻炼
· 流水不腐，户枢不蠹
· 动态的生命观
· 东西方认识人体的两个途径
· 圣人寒头而暖足
· 经脉的发现
· 卜兆与灸兆

主持人安杨（以下简称安）：我们接着聊聊经脉和穴位的先后。

白兴华（以下简称白）：我们进一步来看经脉最先被发现的可能性。第一，从时间上看，可以肯定灸法出现得更早，可以说在石器时代，自从人类使用火以后，就发现了温热的好处。第二，用艾灸做试验可以观察到循经感觉传导现象，也就是说不是只有扎针的时候才出现走窜的感觉，艾灸的时候也会有。古人还提出一个原则，说"天寒无刺，天温无疑"，就是夏天可以放心扎针，但是冬天不能扎针。因为从天人相应的角度讲，冬天河水结冰了，人体的气血流动也会很慢，就像冬天不能到河里游泳，冬天的时候也不能扎针，因为扎针的作用是疏通经脉，经脉气血都凝结了，扎针不可能使之疏通。这种情况下可以用艾灸，艾灸和扎针的作用原理是一样的，都是疏通经脉气血，但是艾灸是温热刺激，能温通经脉。所以说在早期古人是通过艾灸来激发这种循经感觉传导的。

安：古人通过艾灸，发现灸哪儿会有点窜的感觉，这种感觉的传导路径就叫"脉"，但是为什么叫脉呢？

白：古人最初是怎样形成脉的概念的？如果问《黄帝内经》的作者，我想他会清楚地告诉我们，肉眼看到的这些血管就是脉。古人在创造"脉"这个词的时候，是把人身上的血管和大地上的河流相对照。在古代文献中，"脉"也写作"衇"或"脈"，"辰"是"派"的本字，表示河流的分支，"永"是水长流的意思；左面的月字旁是肉，代表身体。因此，脉就是人体的河流，最显而易见的就是血管。既然古人说脉是肉眼能够看到的血管，但是当我们沿着古人描述的经脉线打开以后，却看不到一个能和它相对应的独立结构。在谈论这个问题的时候，我们要改变一下思路，就是当提出为什么看不见经脉这个问题的时候，实际上已经犯了一个错误。因为不是所有的存在都能够看得见。比如头痛，很多时候用最先进的仪器也检测不到，它就是一种主观感觉。应该说古人很尊重人体本身的这种感觉。现在到医院看病，医生给你做各种化验、仪器检查，最后得出一个正常的结论，但你自己却感觉很痛苦。而古人看病不这样，他会尊重你的主诉，尊重你的感觉。而且很重要的一点，当他给你治疗的时候，他会很关注这种方法在你身上所产生的反应。也就是说，当古人艾灸或扎针的时候，他会关注病人的感觉，比如有没有酸麻胀痛。

安：提到经脉和穴位，许多人会觉得不太好理解。因为它看不见、摸不着，但是我觉得这种现象的背后，恰恰有一些思维方式值得探寻。这也是中医和西医不同的地方。西医更多从解剖学上研究，需要找那些看得见的线索。

白：这也是东西方医学最大的差别。在看待人体的时候，西医追求眼见为实，一定要看见。比如胃不舒服，就拿一个管子到里面看一下，还有各种检查，一定要看，不仅在活的人体上看，还要解剖尸体看。中医则更重视病人的主观描述，并且观察在扎针或艾灸时的各种感受，这些都是在活体上描述的。应该说《黄帝内经》里也讲解剖，但是很奇怪，后来古人就很少讲解剖了，他们好像不太重视有形的结构，比如人体有多少块骨骼和肌肉，而是更关注机体对针刺、艾灸的反应。

安：《黄帝内经》大约产生在公元前多少年？
白：公元前100年左右，就是西汉时期。

安：我对中医和中国文化的了解相对较少，但谈到解剖，我知道当年达·芬奇为了画画，做了很多人体解剖，画了很多非常好的人体解剖图，当他解剖到第37具尸体时，就发出一个感叹，说灵魂在哪里。不知道这个故事是不是真实的。

白：不管它是传说还是真实的，都说明西方人追求眼见为实，就是一定要看到。

安：但是他也发现有看不到但是存在的东西。
白：但是他还是要想办法去看。在西方，在达·芬奇所处的文艺复兴时代，他们画的人体解剖图和中国人的人体结构图完全不一样。也可以用东西方两种不

同的绘画艺术来表达，一个是写实，一个是写意。中国古代的经络穴位图，也叫

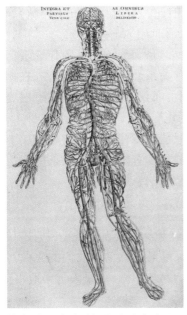
传统的西方解剖图（图片来源：
伦敦 Wellcome 图书馆）

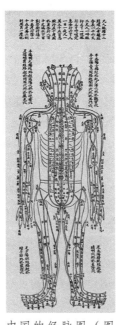
中国的经脉图（图
片来源：伦敦 Well-
come 图书馆）

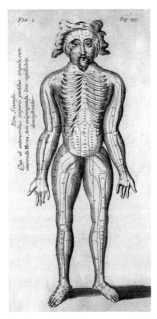
荷兰医生威勒姆·坦·瑞尼
编著的《论关节炎》书中的
经络插图（图片来源：伦敦
Wellcome 图书馆）

"明堂图"，上面只有十四条脉的分布和穴位的位置，而且是在活人身上，不是在尸体上，他一定是穿着衣服的，比如说手太阴脉，他就把胳膊露出来，在上面有一条线，有一些点。所以就发生了一些很有意思的事情，17 世纪一位荷兰的医学博士来到东方，他是荷兰东印度公司雇佣的医生，他在该公司的日本驻地工作了两年。其间他接触到日本医生，看到了中医的经络图，应该讲他很震惊，因为以他对人体解剖的了解，在那个时代，哈维已经发现血液循环也就是说看到毛细血管了，列文虎克已经用显微镜看到红细胞了。但是当他看中国的人体经脉图的时候，我想他的第一印象可能觉得太粗糙了，就几个线条，我们把它叫"脉"，直接翻译过来就是血管，但是和他所知道的血管完全不一样。然而这个人的可贵之处在于，他尊重事实。也可以说他相信眼见为实，他看到针灸当时在日本非常流行，而且确实有效，所以他就开始跟日本的医生交流，当然日本医生也向他学习西方的解剖、西方的手术。两年以后他离开了日本，到了印度尼西亚的雅加达，他把整理好的文稿寄给了英国伦敦皇家学会，1683 年他的书出版了，是用拉丁文写的。这本书里有一章专门介绍针刺疗法，还配有 4 张他在日本看到的经穴图，当

然人物造型已经变成西方人，并且用西方透视法画出了人体骨骼，但是经脉线条还有穴位都跟中医书上的一样。我看到的是他的文章的英文翻译，他就有一个困惑，当他在翻译"脉"的时候不知道用什么词，因此，有时用 vein（静脉），有时用 artery（动脉），有时用 blood vessel（血管），有时用 nerve（神经）。

还是回到我们前面的问题，我们说脉是血管，但是又看不见，为什么会产生这样一个结果？我想这和中国人看待人体的方式有关系。也就是说当古人在用艾灸人体的时候，他的兴趣点放在人对艾灸的反应上，而不是好奇这条线下面究竟是什么结构，甚至尝试割开看看，因为割开要在死人身上，不能在活人身上割。应该说我们很幸运，就是我们的先人没有过多地把精力专注于人体的结构。如果他们过多地重视有形的结构，当他们在人体上做解剖，看不到这些线条的对应结构，也可能就把这个发现放弃了，这个发现也可能就失传了。

安：放弃了，因为看不见，没有实证。

白：中医里有一个词叫"气"，气也看不见。经脉运行气血，就是说它不单运行血还有气。有些人把中医讲得很神秘，其实中医是最自然的，我们的先人对人体的认识是用最自然的方法，通过对自然的观察来反观人体，就是人与天地相参。

安：如何理解中医的"气"？

白：什么是气？《说文解字》说气是云气，云气就是天空中飘着的云朵。古代的天空一定很蓝，云彩也很多，当注视着一朵云飘向远方的时候，会发现它逐渐变小，从一大块儿最后变没了，也可以说是散开了。古人可能就提出一个问题，一片消散的云是彻底变没了，还是变成了一种肉眼看不见的存在？古人应该是选择了第二种答案。他们认为在宇宙当中，天地之间充斥着一种肉眼看不见的物质，这种物质就是气。怎么来证明呢？当我们闭上嘴，捏住鼻子，不一会儿，就憋不住了。古人注意到这个现象，就是呼吸对生命的重要性，但是呼出和吸入的东西，都是无形的。

安：是看不见的。

白：古人把呼出的叫"浊气"，吸入的叫"清气"，虽然看不见，但一定是维系生命非常重要的物质。我们通过吸入呼出这种气，才能维系生命。现在流行的气功，在古代叫"吐纳"，"吐"就是呼，"纳"就是吸，翻译过来就是"呼吸"。其他民族没有单独锻炼呼吸的，古希腊人锻炼肌肉，印度人练习冥想，但是中国人不是，就练习呼吸。古人练习呼吸还有一个词，叫"食气"，翻译过来就是"吃气"。气是一种看不见的物质，经脉是运行气血的，气血在经脉当中要流动，古人为什么认为气血会在经脉里流动，为什么气血不是静止的？如果你认为像哈维一样，古人观察到了气血在经脉里流动，那就错了。实际上古人是通过对天地日月的观察，在战国的时候就有"流水不腐，户枢不蠹"的说法，《吕氏春秋》

在后面又加了几个字"以其动，形气亦然"，就是流水不会腐败，门轴不会被虫蛀，原因就是它们都是运动的，同样道理，人的形体和气血也要流动，身体才会保持健康。三国时期的华佗创立了"五禽戏"，他说"人体欲得劳动，但不当使极尔"，劳动就是运动，运动能够促进气血的流动，只是不要运动太过，过犹不及。所以跑步也好，散步也好，太极拳也好，实际上都是促进气血流动。如果一个人天天坐着，如一潭死水，气血就不容易流动。所以说古人看人体的时候，从来不把人和自然割裂开，他们是把人放在自然界中来看。因为人是自然之子，天地是我们的父母，人与自然结构相同，并且受同样的规律支配。

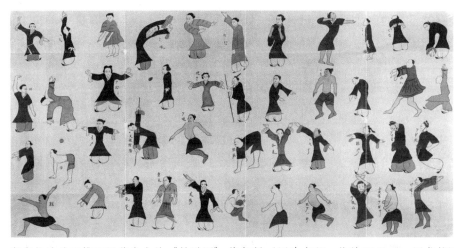

湖南长沙马王堆西汉墓出土的《导引图》修复版（图片来源：伦敦 Wellcome 图书馆）

安：也就是说经脉和自然有一个对应关系，同时还是动态的，要放在动态下去观察。

白："动态"这个词用得非常好。中国人对人体生命的认识可以用一个词来概括，就是动态的生命观，不是静态，不像在尸体上解剖，解剖是静态的。气血在经脉中是流动的，经脉只能在活的身体上才能被感知到。

安：动态的经脉，我可以理解了，比如说扎针时窜痛的感觉，我自己也有过这种体验，按压腰阳关感觉往下肢窜。但是穴位是点，这个点的动怎么体现出来？而且这些点有点儿像遥控器，比如按合谷，可以减轻面颊的疼痛。

白：人体的穴位也是动态的。穴位也叫"腧穴"，我觉得后两个字更好。《说文解字》说"穴，土室也"，在地上挖个坑就是穴，所以"穴"这个字表达的是一种静态的。但是"腧"字就有动态的意思，"腧"字最早没有左边的"月"字旁，只有右边的"俞"字，《说文解字》中说"俞，空心木为舟也"，就是把一根木头挖空了以后当船用，就是独木舟。换句话说，俞是船，是在水上运输，它是运动的。古人后来在"俞"字的左边加了一个"车"字旁，是在陆地上运输；又加了一个"月"字旁，"月"代表肉体，就是指气血在人体经脉内运输。"俞""输""腧"这三个字，在《黄帝内经》里都用于表示穴位。独木舟还有一个特点，就是凹陷。所以古人用"俞"字表示身体的穴位，也反映出穴位的主要特点，就是都在凹陷的地方。这里是指古人讲的穴位，不是现在新发现的经外奇穴，后者有的就在骨头尖上。古代从来没有这种情况，穴位都位于凹陷的地方，比如头顶的百会穴，《针灸甲乙经》说"陷可容指"，就是头顶有一个凹陷，能够容下一个手指肚，当然不是每个人都有这样一个凹陷。临床上找穴位的时候还有一个问题，比如足三里在膝下三寸，是不是说一个病人来了就在他的膝关节下用尺子量三寸呢？不是的，膝下三寸只是足三里理论上的定位，我们要在这个理论上的定位及其周围查找反应，比如说压痛也好酸胀也好，它可能恰好在这个点上，但也可能偏上一点儿或偏下一点儿。因此不要把穴位理解成固定的点，它的位置因人而异，而且一个人可能在不同的状态下，穴位的位置也有微小的变化，也就是说它是动态的。

安：从动态的角度看待人体，这是中医理解人体非常重要的思想。其实这不仅仅是医学的问题，也是哲学的问题，就是中医用动态的思维方式去观察人体就会看到经脉气血的一些变化。这也是为什么中医有的时候让人们觉得不好理解，甚至可能产生怀疑的原因。不像西方医学的基础是解剖学，对人体结构的认识很清晰。

白：首先我们要强调一点，就是生命的复杂性、人体的复杂性。同时我们说对结构的认识不等于对功能的认识，比如一个尸体解剖的心脏和一个跳动的心脏，它们有本质的不同。因此，我们认识人体也要走两条路，一条路是像西方的解剖一样，用放大镜、显微镜看；同时也要像中医一样，要尊重活的生命体的各种感受。这两条不同的道路，最后殊途同归，才会对人体有完整的认识。尺有所短寸有所长，今天我们谈论人体的时候，绝对不能只迷恋于中医对人体的整体把握，必须要参照西医对人体解剖和微观的认识。

安：对于中医这种比较抽象、感受性更强的东西，是怎么发现的？比如从今天开始您教我这些中医知识，让我找准这些穴位，对我来说难度非常大。况且我是知道前人已经告诉我有这么一个体系在里边，还有各种各样的参考书。而在完全没有这些知识的情况下，古人是怎么发现的？

白：这个问题非常好。就是说我们今天学起来都很费劲，古人究竟是怎么发现的？根据已有的材料，我们有理由相信古人先发现脉后发现穴位。先说古人是怎么发现经脉的，古人应该主要是在手和脚上做艾灸发现的。现在有一些非常充分的证据，比如在最古老的经脉专著里，古人都是在手和脚上做艾灸，因为古人在描述经脉走向的时候都是从手或脚向上走，比如走到躯干，走到头，没有从头往四肢走的。古人为什么要在手和脚上灸，为什么不在头上灸，为什么不在前胸后背灸？实际上他们在做艾灸的时候遵循了一个原则，马王堆西汉墓出土了一本叫《脉法》的书中讲了一句话，"圣人寒头而暖足"，圣人就是智者，有智慧的人，寒头是头要凉，暖足是脚要暖，当然也包括手。

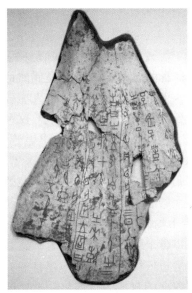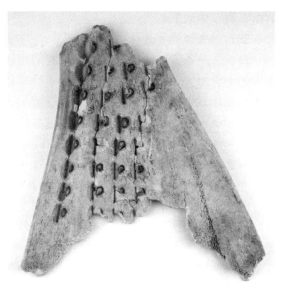

被烧灼的甲骨与卜辞

安： 我们现在也有这样的体验，冬天老人们会讲，寒从脚底起，多穿点，腿不要着凉。

白： 我们用中医的阴阳理论来分析一下。"阳"是代表温热的，比如火、白昼、太阳。"阴"是代表寒凉的，比如水、夜晚、月亮。人体如果用阴阳来分析，古人就发现一个现象，冬天在室外时间长了以后，头面没包裹也不觉得冷，但是手和脚，特别是脚穿很多也会感到冷。所以《黄帝内经》就提出了这样一个问题，为什么唯独头面不怕冷？答案是因为头面的阳气多。前面讲过，如果从现代医学角度讲，头相当于电脑的 CPU（中央处理器），消耗的氧气多，产生的热量就比较多，这也是一个燃烧的过程。手和脚离心脏远，是血液循环的末梢，产热少而散热多，所以古人说四肢是阳气之末，阳气不足。正常情况下，所有人都是这样的，头面阳气多，手脚阳气少。所以冬天在外面首先会感觉手脚冷，这是生理的情况；阳气虚的病人就更明显了，阳气虚的典型症状就是手足不温。冬天手脚凉一点还可以理解，因为环境温度太低，会消耗阳气，但是在夏天手脚还是凉的，就是病态了，就是阳虚。回到刚才的问题，古人在什么地方做艾灸？现在可以回答说是在手和脚，因为艾灸是温热刺激，根据"补不足损有余"的原则，手足阳气相对不足，所以适合温补。可以想象，当古人艾灸手和脚的时候，可能体验到了沿着一定路径的感觉传导，并且伴随感觉传导会有一个效应，比如灸合谷的时候，感觉向上一直传到牙齿，然后病人的牙痛就减轻或消失了。所以古人就做了一个记录，一方面是感觉传导的详细路径，再有就是相应的效应。这两部分构成了经脉学说的两大内容：一个是循行，就是经脉怎么走；一个是病候，就是每一条经脉后面都有一串病症。

安：一条经脉管着一些病。

白：每一条脉后面都有一组病。我们可以设想，古人最开始的时候就是在手和脚的血管上灸，在灸的过程中产生了感觉传导，这种感觉传导也可能是偶然的发现，是无意识的，比如在某一个很敏感的人身上。但是我们很幸运，古人抓住了这个契机，没有让这种现象白白地过去。古人为什么能够抓住这一契机？这种关于经脉的描述是古代中国医学所特有的，古希腊人不讲经脉，他们就讲血管。我想可能和中国古代甲骨占卜术有关系。在古代巫医不分，巫师本身就是医生。回到殷商时代，那个年代没有现代的医疗手段，哪怕国王有病了，怎么办？烧灼甲骨。巫师准备好甲骨，在上面钻凿并用艾绒烧灼，然后根据烧灼后产生的裂纹走向判断吉凶，这种裂纹也叫"卜兆"，最后再把占卜的内容刻到甲骨上，就是甲骨文。这种占卜方式与艾灸非常相似，只不过是从甲骨上面挪到了人身上，这是从巫到医的嬗变，因为以前在甲骨上面烧灼占卜，是想依赖一种外在的超自然力量，但是当他们拿艾绒灸身体的时候，是激发人体内在的自愈力，这是一种实实在在的力量，也是巫和医的本质区别。可能正是那些烧灼甲骨占卜的巫师们，他们也是尝试艾灸人体治病的开拓者和先驱，就像他们曾经特别迷恋、特别重视那些甲骨被烧灼以后裂纹的走向，当他们用艾灸温热人体的时候，也就会特别专注于艾灸后产生的感觉传导路径，可以称之为"灸兆"。他们一定是怀着一种宗教般的虔诚，非常详细地记录下艾灸后感觉传导的路径以及伴随的效应。所以，古代的艾灸和今天的艾灸有一个本质的不同，因为它掺杂着宗教信仰在里面，不像我们现在只是把它作为一种治疗方法。

文化背景（六）

- 太上之火
- 医学的复杂性
- 正气存内，邪不可干；邪之所凑，其气必虚
- 针灸治病之道
- 用古人的思维方式理解中医
- 经脉与脏腑
- 穴位大发现的时代
- 遁经考穴
- 十二经脉者，学之所始，工之所止；粗之所易，上之所难
- 学习穴位的三境界

🎙️**主持人安杨（以下简称安）**：提到艾灸，以前我不会想到有这些要思考的问题，比如如何取火，还有和宗教的关系。

🎙️**白兴华（以下简称白）**：古代不像今天有火柴、打火机，他们常用的取火方式是用青铜凹面镜聚焦太阳光，所取之火叫"天火"，也叫"太上之火"。想象一下古人在艾灸的时候，可能分为以下几个步骤：第一步，把艾叶捣碎，做成艾绒，再制成艾炷；第二步，取火，要选择一个吉日，把青铜凹面镜对准太阳，引燃艾草；最后，用所取之火点燃艾炷。古人把用阳燧取太阳之火叫"太上之火"，东汉的一本书《黄帝虾蟆经》上说，艾灸用太上之火最好，而其他的取火方式比如钻木取到的火都不行。在日本，直到二三百年前，医生们仍然推崇太上之火，也有一个日本医生说，用其他取火方式取到的火跟从太阳取的火并没有什么区别，我的看法是这里面有一个信仰的问题。

安：其实是有文化因素的。

白：包括古人对艾草的钟情，还有在烧灼艾草时的专注，是我们今天无法想

象的。

安：您刚才讲到其实所有的医学，包括西方医学最早的时候也是跟一些人类解释不清的现象掺杂在一起。而后来，西方医学演变得越来越向科学的范畴去，但是医学不应该仅仅是数据或者科学的问题，疗效才是我们实实在在需要的东西。有哪些治疗是完全依赖于经验，但疗效是确实经过证实的，这其中有没有一个所谓的更有说服力的东西？

白：我觉得你这个问题非常好。

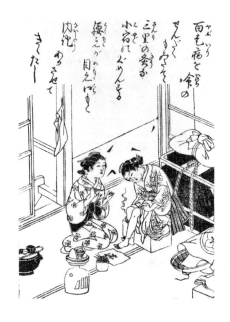

在日本的江户时期，针灸十分流行，特别是艾灸，因其操作简便，凡人便施，是一种重要的民间疗法。病人在家里施灸，一些寺庙也为信众提供灸疗服务。图示为一位妇女在另一位的腿上施以艾炷灸［作者西川佑信（1671—1751），是日本江户时代著名风俗版画家，特别擅长画女性］

安：尖锐。

白：尖锐，也很好。因为首先医学是复杂的，医学不能仅仅依靠仪器检查的结果。一百多年前，美国有一个医生叫特鲁多，他有一句名言，三句话。第一句是"有时治愈"，也就是说，真正能治愈的病人只是一部分。第二句是"经常缓解"，就是许多时候只能帮助病人缓解病情。最后一句是"总是安慰"，就是我们更多能给予病人的是安慰、心理上的慰藉。具体是什么意思呢？即使医学发展到今天这样一个水平，我们对人体生命的认识仍然很有限，所以我们要尊重生命本身的陈述。比如说，当一个病人来就诊，诉说症状的时候，我们要尊重他的陈述，不能简单地依赖冰冷的机器给他下诊断，这是第一点。医学本身是极其复杂的，到今天为止，我们还不能完全否认比如说宗教在医疗上的治愈力。

安：不能完全排斥。

白：第二点，中医药到底是一个经验医学，还是一个理论化的医学？应该说，它刚开始可能源于一些经验，但是中医最可贵之处在于，它把经验升华成一种理论，而且它的理论能够指导实践。也就是说，它不是一些简单的碎片，不是简单的经验。比如我告诉你这个穴位治疗什么病，那个穴位治疗什么病，不是这样的。换句话说，你掌握了中医的理论，就能够做到前人做不到的事情，做到你的老师没有教给你的事情，只要你根据理论去做，它就是有效的。我想，用一个词来概括就是"道"。"道"就是对自然和人体生命规律的把握，老子说"人法地，地法天，天法道，道法自然"。我们的先人正是抓住了道，抓住了生命的本质规律。现在我们要做的是，顺应这种生命的自然规律。我们不应该像现在一样，大部分的治疗手段是对抗。比如感冒，许多人都知道感冒是由于病毒、细菌感染造成的。那怎样来治疗呢？如果你感冒了会怎么办呢？

安：我在感冒不严重的时候，就是休息、喝水，严重的时候就是抗病毒、杀菌。

白：关于感冒，西方有个说法：感冒如果治疗是 7 天痊愈，不治疗 1 周痊愈。也就是说感冒治疗和不治疗很可能效果是一样的。提到感冒，提到病毒或细菌感染，大家很可能想着要抗病毒，要杀菌。但是我们恰恰忽略了这个问题的另外一面，就是人体自身的抗病力。《黄帝内经》说"正气存内，邪不可干"，反过来又说"邪之所凑，其气必虚"。也就是说，你得了感冒一定是身体本身出现了问题。我们知道，有的人经常感冒，甚至一个月感冒两三次，这一定是身体的抗病力下降了。在《黄帝内经》的时代，古人就用针灸治疗感冒。因为感冒会发烧，所以那个时候把感冒叫热病。扎针治疗感冒，我想你可能会提出这样的问题：扎针能把细菌和病毒杀死吗？

安：有点儿不可思议。

白：我们在身上针刺，肯定不能直接杀死病毒或细菌，但是它能增强人体的抗病能力，然后由人体的抗病能力去杀死病毒细菌。也就是说，这是一个间接的治疗过程。这就回答了一个问题，在 2000 多年前，古人虽然没有在显微镜下看到病毒细菌，却已经在治疗了，并且已经取得了很好的疗效。我也这样想过，第一个在显微镜下看到病毒、细菌或其他微生物的人肯定吓坏了，因为有这么一些生物，是咱们肉眼看不到的。

安：在咱们体内。

白：所以就把它们当成了敌人。现代生物医学就是针对微生物性疾病发展起来的，比如杀菌，这个理念已经深入人心了。但是当我们讲杀菌的时候，一定不要忘了我们人体本身就存在这种能力。当我们用针灸刺激穴位治疗这些疾病的时候，有一些好处：第一，不会有毒副作用；第二，人体本身能够恰到好处地解决这个问题，不会太过。

安：这就是刚才讲到的中西医不太一样的地方。中医有很多让我们觉得比较模糊的地方，不像西方医学能够直接、客观地去观察，并且有一些实证的东西。

白：这也是学习中医、认识中医比较难的地方。比如说我们学习西医，第一堂课上解剖，具体内容去解剖室就可以观察到。但是中医在第一堂课讲气，气是看不到的，所以我们学习中医在早期会经历一个比较长的痛苦过程。为什么会这样呢？古人会不会觉得学中医很痛苦呢？我想不是的。我们不理解中医，觉得中医难学，主要还是因为我们的思维方式和古人不一样。

安：我们是在现代科学的培养体系下长大的，我们的教育背景造就了现在这个局面。

白：我们头脑当中的词汇，我们的思维方式和古人是不一样的。古人怎么看人呢？天人合一，人是自然的一部分，古人从宏观的角度看人。现在我们是打开人体，看人体的微观结构。我们去观察分子，甚至观察基因。用现代人的思维方式去理解古人的描述就出现问题了，这也就是我们困惑的原因。但是你一旦掌握了一把钥匙，一旦尝试用古人的思维方式来思考天人关系，来思考人体本身与自然的整体关系，就会豁然开朗。

安：的确如此，思维方式对了，理解才能正确。刚才您讲到针感沿着经脉传导，就像在源头通了电，像多米诺骨牌一样传导到远方，这个我大概可以理解了。您扎合谷，这个是什么经？

白：叫手阳明大肠经，针感可以传到牙齿。

安：这里有几句话，"肾开窍于耳，肺与大肠相表里，肾主骨"。它们之间都有经脉相连吗？

白：这个问题非常好。我觉得我们本科专业的学生，在学了几年中医之后，也可能提不出这样的问题。中医讲人体的时候，会涉及两个理论，分别是脏腑和经络。你刚才说"肾开窍于耳"，这是从脏腑的角度来讲，这是为什么呢？其中一个原因可能是耳的形状和肾十分相近。另外一个原因是耳的疾病，像耳聋耳鸣、听力下降，以老年人居多。但这就出现了一个矛盾，如果从经脉的角度来看，足少阴肾经和耳没有关系。

安：找不到连着的暗线。

白：找不到。我们用经脉思考耳的时候，千万不要想着"肾开窍于耳"，耳与手少阳三焦经的关系最密切。牙齿从脏腑的角度来讲也与肾相关。肾主骨生髓，齿为骨之余，牙齿松动了，中医讲是肾虚导致的。但是从经脉的角度来说，牙齿与足少阴肾经也没有关系。我们思考人体各部位关系的时候，得出经脉理论不完全和脏腑理论一致，这是我们要注意的一个问题，因为这是两个不同的理论。

安：我对经脉有些了解了，经脉和穴位是什么关系？

白：可以这样说，穴位从来就不是一个一个孤立的点，我们可以定义它为经脉上的特殊部位，穴位是经脉线上的一部分。

安：沿途的点。

白：在做循经感觉传导研究的时候，发现一个现象，在四肢末端的穴位艾灸，当感觉沿着经脉向上走的时候，某些地方会有停顿。

安：就是穴位所在的地方？

白：这些停顿的地方是和穴位相一致，这是一点。另外一点，前面讲过穴位基本都在凹陷的地方。因为之前已经知道经脉的大致循行，沿着经脉的路径找凹陷的部位，并且是感觉传导停顿的部位，就很简单了，也就可以理解为什么历史上的某个时期穴位的数量会呈现爆炸式增长。也就是说，在有了经脉理论之后，当年可能产生了一个探寻穴位的热潮。这个热潮最有力的推动者应该是扁鹊，他把虢国太子的病治好了，因为这件事发生在葬礼上，有很多人在围观，人们口口相传，说扁鹊在虢国太子的头上扎了一针，太子就死而复生了。大家的口口相传，无意当中传播了针灸。所以到了汉代初期的时候，出现了许多针灸医生。司马迁在《史记·扁鹊仓公列传》记载，仓公在讲病例的时候提到，他治疗过的一个病人被众医误刺，也就是被其他医生扎错了。这个案例也说明，在那个时期针灸的理论和实践还没有完全成熟，大家还没有一本类似教科书一样的书籍来指导针灸的临床实践。

安：只能是尝试性的。

白：对，但也是有原则的，并不是在身上随便刺，而是循着经脉。

安：沿着经脉找针刺的穴位。

白：扁鹊有学生，仓公也有学生。仓公指导学生的一个内容叫"论俞所居"，就是跟他的学生讨论腧穴在什么地方；还有"定砭灸处"，就是确定在哪里针刺或艾灸。历史上，穴位的发现的确经历了一段比较长的时间，在这个过程中有一些人发挥了重要作用，他们在比较短的时间内将穴位的数目增加了很多。《黄帝内经》有160多个穴位，而到东汉时，有一本医书《黄帝明堂经》，是专门讲穴位的，记载了349个穴位，和我们今天的362个穴位仅相差13个。

安：等于先找到经络，再沿途去找穴位。

白：可以叫"循经考穴"，就是沿着经脉线去考察、去探究、去发现穴位。

安：咱们以后可以沿着十二条经脉，一条一条地去探讨经脉和它们的穴位。

白：是这样的，但很多人都会忽略这样一个道理，人们更多关注于穴位。

安：大家更多关注在点上，实际上应该将它们拢到一条线上。

白：是的。人们可能更关心这个穴位在什么地方，那个穴位治疗什么病症，而忽略了经脉。我们给学生讲课也会遇到这种情况，讲经脉怎样循行，学生没兴趣，因为看不见，但是讲穴位在什么位置，学生就比较有兴趣。关于经脉的重要性，《黄帝内经》里有一句话讲得非常好，叫"十二经脉者，学之所始，工之所止"，即学习的人应该从十二经脉开始，并且最后要落实到十二经脉。接着又说"粗之所易，上之所难"，"粗"指粗工，就是水平一般的医生，他们认为经脉太简单了，不就是那么几条线嘛；"上"指上工，就是高明的医生，他们认为十二经脉很难，难不是难学，而是说十二经脉的道理很深奥。

安：这是人认识思维的一个局限性，我们对于点的东西更容易认识，但是对于框架式的、体系式的东西更难理解。但是反过来，我们如果先了解框架式的、体系式的东西，再去找点，我们的大脑是更清楚的。

白：学习要从源到流，这也是我多年做研究的一个感受。对源头的研究虽然是历史性的东西，但它是有现实意义的，可以帮助你建立一个清晰的框架。我们再说循经考穴的问题，合谷穴一定不要理解为它是一个固定的点，它是一个范围，是可以上下移动的。再比如手阳明大肠经，古人叫"齿脉"，在牙痛的时候可以不取合谷，也不取曲池，而是取手阳明大肠经上的阳性反应点，就是循着手阳明大肠经按压，找到一个疼痛的点，然后就扎这个疼痛的点。这个点的位置有两种可能，它可能和理论上已知的穴位是重合的，但也可能与所有已知的穴位的位置都不一样，比如在腕横纹上二寸，是没有穴位的，但我们可以扎这个部位。所以说学习针灸的过程，简单来说就是从无穴到有穴，再从有穴到无穴。从无穴到有穴，就是从刚开始什么都不知道到学了很多穴位；而从有穴再到无穴，就是最后再回归到经脉上，不必要再考虑具体的穴位。

安：这也是中国哲学的一种思维。

白：比如我现在扎针的时候，因为要教学生，我要讲穴位、讲定位，但有时候我有这样一个担心，就是我扎的穴位的定位问题，学生可能会问这是什么穴，而我扎的地方可能确实和具体的穴位有所偏差。而且我现在很少考虑穴位具体是什么作用，而更多考虑的是这条经脉。这也是我在学习的时候，所经历的从无穴到有穴再到无穴的过程。因为在我刚开始学习针灸的时候，一定是要背每个穴位的治疗作用。但是现在，我把这些抛弃了。

安：这是我们传统哲学中的三个境界：见山是山，见水是水；见山不是山，见水不是水；见山再是山，见水再是水。其实这是一个不断探索的过程，一个循环往复的过程。

白：是这样的，所谓法无定法。按照武术来讲，刚开始学习武术一定是注意一招一式的，你的注意力集中在一招一式上，但是大师就绝对不会考虑招式的问题，这些东西的道理都是相通的。

安：非常好。以后我们就循着经脉，探讨和老百姓相关的一些健康问题，哪些对我们的健康有帮助，我们以后就从这个角度来讲。

白：我们人身上有很多经脉、很多穴位，既可以作为保健，同时也能治疗疾病。所以我想通过针灸的实践，让我们对自身体内治病的力量，有一个更加坚定的认识，而不再简单依赖于灵丹妙药，依赖于外源性的治疗。

文化背景（七）

· 经脉辨证

· 从十一脉到十二脉

· 经脉所过，主治所及

· 经脉像棵树

· 经脉气血的流与注

· 经脉气血流动的大循环

主持人安杨（以下简称安）：前面我们讲了针和灸的一些基础知识，往哪扎往哪灸，就是经脉和穴位，您也提到了河流和港湾的关系。

白兴华（以下简称白）：针和灸是手段，用针也好，用艾灸也好，实际上涉及经脉和经脉上的穴位。针灸医生在临床当中，首先要确定这个病是哪一条经的，术语上叫"经脉辨证"，也叫"分经辨证"。比如牙痛，我们要考虑有哪些经脉和牙齿有关系，许多人可能都知道手背上的合谷能治疗牙痛，它为什么能治疗牙痛呢？是因为有一条经脉，我们也可以想象是一条线，把合谷和牙齿连起来，这就是手阳明大肠经。我们前面也提到过，手阳明大肠经还有一个名字，在湖南长沙马王堆汉墓出土的帛书里，把它叫"齿脉"。这个名字非常好，可能每个人一听到这个名字，就会想到这条经脉和牙齿的关系。

安：像这样的经脉，全身有 12 条是吗？

白：对，十二经脉是经络系统的主要部分，其他还有十五络脉、奇经八脉等，当然最主要还是十二经脉。经脉的数目也有一个变化，是一个从少到多的过程。我们现在看到的最早的经脉著作，应该是湖南长沙马王堆汉墓出土的，文字写在丝绸上，所以也叫"帛书"。这本书有 11 条脉，下肢有 6 条脉，手上有 5 条脉，缺少手厥阴心包经。还有一个很重要的文献是 1983 年在湖北江陵张家山汉墓出土的《脉书》，写在竹简上，内容保存比帛书好，比较完整，其中有一本和马王堆帛书的内容是一样的。江陵和长沙都在长江流域，离得不是很远，也就是说那个时候关于经脉的书，在不同的地方已经流传，并有不同的版本。在马王堆中就有两个版本，这两个版本内容都是讲经脉的，数目都是 11 条，但所记载的内容有区别，可以看出来先后顺序，清晰展示了经脉学说早期的发展过程。

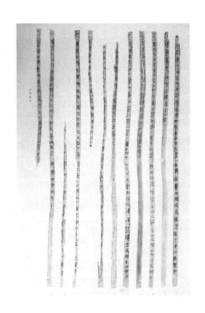

湖北江陵张家山西汉墓出土竹简《阴阳十一脉灸经》（张家山二四七号汉墓竹简整理小组编著：《张家山汉墓竹简：二四七号墓》，文物出版社，2001，第 77 页）

安：《脉书》跟马王堆帛书中都是 11 条经脉，什么时候发展到 12 条的？

白：到了《黄帝内经》，一共有 12 条经脉，现在教科书上所讲的经脉都是遵循《黄帝内经》。《黄帝内经》包括两本书，一本叫《素问》，一本叫《灵枢》，《灵枢》也叫《针经》，就是说它是专门关于针灸的书。《灵枢》共有 81 篇，也叫 81 章，其中第 10 章叫"经脉篇"，就讲了十二经脉的具体内容。如果把这些内容与马王堆和张家山汉墓的记载对比一下，就会发现它们一方面有继承，"经脉篇"的内容与形式和先前医书很接近，另一方面也有发展，比如"齿脉"这个名字在《黄帝内经》里就看不到了，而且《黄帝内经》以后的传世文献中也没有这个名字，彻底消失了。马王堆汉墓和张家山汉墓的埋葬年代应该是在西汉初期，《黄帝内经》的成书年代要到西汉中后期，并且从具体内容看，《黄帝内经》的作者很有可能把那两部脉书作为参考书，但他们不但在内容上有所创新，还在形式上做了一些调整，使经脉理论更加系统化。系统化的标志一个体现在经脉的命名上。比如在马王堆和张家山汉墓出土的医书里面，手三阳经的名字都很特殊，手阳明大肠经叫"齿脉"，手太阳小肠经叫"肩脉"，手少阳三焦经叫"耳脉"；到了

《黄帝内经》，这些名字都没有了，手三阳经的名称与其他经脉统一了，也可以叫标准化。另外一个标志就是经脉数目发展到 12 条，这里面也暗合对应 12 个月。这种理论实际上也反映了古人天人相应的观念，因为一年有 12 个月，所以人体也有 12 条脉。再比如《黄帝内经》还提到一个数字，就是 365 个穴位对应 365 天。《黄帝内经》是在公元前 100 年前后成书的，所记载的十二经脉内容后世没有再添加一个字，也没有减少一个字，没有发展，也可以说是停滞了。

安：也说明那个时候已经非常经典了。

白：我们跟西方人进行交流的时候，他们会有一个疑问，他说这本书是 2000 多年前写的，现在还有用吗？从时间观念看，当今医学的变化日新月异，5 年前的东西可能就过时了。但是古人 2000 多年前写的东西，到现在我们还要学，这说明一点，它有用！也可以这样讲，它反映了生命的规律。

安：刚才咱们说的经脉，除了经脉，还有络脉。中国文化，不仅是中医当中，很多的词，我们平时稀里糊涂地把它们叫在一起，其实是分开的，每个字都有讲究。就像之前讲的针和灸是两码事一样，经和络也是两回事？

白："经络"是经脉和络脉的简称，本来是经脉、络脉，现在去掉脉字就是经络。我们想象一下，经脉像河流的主河道，络脉就是支流。我们现在主要是讲主干，实际上在临床当中有一些分支也是非常重要的。明代《针灸大成》的作者杨继洲讲过一句话，他概括得非常好，叫"经脉所过，主治所及"，翻译过来，就是经脉所经过的地方，就是这条经脉的穴位的主治范围。比如足厥阴肝经连着眼睛，这叫经脉所过；足厥阴肝经上的穴位，比如太冲穴，在脚上可以治眼睛的病，这就叫主治所及。也就是说可以想象经脉是一条线，这条线把人体各个部位的器官、组织，从内到外，从上到下串连起来。也可以用时髦一点的词，就是网络，经络就像网络一样，它沟通人的头和脚，内和外，内就是里面的脏腑器官，外就是体表四肢。一个头疼的病人找针灸大夫，可能认为大夫肯定要在他的脑袋上扎针，实际上不是这样的，头痛可能取脚上的穴位，因为有一条线连接着头和脚，所以在《黄帝内经》里就提出了一个原则——病在头取之足。针灸治疗忌讳头痛医头，如果一个医生，你哪不舒服，哪有病，就在局部进行治疗，我们说这不是一名合格的针灸医生。

安：之前您也讲过，咱们人体和大自然的对应，比如经脉与河流的对应，其实跟大树也很相像。

白：古人把经脉做了两个比喻，第一个比喻就是经脉是河流，每条经脉都是一条河，12 条经脉就是 12 条河流，河的分支就是络脉。古人还做了一个比喻，每一条经脉就是一棵树，12 条经脉就是 12 棵树。河一定要有源头，树一定要有根。既然把 12 条经脉比喻成河流、比喻成树，它们一定要有源头，一定要有根。它们的源头在哪儿？根在哪儿？例如，手太阴肺经起于中焦，就是胃这个地方，向下走联络大肠，然后再向上到肺，从腋窝前出胸腔，之后沿着上肢走，最后到拇指。这样一条线，如果以肩关节为分界线，上肢算一部分，躯干算一个部分，你认为这条经脉的根应该在什么地方？是在躯干还是在手？

安：应该是躯干吧，还是手？我本末有点分不清楚。

白：我们把人体分成两大块儿，一块儿就是四肢，从肩关节和髋关节开始算，还有一块儿就是头和躯干。头和躯干古人又进一步分成头、胸、腹。现在看看经脉的根在什么地方，换句话说河流的源头在哪儿，是在头、胸、腹，还是在四肢？古人给出的答案，可能对我们来说有点意外，经脉的根在四肢的末端，就是手指端和脚趾端。

安：我们看到的这个末梢却是根。

白：古人认为这个地方才是根，但是这个确实有点违背常理。你说人体哪儿最重要，应该是头、胸、腹最重要，但是从经脉来说，古人为什么说源头在四肢的末端？实际上在讨论经脉的源头或者根的时候，我建议大家不要把人看成是直立的、站着的，而是把人想象成一个爬行动物，手和脚都接触大地。

安：离地最近。

白：古人在描述经脉的时候，就是把两只手放在地上，这个时候来看经脉，包括它的阴阳，它的根，就很清楚了，树连着大地的是根，人连着大地的也是根。这个根的位置具体来说，比如说手，就是手指尖，因为每一条经脉在四肢末端的穴位都有一个共同的名字，叫井穴，井是水的源头。当然古人也把它叫根，古人用这样两个词，井是水的源头，根是植物的起始。如果能认识到四肢是根，头、胸、腹就像树的枝叶一样，就很容易理解为什么一个人头部有病要扎脚，因为这是根。《国语》里面讲"伐木不自其本，必复生"，春天的时候，把树枝全都砍掉，它又会长出新的枝叶。同样的道理，我们扎经脉的根，就像园丁给树浇水、施肥，通过对根的养护，就可以治疗头、躯干和内脏的疾病。所以这个理论非常重要，针灸医生首先要清楚经脉的根在什么地方。

安：中国有一句老话，本末不能倒置，所以我们要知道哪儿是本，哪儿是末。在针灸的经脉学当中，我们也要了解哪儿是本，哪儿是末。这个理论跟西医的思维又不一样，因为按照西医来说，四肢是末梢循环、末梢神经。

白：从现代医学角度讲，心脏是一个泵，输送血液灌溉全身，四肢离心脏最远，按理说，它应该是河流的末端，是树木的末梢。但是古人认为四肢是根，我经常跟学生讲，学中医要有想象力，人是一个小宇宙，人身上也有山川河流。当古人讲经脉的时候，还有一个流注的理论，"流"是流动，"注"是灌注。经脉运行气血，把它想象成一个管道，气血在经脉里流动。气血在经脉里面一定是流动的，我们前面提到过，这种流动的概念来自对自然的观察。《吕氏春秋》说："流水不腐，户枢不蠹，以其动，形气亦然"，就是人的气血也要像河水一样流动，身体才能保持健康。关于气血在经脉里流动的方式，古人提出了两个理论。一个理论就是气血在十二经脉当中，从一条经流到另一条经。古人计时把一天的时间分为 12 个时辰，正好对应 12 条经脉，所以他们认为气血在每一条经脉流动的时间正好是一个时辰，这样一天 12 个时辰，气血在十二经脉流动一周。气血在一条经脉中的流动叫"流"，从一条经脉进入另一经脉叫"注"，这就是流注。这种气血的流动方式古人用一个词叫"如环无端"，就像一个环，没有起始，也没有尾端。根据这个理论，就无所谓源头还是末端了，任何一个地方都可以说是源头，因为它是一个环。

古人还讲了另外一种气血流动的模式，每条经脉气血都是从四肢的末端向心性流动的，始于四肢末端，向躯干、头部流动。这是《黄帝内经》里面讲的，并且把气血流动起始的地方就叫作根。

安：就是四肢的末端。

白：后面还有几个词，叫"流""注""入"，"流"是流动，"注"是灌注，"入"是进入。就像黄河从它的源头最后流入大海，是这样的一个过程。这里面就有一个问题，既然说气血如环无端地流动，为什么又说从四肢向心性地流动？实际上这个问题不要说普通的老百姓，我们研究针灸研究中医的人，也不好理解。

安：它们有矛盾吗？

白：有矛盾。比如说手太阴肺经，如果根据如环无端的理论，它起于中焦，下络大肠，然后向上走，从腋窝前出胸腔，然后沿着上肢内侧的前缘到手指端，气血在经脉里是这样流动的，应该说源头在中焦，因为起于这个地方。但当讲经脉的根的时候，又说它在手指尖端，两个气血流动的方向正好是相反的。关于气血流动，我认为应该有这样的认识：古人关于气血在经脉当中流动的观点，不是基于对人体的实验观察，而是一种想象，这是毫无疑问的，这跟西方人基于解剖和实验观察发现的血液循环完全不一样。换句话说，古人认为气血在人体内流动，是依据天人相应的理论，水是流动的，日月是循环往复的，所以人体的气血也要这样流动。第一种流动模式，气血在十二经脉当中如环无端，每条经脉对应一个时辰，听起来很完美，但是应该讲，这种流动方式是一种非常理论化的，并不一定符合气血的真实流动状态。我认为气血从四肢末端向心性流动这样一种模式更具有实际意义。我们现在就想象一下，气血从四肢末端开始，向躯干、头面流动，像河流一样。

安：其实河流的源头都是涓涓细流。

白： 黄河的源头，就是泉水汇聚成的小溪。在源头的地方，河水都是很少的，涓涓细流，逐渐汇聚成小溪，小溪汇成大河，最终流入大海。

安： 无数的涓涓细流从高山上流下来。

白： 古人认为十二经脉气血的源头在四肢的末端，实际上还有一半儿没讲呢，因为当我们说十二经脉的源头是在四肢末端的时候，有一点我们要认识到，四肢的末端不可能产生气血，气血归根结底还是从脏腑来的。中医讲脾胃是气血生化之源，经脉当中流动的气血主要由三部分构成：第一部分就是吃的喝的转化成气血，还有一部分古人叫"清气"，就是吸入的氧气，还有一部分就是从肾来的，中医叫"元气"，是先天之气。这三种气汇聚在胸中，古人把它叫"宗气"，就是各种气汇聚在一起。这些气汇聚在胸中之后，要通过肺和心脏，就像一个泵一样，因为中医也讲心主血脉，把气血敷布到全身。人体的气血从产生到循环，应该是这样的一个过程。四肢末端不会产生气血，气血肯定还是从五脏六腑来的，但是为什么又说经脉的源头在四肢的末端呢？还是回到河流的源头，河流的源头在什么地方？在山上，有一句俗话讲，山有多高，水就有多高。看看最高的喜马拉雅山，顶峰上面是雪。所有的河流都发源于高山，从高往低处流，那么河流源头的水是从哪来的呢？并不是说是高山本身产生的，而是通过另外一个循环，就是天空，通过降雨、降雪。天空中雨雪又是从云朵转化的，天空当中的云是从哪里来的？《黄帝内经》说"地气上为云"。

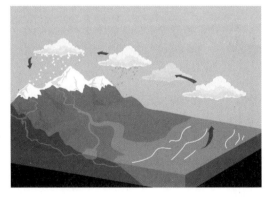

海洋与大地水循环
示意图

安： 地面上水的蒸发。

白： 这个地气实际上主要靠海水的蒸发，尤其是赤道附近，我们可以想象，海洋就像一口大锅，在太阳炽热的烘烤下，海水蒸发形成云，云再降为水。通常情况下，我们只是看到了河流从源头到大海的流动，却忽略了水从海洋蒸发到天空再降落到地面的过程，这部分流动看不见，却很重要。我们人体又是怎样的一个循环呢？膈肌以上叫上焦，里面有心和肺，古人把上焦的功能概括为"上焦如雾",上焦的作用就是把从脾胃化生的气血、肺吸入的自然之气,还有来自肾的先天之气气化后敷布到全身,气血再从四肢末端聚集,向躯干、头面流动。你想象一下,人体四肢末端应该对应哪儿?

安:山上。

白:四肢的末端就像高山,气血从高到低向躯干和头面流动。古人把经脉气血起始的地方叫根,终止的地方叫结,结的本意就是树的末梢,他们把四肢尤其是末端看成是根,把头、胸、腹看作末梢,就是树的末梢。这种气血循环模式对指导针灸实践更有意义。

文化背景（八）

· 所出为井
· 经脉的本与标
· 四根三结
· 治标与治本
· 头痛医脚
· 十二经脉的名称
· 经脉气血的流注顺序
· 经脉属络脏腑
· 循经取穴

主持人安杨（以下简称安）： 您把大气循环的理论和中医的气血循环结合起来，听起来很有趣。

白兴华（以下简称白）： 讲标本根结的时候，我就喜欢用大气的循环来解读。在我们身体里，上焦是心和肺，而且肺脏的位置是最高的，古人称肺为"华盖"，就是皇帝出行时坐的车子上的盖子，一般是用羽毛制作的，心是君主，就在伞盖下面。古人根据五行理论，五行就是木火土金水，认为肺对应金，按方位来说金在西方。也就是说如果问金是什么地方，青藏高原就是金。金不仅是指金属，而且是泛指坚硬的东西比如石头，都属金。根据五行相生的理论，金生水，泉水就是从岩石缝里，从地下出来的。我们也可以这样说，在中国这块土地上，青藏高原就是最高的水塔，孕育了长江和黄河，灌溉滋养着华夏大地。

安： 它最高。

白： 人体的水塔在哪儿呢？就是肺。中医说肺为水之上源，肺主宣发，人体的气血通过肺的宣发敷布到周身。就像每一栋楼的自来水供应系统，一定要有一个水塔，这个水塔一定是比所有需要水的房间都要高，这样水才能够供应到每一个楼层、每一个房间。我们人体也是这样，也有这样一个水塔，它把气血敷布到全身，气血又在末端汇聚，由小到大，就像河流的源头，一开始是泉水。

安：叮咚叮咚的。

白：古人用了一个词叫"井"，"井"这个词我觉得很有意思，因为井是人工的，比自然的泉水还要深，但是挖井的时候一定要挖到泉眼上。你可以把它想象成河流最初的源头，就是泉水向上涌的地方。这个地方在哪儿呢？就在四肢的末端。

安：前面用了一个很专业的词"标本根结"。

白：这是我们讲经脉的时候特别要讲到的。"标本根结"是两个概念，"标本"是一对，"根结"是一对。先说说根结，根就是四肢末端的井穴，比如手太阴肺经的井穴叫少商，这个穴位同时也是手太阴肺经的根。

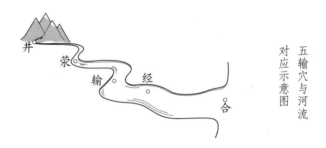

五输穴与河流对应示意图

安：也就是说井穴不是一个穴，每一条经脉都有它的井穴。

白：每一条经脉都有一个井穴，这个井穴就是它在四肢末端的那个穴位。与根对应，每一条经脉也都有一个结，它们的位置基本上在前胸、后背，还有头面。总的来说，根和结是比较具体的，根就是指井穴，结也有具体的部位。但标和本不一样，它们比较抽象。

安：怎么理解？

白："本"是一个"木"字底下一横，这个横代表树根，因此从造字来说，本就是根。但是这个本又比根抽象，因为说树根的时候是具体的，这个根那个根，但本不一样，就像梨、苹果、桃子等，最后用一个词——水果，这个词是抽象的。经脉的根都在四肢的末端，是一个具体的穴位，但本的范围就比根要宽泛一点，总的来说，经脉的本都在四肢，在肘关节和膝关节下面，也就是说本不像根那么具体。

安：范围更大一点。

白：我们也可以这样理解，就是把本引申为四肢，就是四肢都是本。再看"标"字，"木"字旁加一个"示"字，"示"是什么意思呢？

安：给人看。

白：现在有一个词叫"秀"（show），就是给人看的。本在地底下，是看不到的，但标是树木显露在外面的，树干也好，树枝也好，树叶也好，都是展现在外面的。经脉的标在什么地方呢？它也不是具体的，但总的来说在头部、在躯干的前后。也就是说根结和标本这两对概念有一致性，可以说根和本是一致的，标和结是一致的，都强调了一点，就是经脉的根和本在四肢，标和结在头面和躯干。古人因此概括为一个词，叫"四根三结"。"四根"指四肢，"三结"指头、胸、腹。也可以说四本三标，但古人没这么说，只说四根三结。四肢是根是本，头胸腹是标是结，所以说标本和根结都是用来说明四肢和头胸腹的关系的。当然，标和本这对概念，就像阴阳一样，实际上已经升华为哲学的概念，比如解决社会问题也是要治本，或者标本兼治。

安：对，而且标和本后来被用在哲学抽象范畴更多一些。

白：中国古代的文化从哪里来呢？应该说主要是来自对自然界的观察。阴阳是对日月水火白天和黑夜的观察，标本是通过对植物的观察。从哲学角度讲，本可以理解为主要矛盾，矛盾的主要方面；标是次要矛盾，矛盾的次要方面。解决问题的时候要抓主要矛盾，解决主要矛盾。比如中医治病，可能有三种选择，治本、治标或标本兼治，应该说最理想的治疗是治本。治标是暂时的，急则治标，缓则治本。当然标本兼治也是可以的。

安：刚才讲的这两对概念，其实是让我们理解了为什么有的时候不管是中医的针灸治疗还是其他治疗，会从这儿扎，但影响到了那儿。中医里有很多这样的词，不知道是属于针灸范畴还是中药范畴，比如肾开窍于耳、肺主皮毛。

白：中医对人体组织结构的认识主要有两个理论：一个是脏腑，一个是经络。你所说的是属于脏腑学说的内容。从治疗角度讲，内科开中药是以脏腑理论为主，针灸则是以经脉学说为主。像刚才讲的标本根结，对指导临床取穴非常重要，比如你去找针灸医生看病，你是头疼，针灸医生在你脚上扎了一针，为什么？因为本在这个地方，本就是根，也就是病的根。通俗点讲，尽管头部出现了疼痛，但是产生头痛的根本原因、源头是在脚上。头痛也好，牙痛也好，所有能感受到的，能描述出来的，这些都用一个词叫"症状"。症状在英文里也叫 manifestation，就是"显示、表现"的意思，它们都像树枝一样表现于外。针灸医生的任务不是治疗这些症状本身，而是要治疗它们的根。这个根，普通人不知道，针灸医生通过所学习的知识，知道它们的根在什么地方。在临床中常常会产生一种误解或者分歧。我也经常遇到这种情况，病人来了说他肩背痛，他一定要把衣服脱下来。

安：让你给他扎针。

白：而且他一定认为大夫会在疼痛的地方扎针。我们在临床上怎么样解决这个问题呢？一方面，我们会在局部扎上几针，因为这也是病人的一种心理。

安：有点安慰剂的作用。

白：因为病人认为应该是这样的。同时，我们在腿上、脚上、手上扎针。这个时候，病人可能不理解，医生就要跟病人沟通、解释。针灸跟中药不太一样的一点在于：病人来到针灸诊室，从诊断到治疗，这个过程大概持续 40 分钟，也就是说我们有充分的时间沟通。不像开药，病人来到诊室，诊断之后开完药，病人就走了。病人对自己的病或药还有疑问，但不可能回来再问这个医生。而且针灸治疗，病人需要隔一天或几天来一次，他可能这次有疑问，没有解答，下次来还可以进行沟通。这种沟通的过程，也是在宣传医学知识，让病人理解。

安：虽然说我们讲了这么长时间，但还没有讲到具体的哪儿疼扎哪儿，而实际上对于学习针灸，您前面讲的是最基本的一个框架，是最基础的东西。

白：学习的过程就是由简单到复杂，再到简单。一开始学习的时候，肯定是从这些看起来简单的学问开始。比如说十二经脉这几条线，然后学穴位，每条经脉上有多少个穴位，每个穴位在什么地方，有哪些治疗作用，这些内容很多，需要记住，但是到临床上去看病，又得回归到经脉。比如头痛，主治头疼的穴位很多，如果单纯依赖于穴位的主治，可能无所适从，头上有那么多穴位治疗头痛，脚上也有，手上也有。但是如果我们返回到经脉，我们看一看头痛在什么地方。因为面对一个头痛病人，针灸大夫一定要问，头疼在什么地方，比如说在头顶、前额，还是在两侧或后脑勺。

安：疼痛的位置具体在哪儿。

白：当然也有这样的病人，可能他分不清楚，说整个脑袋都疼，那是另外一种情况了。多数人会告诉你，比如临床上常见的偏头痛，这个词不太科学，应该叫血管神经性头痛，多数情况下都表现出一侧的头疼，左侧或者右侧，从经络来讲，这种头疼和足少阳胆经的关系最密切。对于这种头痛，当然可以在头部扎几针，但是这叫治标。因为我们讲过，症状所在的位置都是标，要想治本就必须找足少阳胆经在脚上的部位，比如说在脚背第四、五跖骨之间有个足临泣，可以扎这个穴位，就是《黄帝内经》里面所说的"病在头取之足"。这种治疗就像斩草除根一样。

安：这就不是头痛医头了。

白：是头痛医脚。而且它的效果是长期的，不像吃止痛药，或者只是在头上扎许多针，当时可能有所缓解，但过一段时间就复发了。而如果在脚上扎，它的远期疗效会更好，可能很长时间都不会再发作，即使再发作，程度也会比以前减轻。这种血管神经性头痛的病人，我遇到过很多，有的已经吃了十几年的止痛药。止痛药的英文叫 pain killer，就是疼痛杀手，它实际上是抑制你感受不到疼痛，有点儿掩耳盗铃的意思。

安：反正全身都有点被抑制的感受。

白：对，它是抑制。针灸不一样，中医认为扎针的作用是疏通经脉，头痛是因为经脉不通，不通则痛，这个不通的源头是在脚上，针刺脚上的穴位，就能使气血疏通。病根、病因解除了，所以就能起到远期的效果。

安：现在可以具体讲讲十二经脉了吧。

白：十二经脉可以分为两部分，就是上肢和下肢各有六条经脉。

安：但并不是说上肢是管人体的上半部分，下肢是管人体的下半部分。

白：不是的。实际上每条经脉管哪儿还是和经脉走向有关。总的来说，下肢六条经脉分布的范围更广，所以它们管得更多，不但管下肢，还管躯干，还到头。上肢的六条经脉，基本上管人体的上半部分，包括胸腔和头部，当然也有管到中焦和下焦的。但相对而言，上肢经脉普遍比较短，下肢经脉路线更长，所以作用范围更大。因此在古书里面，有时，古人只说六经，没有具体说明是足六经和手六经，但从实际内容看是讲足六经的。

安：简单地给我们把十二条经脉的名字说说吧，然后再一一展开来讲。

白：十二经脉的名字包含三个要素，就是手足、阴阳、脏腑。在现存最古老的经脉文献中，古人把经脉分为手足两大类，"足脉六，臂脉五"（《足臂十一脉灸经》），如臂太阴脉、足阳明脉。古人在对经脉命名的时候，是把手和足作为第一要素的，这实际上也强调了手足的重要性，扩展来讲就是四肢的重要性。

十二经脉的名字还和脏腑有关联。人体有十二个脏腑，中医就把它分为六个脏和六个腑。六个脏指心、肝、脾、肺、肾、心包。从阴阳来说，这六个脏是属阴的，对应相连六条阴经，就是手三阴经、足三阴经。六个腑指胆、胃、大肠、小肠、膀胱、三焦，它们从阴阳来说是属阳的，对应相连手三阳经和足三阳经。每条阴经和阳经还组成一对，比如手太阴肺经和手阳明大肠经，也叫表里经。就是一个表一个里，阳经是表，阴经是里，手阳明大肠经是表，手太阴肺经是里。再比如足太阴脾经和足阳明胃经也是一对，足太阴脾经是里，足阳明胃经是表。然后手少阴心经和手太阳小肠经是一对，手厥阴心包经和手少阳三焦经是一对，足少阴肾经和足太阳膀胱经是一对，足厥阴肝经和足少阳胆经是一对。也就说，我们把十二经脉分成六对，从手足来说是六条手经，六条足经；从阴阳来说是六条阴经，六条阳经；从脏腑来说是六条和脏有关的经脉，六条和腑有关的经脉。

安： 下面咱们就开始具体讲讲吧。

白： 我们讲十二经脉的时候，是按照一个顺序，就是从手太阴肺经开始，最后到足厥阴肝经。这个顺序就是古人认为气血在经脉当中流注的顺序，也就是说气血是从手太阴肺经开始的，依次流注到手阳明大肠经、足阳明胃经、足太阴脾经、手少阴心经、手太阳小肠经、足太阳膀胱经、足少阴肾经、手厥阴心包经、手少阳三焦经、足少阳胆经，最后到足厥阴肝经。

安： 这个关系里边用到一个词叫"流注"。听说过"子午流注"这个词，就是对应一天的十二时辰。

白： 对。子是子时，就是从半夜 11 点到凌晨 1 点。午是午时，是从上午 11 点到下午 1 点，它们是一天十二时辰的两个极端。古人认为气血在经脉当中流动的顺序对应一天十二个时辰。具体来说，手太阴肺经对应寅时，是从凌晨 3 点到 5 点；手阳明大肠经对应卯时，是从 5 点到 7 点；足阳明胃经对应辰时，是从早上 7 点到 9 点；足太阴脾经对应巳时，是从早上 9 点到 11 点；手少阴心经对应午时，是从 11 点到下午 1 点；手太阳小肠经对应未时，是从下午 1 点到 3 点；足太阳膀胱经对应申时，是从下午 3 点到 5 点；足少阴肾经对应酉时，是从下午 5 点到 7 点；手厥阴心包经对应戌时，是从晚上 7 点到 9 点；手少阳三焦经对应亥时，是从晚上 9 点到 11 点；足少阳胆经对应子时，是从半夜 11 点到凌晨 1 点。古人有一种取穴方法，就是根据气血在经脉中流注的时间，来考虑具体取哪一条经脉的穴位。

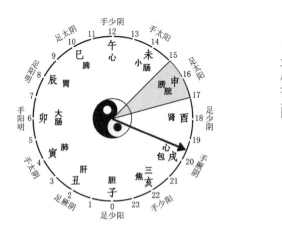

十二经脉流注与十二时辰对应关系图

安： 那咱们就从手太阴肺经开始吧。

白：我们讲每一条经脉，都包括两个内容，其中一个就是这条脉走过的路径，术语叫"循行"。具体来说，还要把它分成两段：一段是在胸腔和腹腔里面，这一段叫内行线；另一段就是在头部、躯干表面、四肢的部分，叫外行线。

安：它是两段，还是平行的两条？

白：就是一条线，我们人为地把它分成两段，为什么这样分呢？因为当我们讲穴位的时候，都是在外行线上，在四肢，在躯干表面，在头面。内行线在胸腹腔里面走，主要联系脏腑。关于内行线，有两个词必须要清楚：一个是"属"，一个是"络"。每条经脉在胸腹腔里面都至少和一个脏和一个腑相连，经脉就像一根绳子，把脏腑组织系上。比如手太阴肺经，从这个名字就可以看出它肯定和肺相连，古人还用了一个特定的词来形容这种联系，就是"属"。这个字的读音在这里跟叮嘱的嘱发音相同，是用绳子系的意思。手太阴肺经属肺，就是手太阴肺经把肺系上了。

安：捆绑式的。

白：需要强调一点，如果把"属"读作"shǔ"，就错了，因为脏腑和经脉是两个系统，这两个系统有的时候是一致的，有的时候是不一致的，它们之间并不是从属、附属、归属的关系。手太阴肺经除了属肺，还和一个腑相连，就是大肠。古人也用了一个词，叫"络"，络就是联络的意思。所以手太阴肺经的内行线这一段，它至少和两个脏器联络，就是肺和大肠，用术语来概括就是手太阴肺经属肺络大肠。属和络都是联系、联络的意思，但是有主和次的区别，属肺的意思是说手太阴肺经主要和肺相关联，其次是大肠。其他经脉也是如此，至少是属络两个脏腑。

安：这两个脏腑也有特殊关系吗？

白：它们是相表里的关系，这是脏腑学说的内容，脏为里，腑是表，六脏与六腑构成六对相表里的脏腑，具体来说就是肺与大肠、心与小肠、脾与胃、肝与胆、肾与膀胱、心包与三焦。

这是关于经脉的循行，分为内行线和外行线。外行线在四肢、在体表，上面有穴位；内行线在胸腹腔里，联络脏腑。循行就是讲这条脉是怎么走的，它和哪些器官有联系，这条线非常重要。因为我们学习经脉，首先得知道这条线是怎么走的，然后才能讲它上面的穴位的应用。这就涉及经脉的第二部分内容，叫病候。

安：经脉还和病症有关联？

白：古人对每一条经脉的描述都包括两个方面的内容，先是描述这条经脉是怎么走的，接着就是这条经脉有哪些病症。

安： 经脉沿途会有什么问题。

白： 这些病大部分都和经脉有关，比如在循行的路线上，或者与其相关联的脏腑。可以这样说，从一开始古人就把经脉这条线和病症联系在一起。因此我们讲经脉的时候，一定要注意，经脉不仅仅是条线，它还连着病。这些病和这条经脉的循行联系有关，同时，就取这条经脉的穴位治疗这些病，这就是杨继洲概括的"经脉所过，主治所及"。我们讲取穴的时候，还有一句话，叫循经取穴，就是沿着经脉来取穴。所以我们在讲经脉内容的时候，就要从这两个方面讲：一是经脉的循行，循行又分为内行线和外行线；二是经脉的病候，以及一些具体病的治疗。

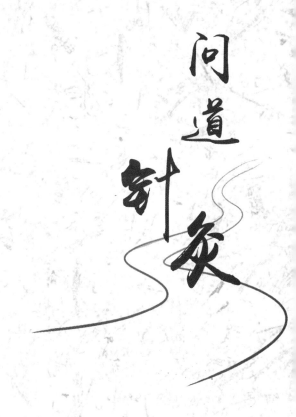

问道
针灸

各
篇

手太阴肺经（一）

· 三焦就是三口炉子
· 上焦如雾，中焦如沤，
　下焦如渎
· 肺经的内行线与外行线
· 人体阴阳的分界线
· 三阴与三阳

图片来源：伦敦
Wellcome 图书馆

主持人安杨（以下简称安）：今天，我们开始详细地介绍一下手太阴肺经。

白兴华（以下简称白）：经脉分内行和外行，手太阴肺经的内行线"起于中焦"，起是起点，中焦是三焦的一部分。三焦是中医关于脏腑结构的一个概念。首先看焦字，古书上有时候还加个"木"字旁，写作"樵"。从字面上看，焦字下面的四个点代表火，就是说三焦和火有关，有的英文书把三焦翻译成 triple burners，就是三个炉子。古人实际上是用三焦这个概念把人体胸腹腔里面的脏器做了划分，首先从部位上看，膈肌以上的胸腔是上焦，主要是心和肺。中焦是从膈肌到肚脐，主要是肝胆脾胃。

安：消化系统的多一些。

白：下焦是从肚脐往下，主要是肾、膀胱和大肠，女性还有卵巢和子宫。

安：排泄，泌尿，生殖。

白：这是从部位上划分，这些部位的脏器互相协同，完成特定的功能，所以也可以说三焦反映出三种功能，是对三个部位脏器功能的概括。《黄帝内经》用三句话概括三焦的功能，第一句是"上焦如雾"，"雾"是气化的意思，就是上焦把主要从脾胃化生而来的气血气化了，敷布到周身，如雾露之溉，就像我们前面说在太阳的作用下，海水蒸发形成云，云再降为雨这样一个过程。这是上焦的作用。第二句叫"中焦如沤"，"沤"就是把东西放在水里面长时间浸泡，主要是指胃肠的功能。我们吃进去的五谷杂粮，喝进去的东西，都在胃和肠道里面，胃肠就像是一个发酵池。第三句是"下焦如渎"，"渎"是河流的意思，古人讲四渎，就是四条大河。下焦的作用像河流，通俗点讲就像下水道，比如膀胱、大肠，都是负责排泄的。所以说三焦既是将脏腑器官按照部位划分，同时也是一种功能的划分，每个部位的几个脏器共同协作，发挥特定作用。你看中医讲脏腑，很少单独说某一个脏器怎么样，而是讲它们之间的合作，就是从整体来考虑，当然具体来说又分为三大块，就是三焦。

手太阴肺经的起始点不是肺，而是中焦，主要是脾胃。中医讲脾胃是气血生化之源，即维系人体生命的气血主要来自中焦，通过脾胃把饮食转化为气血。经脉运行气血，这些气血的主要部分就源自中焦。根据气血流注的观点，十二经脉的气血循环起始于手太阴肺经，终止于足厥阴肝经。当然经脉气血运行是一个圆环，没有起始，没有终点，如环无端，只不过人为认定了一个起点，这个起点就在中焦。起于中焦以后，它往下走络大肠，然后又折返回来向上走，经过胃口。大家知道胃就像一个饭袋，它有两个口，一个是入口贲门，一个是出口幽门，食物通过贲门进来，在胃里停留一段时间，经过初步的消化，然后从幽门进入小肠。一般认为，手太阴肺经经过的是胃上口，就是贲门。向上通过膈肌，进入胸腔，与肺连属。再从肺向上走，到肺系，就是与肺相连的气管和血管，肺系的最上端就是咽喉。肺、气管和咽喉都属于呼吸系统。到了肺系这个地方，它就横着走，叫"横出腋下"，走到腋窝前面，从胸腔出来了。出来之前的部分都是内行线，这里面没有穴位，主要起联络脏器的作用，包括肺、大肠、贲门、气管。

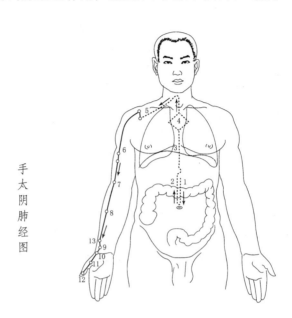

手太阴肺经图

《灵枢·经脉》：肺手太阴之脉，起于中焦，下络大肠，还循胃口，上膈属肺。从肺系横出腋下，下循臑内，行少阴、心主之前，下肘中，循臂内上骨下廉，入寸口，上鱼，循鱼际，出大指之端。其支者，从腕后，直出次指内廉，出其端。是动则病，肺胀满，膨膨而喘咳，缺盆中痛，甚则交两手而瞀，此为臂厥。是主肺所生病者，咳，上气，喘喝，烦心，胸满，臑臂内前廉痛、厥，掌中热。气盛有余，则肩背痛，风寒汗出中风，小便数而欠。气虚则肩背痛、寒，少气不足以息，溺色变。

安：这是内行线。外行线怎么走呢？

白：从腋窝前面走向上肢。在上肢我们要区分一点，就是阴和阳，两个手的掌心相对，这时候手掌一侧是阴，手背一侧就是阳。这个阴阳从颜色也能区分开，尤其是晒了以后，特别明显。手掌这一侧的皮肤偏白，手背偏深。我们前面还讲过，古人描述人体阴阳的时候，是以两手着地的姿势，就像爬行动物一样，这时候凡是太阳能照射到的地方，都是阳。所以古人讲背为阳，腹为阴，就是因为当处于爬行姿态时，太阳照不到肚子。凡是阳光能照射到的地方颜色都比较深，而没有照射到的颜色就比较浅。在四肢特别是手脚非常明显，在手背和手掌皮肤结合处，还能看到一条分界线，古人把它叫"赤白肉际"。"际"是边际、界限，"赤"代表阳，"白"代表阴，赤白肉际就是人体阴阳的分界线。

安：我们夏天出去旅行回来以后，这个赤白肉际看得很清楚。

白：人种如果按照肤色分，有黑人、白人，还有黄种人等。为什么皮肤颜色会有不同呢？实际上是因为接受太阳照射的情况不一样。非洲一些国家离赤道近，太阳直射的时间相对长，所以晒黑了。欧洲人远离赤道，所以皮肤白。我们黄皮肤是介于他们之间，所以颜色偏黄，也可以说介于黑白之间。所以说自然界对人的影响，就像它对植物的影响一样，只不过被我们忽略了。也可以这样说，每个人都是一棵树，在海南生长的，那是椰子树，在东北长大就是松树、桦树，它们的品质是不一样的。所以当你从一个地方，旅游到另外一个地方，如果比较远的话，就会出现水土不服，这就像把海南的椰子树挪到北京，它肯定活不了。

安：橘生淮南则为橘，生于淮北则为枳。

白：人也是这样，受环境影响很大。我们现在把阴阳分开了，掌心这一侧是阴，手背这一侧是阳。现在又有三阴三阳，就是太阴、少阴、厥阴，阳明、太阳、少阳。阴阳本身性质不同，就像水和火。三阴三阳是从数量上对阴阳进一步区分，三阴当中太阴最多，其次是少阴，最少的是厥阴；三阳之中，阳最多的是阳明，其次为太阳，最少的是少阳。一般人不太熟悉"厥"这个字，古书里用得很多，主要有两个意思：第一，指症状，比如晕厥，还有手足厥冷，就是手脚凉，也叫手足不温，四肢厥冷；第二，指病机，就是气血的运动出现了异常，叫"厥逆"。我们知道气血在人体内的运行是上下内外有序的，这叫"顺"，如果气血应该向下行却向上行了，这叫"逆"，也叫"厥"，所以常常厥逆连在一起用。三阴三阳又组成三对，太阴和阳明是一对，少阴和太阳是一对，厥阴和少阳是一对。

安：我们大概对太阴、阳明这些词之间的相互关系有了一个了解，咱们讲到的是手太阴肺经。

白：跟它对应的是手阳明大肠经，也叫表里经脉，表就是比较表浅，里就是比较深。阳是表，阴是里，所以手阳明大肠经是表，手太阴肺经是里。这两条经脉之间也是相连的，手太阴肺经连着手阳明大肠经，所以它们的关系很密切。其他相表里的经脉也是如此。

安：请具体讲讲三阴三阳经脉在肢体上是怎么划分的。

白：两手掌心相对，虎口向上，手掌侧是阴，在上面也就是接近大拇指一侧的就是太阴，少阴是在下面，就是接近小指的部分，厥阴是在中间的部分。

安：厥阴的阴最少，却是在中间。

白： 三阴在上肢内侧不是按照阴的多少来排列的。三阳经脉在上肢外侧的排列与三阴经是相对的，就是阳明在上面，太阳在下面，少阳在中间。前面讲过，古人对手上经脉的描述，是以掌心向下的体位，就像四肢着地的爬行动物，这时候拇指桡侧为内侧，属阴；小指尺侧为外侧，属阳（注：当手背向上时，拇指侧为桡侧，小指侧为尺侧）。

安： 手三阴经都在上肢手掌一侧，手三阳经都在上肢手背一侧吧？

白： 这个问题很有意思。我们在区分手三阴三阳经脉的时候，不要把它们当成一个对等的关系，你看上肢皮肤的颜色，如果最近被太阳晒得比较多，你就会发现，颜色偏白的面积比较小，颜色较深的部分面积比较大。也就是说阳经的面积比阴经的面积要大。我们怎么样来区分三阳经的分布呢？把手放在桌子上，虎口向上，这个时候，食指和前臂的上骨（桡骨）上面，就是手阳明大肠经；小指和前臂的下骨（尺骨）下面，就是手太阳小肠经；手背侧两个骨头中间是手少阳三焦经。而手三阴经在前臂的分布，根据古书记载，很大一部分都位于前臂手掌侧两个骨头中间，就是尺骨和桡骨之间。

安： 三阴经的面积要小很多。

白： 我们前面讲手太阴肺经分内行线和外行线，手阳明大肠经也一样，但它有一个特点，就是外行线比较长，而阴经的内行线比较长，因为阴经主要走在里面，而阳经在外面走得多一点。我们先前讲过，手阳明大肠经还有一个名字，叫"齿脉"，说明这条经脉跟牙齿的关系比跟大肠还密切。这也是阴经和阳经的不同，前面讲了手太阴肺经属肺，它肯定和肺关系密切，但是到了手阳明大肠经就不是这样的，虽然从描述上也是手阳明大肠经属大肠，但它的重点是在外行线上，特别是牙齿。其他相表里的经脉也有这样的特点。

手太阴肺经（二）

· 过敏性哮喘的内外因

· 过敏性哮喘的自我调理

· 积羽可沉舟

· 扶正治感冒

· 风寒与风热感冒

· 急性肠胃炎的治疗

· 肺经外行线上的病症

主持人安杨（以下简称安）：前面我们讲了手太阴肺经的循行，接着该讲讲它的病候了。

白兴华（以下简称白）：根据文献记载，古人在描述完每条经脉的循行之后，都会有一组病候，大致可以把它们分成两类：根据经脉的内行线和外行线，发生在内行线上的病，因为都是在里面，所以叫"内脏病"或"脏腑病"；发生在外行线上的病，叫"外经病"或者"经脉病"。

根据《黄帝内经》的记载，手太阴肺经的病候排在第一位的是肺脏病，比如咳嗽、哮喘，还有少气不足以息，就是气短。手太阴肺经属肺，它的病候里面有许多肺脏病。从治疗角度讲，如果一个人有肺脏病，首先要考虑手太阴肺经。举例来说，常见的哮喘，许多都是过敏引起的，可能医生首先跟你讲，要远离过敏原，实际上花粉也好、粉尘也好，为什么别人不过敏，这说明你自身体质有问题，用中医的话讲就是正气的问题，治疗上就要调整肺气，把它恢复到正常的水平。

对于过敏性哮喘的病人，有一些简单的自我调理办法。在手太阴肺经从肘弯到手腕的部分，可以用按摩的办法，病人可以自己按摩。用右手的手掌特别是鱼际按摩左侧的肺经，左右交替按摩，因为鱼际也正好是手太阴肺经的穴位，主治咳喘，同时自我按摩还能使注意力集中，可以宁心安神。按摩的时候，不用分方向，就是上下按摩。如果说找不到手太阴肺经，按摩的部位也可以扩大一点儿，就是按摩整个手臂内侧的手三阴经，因为这三条经脉都连着胸，都可以治疗胸腔里脏器的病症。即使与病症没有关系的穴位，你搓它，按摩它，至少不会有坏处。不像吃药，这个药吃错了，会起不好的作用，但穴位不会。所以说按摩可以面积大一点，力度以能够忍受为宜，感觉到热或者皮肤发红就可以了。许多哮喘病人，刚开始进行按摩的时候，可能在肺经的一些地方感觉非常疼，比如在孔最穴的地方，说明这个地方不通畅了，按摩一段时间之后，随着病情改善，疼痛也会减轻。这是自我按摩，还有一种是刮痧，刮痧油用清水代替就可以，刮痧板也没必要用专业的，瓷碗的边、汤匙，都可以。

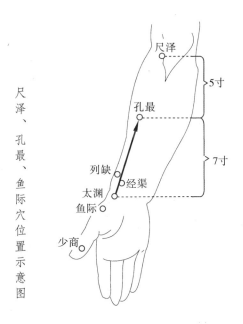

尺泽、孔最、鱼际穴位置示意图

尺泽

5寸

孔最

7寸

列缺
经渠
太渊
鱼际

少商

安：我小时候家里用碗、碟子。

白：只要边缘光滑，不损伤皮肤就可以。市售的刮痧板，天然牛角比较好，最好不用塑料的，牛角或木头梳子也可以，用梳子的背。沿着经脉刮的时候，皮肤颜色会变红或紫，实际上是皮下出血，就是皮肤下的小血管被刮后破损了，血液从血管里出来，瘀阻在皮肤下面，像沙子样的颗粒，所以叫作"痧"。刚开始刮的时候，皮肤可能很容易就变紫，慢慢地，即使用的力很大，刮的时间很长，也不容易出痧。这说明当肺脏出现问题的时候，与肺脏相关联的经脉容易损伤，随着病情的改善，经脉容易受伤的情况也会改善。

除了按摩和刮痧，还有一个简便的方法，就是用家里熨衣服的电熨斗，把电熨斗通电加热后断开电源，在皮肤上面垫上毛巾，把热的熨斗放在毛巾上面，温度以能够忍受为宜，不要太热，避免引起烫伤。这种方法在古代就有，叫"熨法"，方法是把布匹放在熬制的药液里浸泡，再晒干，反复数次，这样药液就浸泡到布匹上，使用的时候再将布匹加热，这样既有温热的作用，也有药物的作用。现在有电熨斗，温度也来得快，而且又很方便，唯一需要注意的是别烫伤，开始的时候比较热，要垫得厚点儿。

安：其实有一个热的东西就可以。

白：是这样的，比如热宝或暖水袋，都属于温热刺激，像艾灸一样。哮喘从病灶来说是在肺，这是症状的部位，是标；它的病根在前臂的手太阴肺经的部分，这是本。《黄帝内经》把咳嗽哮喘的病机归结为"臂厥"，就是由手太阴肺经在臂部的气机逆乱导致的。所以通过这样的治疗，能达到治本的作用，也就是说过敏性哮喘的病人，通过针灸或自我按摩是有可能治愈的。

安：过敏性哮喘是大家特别关注的问题。

白：哮喘发作的时候，喷点儿激素，气道的痉挛暂时可以得到缓解，针灸治疗既能缓解气管的痉挛，也能从根本上改善机体的过敏状态，也就是说既治标又治本。我有一个希腊的学生，50多岁，她是西医的呼吸科专家，应该讲她在这方面很权威了，但是她来找我学针灸。我问她为什么要学习，她讲了一个故事，说她的哥哥有哮喘，她就是呼吸科专家，给用过许多药，但都是暂时缓解，后来她哥哥也不知道是谁介绍的，就去找针灸医生，因为在希腊也有针灸医生，有许多人来中国学习，现在希腊本土也有中医专科学校，扎了几次他的哮喘再也不发作了。这对她震动很大，因为从她已知的理论和经验来说，哮喘是不能治愈的，只能说在发作的时候靠吸入药物暂时缓解症状，还有就是要远离过敏原。正是这一经历，促使她来学习针灸。

安：刚才讲到按摩、刮痧和热敷，扎针怎么治疗呢？

白：我介绍的这些方法，都是大家能自己操作的，如果从治疗角度来说，它们还是替代不了扎针，应该说针灸的效果更迅速。当然用按摩的方法，如果坚持得好，也有可能达到治愈。但是必须要持之以恒，不要以为三天两天就可以了，必须坚持，坚持做两三个月，才会有比较明显的效果。由于过敏性哮喘是免疫因素的问题，是一种变态反应，要想改变这样的身体状态，就需要一定的时间，需要一定量的积累，才能够从量变到质变。而且如果坚持长期这样做，不但可使哮喘发作的次数减少，同时整个肺的功能也增强了，可能很少感冒了。所以凡是这种由自己来做的方法，不论是刮痧还是按摩，必须要持之以恒，才能够从量变到质变。

有个成语叫"积羽沉舟"，出自《淮南子》。什么意思呢？往船上扔石头船肯定很快就会沉，一片羽毛很轻，扔在水里它会漂浮起来，但是如果把羽毛一片一片地放在船上，终究有一天船会沉没，这就是一个从量变到质变的过程。不管船多大，哪怕是航空母舰，羽毛持续往上放，它最后也会沉没。这跟西方沙漠民族的一个说法很相似，就是压垮骆驼后背的最后那根草，因为人们总是希望骆驼多驮一点儿，结果最后肯定有一根草，会压垮骆驼背的。我们自己做按摩的时候，如果坚持三五个月，以后只要有时间你的手可能很自然地就按摩到肺经的地方了。也就是说，这个时候你已经形成了一个习惯，所谓习惯成自然，它就会像吃饭一样，成了你生活当中的一部分。

安： 这样一个按摩方式，实际上是相对笼统的，它是只对哮喘有改善，还是对其他一些肺疾病也有帮助？

白： 针灸治疗作用的特点是整体调节。再举感冒的例子，实际上针灸治疗感冒的效果也很好，当我们把针扎到身上的时候，或者说做按摩的时候，能直接把引起感冒的病毒细菌杀死吗？答案应该是否定的。事实上，当说感冒是由病毒或者细菌引起的时候，我们只是看到了一面，却忽略了另一面，就是人体本身的抗病力量。《黄帝内经》说"正气存内，邪不可干"，就是说如果自身的抵抗力足够强大，就不会感冒，不要说因为天气变化，天气变化为什么有的人不感冒，有的人感冒。所以《黄帝内经》还说"邪之所凑，其气必虚"，也就是说一个人之所以感冒，一定是因为体内出现了问题，抵抗病邪的力量弱了。针灸的作用就是扶正，就是增强体内和病毒或细菌对抗的力量。很多病毒性疾病都有一个特点，即自限性，就是不治它也会好，比如说普通感冒，西方有一个说法，一个人感冒了，如果治疗7天会好，不治疗1周会好。就是治和不治是一样的，所以在西方，医生很少建议感冒病人静脉输液或者口服抗生素，因为很多感冒都是病毒引起的，抗生素没有效。现在有些地方抗生素滥用的问题很严重，其结果可能还不如不治疗，比如有的病人就是普通感冒，但输液可能会出现严重过敏，甚至危及生命。现在换一个角度来思考这个问题，能不能通过增强人体自身对抗病毒细菌的能力，而不是直接针对病毒细菌，通过扶正达到祛邪的目的。一个人感冒了，我们给他扎几针，拔拔罐，放点血，刮刮痧，感冒症状很快就改善了，说明体内的病毒或者细菌被消灭掉了。所以对于感冒的治疗，我们要转变一个观念，不要一感冒就想着吃药，中药也好，西药也好，我们要想一想，我们体内就有这样一种抗病力量。

安： 给我们介绍几个自己能操作的方法。

白： 从中医角度讲，感冒基本上划分为风寒和风热，就是说有的是发热，有的是怕冷，要辨证。所以如果感冒首先还是咨询专科医生，在专科医生的指导下进行治疗。具体来说，如果是风寒感冒，就是不发烧，怕冷，穿多少衣服都不暖和，不出汗。这种情况从病的性质来说是寒，要用温热的办法，热能散寒，比如用热水袋或者热宝，热敷前臂内侧手太阴肺经循行的地方。还可以弄一盆热水，水温稍微高一点，把整个前臂放到热水里面，这也是一种温热的刺激。如果是风热感冒，就稍微复杂一点，因为会发烧，如果体温39℃或更高，必须要去医院处理；如果温度在38.5℃以下，可以采用放血的方法。就在手太阴肺经的少商穴，也可以在耳朵尖或者耳垂。我治疗过的一个病人，说她的小外孙子每次发烧吃什么药都不好，结果到医院一采血，烧就降下来了，在耳朵或手指的地方采血，实际上就是起到放血的作用。刮痧所出的"痧"，实际上是皮下出血，只是血没出来，留在皮肤下，所以刮痧的本质也是放血。拔罐也是这样，拔罐后皮肤变红变紫，也是皮下出血，所以刮痧和拔罐是一个道理。当然如果找专业医生，在拔罐之前先用采血针点刺几下，然后再拔出点血来，就是拔罐和放血结合，退热效果会更好。

安：手太阴肺经不仅管肺，还有其他一些器官，也用这样的方法处理吗？

白：再举一个与肺有关的例子，刚才讲哮喘和感冒的问题，咳嗽也可以，比如说急、慢性支气管炎，也可以在手太阴肺经位于前臂的部分刮痧或拔罐，不需要找到具体的穴位，就在这条经脉上。对于慢性疾病来说，病人的自我主动治疗非常重要，因为针对这些疾病还缺少非常有效的方法，而且还有一个时间的问题，病人不可能经常去医院。

上面讲的都是肺疾病，还有胃病，比如急性肠胃炎，中医叫"霍乱"，主要表现为上吐下泻，比如吃了不干净东西或者受凉了，像这种情况，吐出来还好，把吃的不干净的东西吐出来，等于说洗胃了，如果不吐出来反而不好，当然也不能吐得太厉害。治疗急性肠胃炎，有一个好办法，就是在肘窝的地方，手太阴肺经有一个尺泽穴，可以用刮痧的方法，或者用手掌拍出痧来，对这种急性吐泻效果非常好。

安：刚才讲的这些都是内脏病。

白：现在来看看外经病，就是在手太阴肺经的外行线上，也就是从肩关节到大拇指尖端都有哪些病。首先是肩周炎，如果在肩的前面有压痛，上肢外展和背伸疼痛加重或活动受限制，就说明是在手太阴肺经上。局部可以用热敷、拔罐、刮痧，也可以在前臂手太阴肺经刮痧或者热敷。此外，在手太阴肺经这条线上出现任何问题，比如说烫伤，都可以用本经穴位治疗。

安：烫伤也能管用？

白：因为烫伤后机体会进行自我修复，针灸能够促进修复过程。再比如，被蚊子叮咬了，位置恰好在手太阴肺经上，有的人对蚊虫毒素很敏感，肿得很厉害，就可以在肿胀处周围或沿着手太阴肺经取穴。总之，凡是发生在这条经脉线上的问题，都可以用这条经脉上的穴位来治疗。

安：关键是搞清楚经脉的循行，然后就知道它的病候，比较复杂的情况还是找医生，一些简单的情况自己可以用简易的方法处理，比如热敷、按摩、刮痧。

白：所以说经脉的循行特别重要，掌握了这条线是怎么走的，就很自然地知道病变的经脉归属，自然也就知道该取哪些穴位了，用古人的话说叫"经脉所过，主治所及"。

手阳明大肠经（一）

- 合谷与虎口
- 臂与臑
- 交人中，左之右，右之左
- 扁鹊＝遍鹊
- 齿脉与齿病
- 以压痛点为腧
- 一寸是一份
- 骨度分寸法
- 鼻子的保健与治疗

图片来源：伦敦 Wellcome 图书馆

主持人安杨（以下简称安）： 今天我们开始聊一聊手阳明大肠经。

白兴华（以下简称白）： 连接手太阴肺经的是手阳明大肠经，描述这条经脉的循行，要弯曲肘臂，把前臂放在桌子上，虎口向上，它起于食指的桡侧端，向上走到手背第一、二掌骨之间，这个地方俗称"虎口"，就是老虎的嘴。古人为什么叫它虎口？

安： 肯定很重要。

白： 实际上人和动物的主要区别，在手上就表现在这个地方，我们的拇指能够外展，能抓东西，能够使用工具，可以说比老虎的嘴还厉害。所以说拇指的作用非常大，当然这个作用最终还是要靠大脑这个司令部来指挥，也就是说是大脑在支配控制着手的运动。虎口是通俗的叫法，这个地方有一个很有名的穴位，就是合谷。"合"是会合的意思，"谷"是山谷，两山之间。我们看《道德经》就会发现，老子非常崇尚山谷，他说"上德若谷"，就是说一个人最佳的品行德性，应该像山谷一样包容，虚怀若谷。

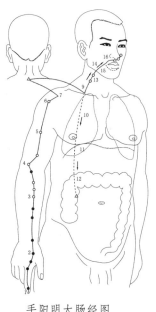

手阳明大肠经图

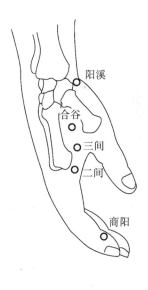

合谷穴位置示意图

《灵枢·经脉》：大肠手阳明之脉，起于大指次指之端，循指上廉，出合谷两骨之间，上入两筋之中，循臂上廉，入肘外廉，上臑外前廉，上肩，出髃骨之前廉，上出于柱骨之会上，下入缺盆络肺，下膈，属大肠。其支者，从缺盆上颈贯颊，入下齿中，还出挟口，交人中，左之右，右之

左，上挟鼻孔。是动则病，齿痛，颈肿。是主津所生病者，目黄，口干，
鼽，衄，喉痹，肩前臑痛，大指次指痛不用。气有余则当脉所过者热肿，
虚则寒栗不复。

为什么古人把这个地方叫合谷呢？第一掌骨和第二掌骨，就是两座山，当我
们的拇指和食指分开的时候，是一个凹陷，就是山谷。从这个名字可以看到：第
一，古人是把我们人体和自然做了一个对照，就是在人身上也有山脉，也有山谷；
第二，合谷这个名字非常大气，非常有含金量，有传统文化在里面。古人给穴位
起名字的时候，都不是随随便便的，唐代医家孙思邈说"凡诸孔穴，名不徒设，
皆有深意"，就是每个穴位的名字都蕴含着一定的意义。合谷就是一个很好的例
子，当我们讲合谷的时候，一定要想到老子讲的上德若谷。还应该说明一点，两
个掌骨之间的范围都叫合谷。

安：不是一个点。

白：对，手背的第一、二掌骨之间就是合谷，在合谷这个地方，有个合谷穴。
如果大家想找这个穴位，你就在这两个掌骨之间，找一找压痛点，就是按压一下，
看看哪儿疼就可以，它的作用非常强大。

手阳明大肠经从合谷这个地方继续向上，走在前臂桡骨的上缘，然后到肘关
节，再往上沿着上臂的外侧前缘到肩关节。我们现在把从腕关节到肘关节的部分
叫"前臂"，古人就称作"臂"，比如在马王堆古医书《足臂十一脉灸经》里，手
阳明大肠经叫"臂阳明脉"。从肘关节到肩关节这个地方，现在叫"上臂"，古人
叫"臑"（音 nào），这个字现在很少用，它的本来意思是指动物的前肢。

安：还是把我们当爬行动物来看。

白：古人把上臂和前臂连在一起，就叫"臑臂"。再往上走就到肩上了，从锁
骨上窝进入胸腔。锁骨上窝就是锁骨上方的凹陷，古人叫"缺盆"，就是破损的盆
子。锁骨是直的，上面是一个略呈半圆形的凹陷，就好像盆子破了一块儿。在缺
盆的地方有个穴位，是足阳明胃经的，叫"缺盆穴"。司马迁的《史记》中有一
句话，叫"陶者用缺盆"，就是制作陶器的人，他们使用破盆子。缺盆很重要，因
为很多经脉都从这个地方进出胸腹腔，比如说手阳明大肠经走到缺盆，就进入胸
腔了。

安：内行线就从这儿开始了。

白：它在胸腔里络肺，然后向下穿过膈肌，进入腹腔，属大肠，因为手阳明
大肠经是阳经，阳经和腑相连属。手阳明大肠经有一个分支，从缺盆分出来，向
上沿着颈部的两侧，穿过面颊，进入下齿，然后环绕口角，左右两侧的经脉在人
中沟相交，并且左侧经脉走到右侧鼻翼旁，右侧经脉走到左侧鼻翼旁，左右是交

叉的。理论上讲，同一条经脉在左侧和右侧的循行是一样的，是对称的，只有手阳明大肠经例外，左右两侧的经脉在人中沟，具体来说就是在督脉的水沟穴交叉，"左之右，右之左"，就是左面的走到右面，右面的走到左面。

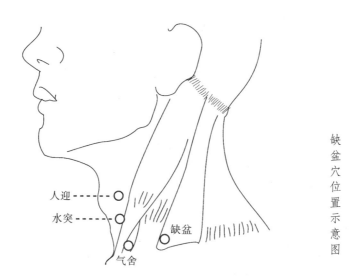

人迎
水突
缺盆
气舍

缺盆穴位置示意图

安： 在这条路线上有哪些病或者健康问题，通过这条线的治疗可以去缓解呢？

白： 讲大肠经的病候，如果把它和手太阴肺经做一个比较，就会发现它们很不一样。手太阴肺经的病症以咳嗽、哮喘等肺脏病为主，按照这个逻辑，手阳明大肠经应该以大肠的病为主，比如便秘、腹泻，但是根据古书记载，原文说"齿痛，颈肿"，这里没有一个大肠的病。它的第一个病是齿痛，这说明什么问题呢？阳经和阴经不一样，阴经的重点在内脏，手太阴肺经的重点是肺病，但是手阳明大肠经的病候里基本上没有大肠的病，它的重点是牙齿。

安： 古人是怎样认识到手阳明大肠经和牙齿有关的？

白： 在长沙马王堆出土的医书中，有一本《阴阳十一脉灸经》，里面就把手阳明大肠经叫"齿脉"。而且在我们现在能够看到的最早针灸案例中，古人也通过艾灸这条经脉治疗牙痛。《史记》里有一篇"扁鹊仓公列传"，专门为两个医生写了传记，一个是扁鹊，"扁"我读"biàn"，你读什么？

安： 我得查一查。

白： 实际上这个字的读音有问题，有的时候我不好意思读，因为怕别人认为我读错了，咱们一般读"biǎn"。鹊也叫喜鹊，是一种吉祥鸟，从《诗经》开始就有这个传统。关于扁鹊名字的由来，《史记》里面有详细记载，实际上它是一个人的外号，不是真名。

安：不是有个姓"扁"的人。

白：这个人的真名叫秦越人，姓秦名越人，司马迁说他是渤海郡鄚人，就是现在的河北任丘，那里现在还有一个扁鹊庙。扁鹊是秦越人在赵国行医的时候，赵国人给他取的外号。大家知道，外号一般都有特殊意义，如果把"扁"读作三声，是扁平的意思，"扁鹊"就是扁平的喜鹊，没有意义；如果读作四声，发音和意思通"遍"，遍鹊就是到处飞舞的喜鹊。秦越人带领他的弟子们游走四方，随俗为变，为百姓解决疾苦，赵国人就联想起到处飞舞传递吉祥的喜鹊，所以叫他"扁鹊"。古代的"扁"通"遍"，还有一个例子，荀子是赵国人，他的书里面有句话叫"扁善之度"，古代文字学家解释说，"扁"通"遍"，"扁善"就是无所往而不善，和扁鹊一样，都有积极的一面。还有一个医生，他的真名叫淳于意，因为管过粮库，当过太仓令的官，所以又叫仓公。据司马迁讲，仓公是山东淄博人，医术很好，可能比较高傲，得罪了权贵，被陷害判以肉刑，她的小女儿缇萦跟随他到长安，还写了一纸诉状，被汉文帝看到了，非常感动，因此废除了肉刑。后来皇帝就下诏，问仓公都治过什么人，都是什么病，治疗过程及效果如何，都要一一回答。仓公就讲了25个病例，这些《史记》里面有记录，其中一个就是牙痛，仓公的治疗方法是"灸左大阳明脉"，这里没有说是足阳明还是手阳明，但很有可能是手阳明，因为手阳明大肠经叫"齿脉"，在病候里面有牙痛，足阳明胃经的病候里没有牙痛。

从经脉循行上看，与牙齿关联最密切的经脉就是手阳明大肠经，所以不管什么样的牙齿病，都可以用手阳明大肠经的穴位来治疗。比如神经性的牙痛，俗称

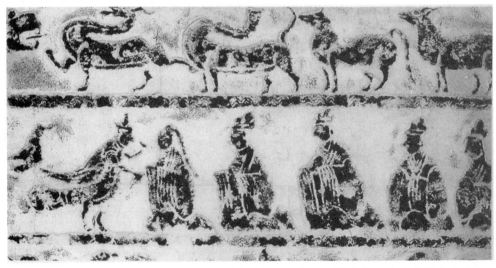

山东省微山县两城山东汉墓出土画像石《扁鹊行医图》（图片来源：北京中医药大学中医药博物馆馆藏拓片复印件，原石保存在山东曲阜孔庙）

上火了，口腔科检查也看不出来毛病。还有龋齿、牙周炎、牙齿过敏（不能吃酸的凉的东西）。此外，在拔牙的时候，比如说拔智齿的时候扎针，可以减轻拔牙时候的疼痛，缩短炎症愈合的时间。

安： 手阳明大肠经又叫"齿脉"，就是说这条经脉上的穴位可以用来治疗牙齿的病？

白： 晋代皇甫谧写了一本《针灸甲乙经》，这本书很重要。他在讲穴位主治的时候，提及手阳明大肠经的很多穴位都可以治疗牙痛，也就是说不是只有合谷能治疗牙痛，还有很多选择，比如手阳明大肠经从手指开始到肘弯，一共有 11 个穴，其中很多都能治疗牙痛。大家可能找不到这些穴位，有一个办法，就是沿着这条经从下往上按压，看看什么地方疼。用这个方法找到最疼的地方，有两种可能：一种可能是这个地方在古书上就是一个穴，比如说在腕横纹上 3 寸处，有一个偏历穴；还有一种可能，在古书上没记载这个地方有穴位。无论哪种情况，都可以以最疼的地方作为刺激点，因为针灸治疗有一个原则叫"以痛为腧"，这不是说以疼痛的部位作为腧穴，不是牙痛就在下颌的地方扎针，而是以压痛点为腧，就是把压痛的部位作为治疗点。

咱们再简单讲讲刚才提到的 3 寸的问题，寸是一个长度单位，但在这里它不是一个固定的长度，可以把它理解成等份的份，1 寸就是 1 份。

安： 这里的"寸"不是我们用尺子量的寸，我们每个人都有自己的寸，每个人根据自己的身高、体量大小有自己的尺寸。寸该怎样量，怎样看呢？这对我们找准穴位非常重要。

白： 比如说在手腕的地方，弯曲手腕的时候有一个横纹叫"腕横纹"，曲肘的时候肘窝也有一个横纹叫"肘横纹"，从肘横纹到腕横纹的长度划分成 12 份，每份就是 1 寸。每个人前臂的长度都不一样，但都是 12 寸，每份都是 1 寸，这样每个人 1 寸的长短就不一样了。

安： 这个更科学。

白： 所以对于中医，你理解得越深，就会越感叹古人的智慧。因为人的高矮、胖瘦、年龄都不一样，怎样来解决这个问题呢？古人用了一个办法，叫"骨度"，就是度量骨的长度，把人体不同部位骨的长度分成不同的等份。再举一个例子，上臂自然下垂，腋窝前面有一个皱褶，皱褶的上端是腋前纹头，从肘横纹到腋前纹头的距离是 9 寸。这里的 1/9，不等于前面讲的 1/12，因为每个地方 1 份的长度都是不一样的。骨度法很好地解决了穴位的定位问题，即不同人的同一个部位和同一个人的不同部位的穴位该怎样定位。比如说一个身材矮小和身材很高大的人相比，从肘横纹到腕横纹都是 12 寸，但每个人 1 寸的长度肯定是不一样的。还有一种定位方法，就是将食指、中指、无名指和小指并拢之后，以中指的第一指间横纹，也就是靠近手掌的指间横纹为基准，这 4 个手指的宽度就是 3 寸，也叫一夫。当然这个 3 寸是有问题的，比如从肘横纹到腕横纹是 12 寸，12 寸分 4 份，每一份就是 3 寸，但是这个 3 寸不一定等于手指的那个 3 寸，所以一般原则是能用骨度就用骨度，尽量不用手指量。而且用手指量的时候，一定要用病人自己的手指，这叫手指同身寸。

安： 用自己的手指量，自己的 4 个手指是 3 寸，前臂是 12 寸，但并不等于说前臂的 3 寸等于 4 个手指的长度。

白： 有的时候等于，有的时候不等于。有的人可能等于，是正好的；有的人不等于，像姚明就肯定不行，因为他的前臂很长，不成比例，所以还是要以骨度为准。

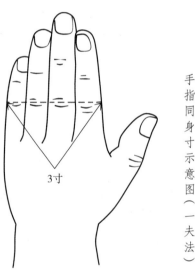

3寸

手指同身寸示意图（一夫法）

安： 这是关于穴位定位，咱们讲讲牙痛的治疗吧。

白： 如果大家遇到牙痛的情况，首先要想到手阳明大肠经，至于这条经上具体是哪个穴位，你可以在上面找压痛点，如果找不到压痛点，也可以用刮痧的办法，在这条经上，从肘窝的地方一直到手腕刮痧。

安： 来回刮？

白： 可以。我也听到有一些人讲，比如说顺着经脉走向刮是补，逆着经脉刮是泻。这是没有必要的，刮痧的目的是出痧，和往哪个方向刮没有关系。

安： 除了牙齿，手阳明大肠经还跟哪些疾病相关呢？

白： 第二个比较重要的是鼻子的病，手阳明大肠经最后到鼻翼两侧，所以鼻子出问题，也要考虑手阳明大肠经。大家可能听过相声"五官争功"，就是争论哪个器官更重要，实际上每个器官都重要，谁也离不开谁。就鼻子来说，它是人的呼吸系统和外界接触的最前沿，现在鼻子的病很多，比如很小的孩子就有鼻炎，甚至鼻息肉。鼻子的病之所以这么多，一方面是环境的因素，比如空气污染；另一方面是我们体质的改变，体质变弱了。鼻子的病，无论是慢性鼻炎还是过敏性鼻炎，或者是鼻息肉，都要考虑用手阳明大肠经的穴位来治疗。

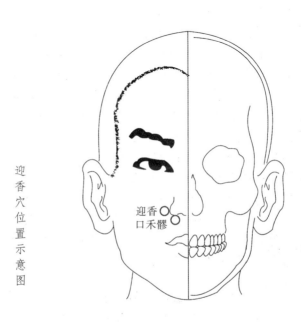

迎香穴位置示意图

　　关于鼻子的病，有一个非常简单有效的办法，就是直接按摩鼻子。从鼻子下端的鼻翼到鼻根，在两侧用食指和中指，从上往下按摩，次数多多益善。按摩的时候最好计数，比如36、72或者100下。第一，你能够知道按了多少次；第二，能使你注意力集中，就像睡不着觉要数数，有宁心安神的作用。我经常遇到鼻炎患者到医院来扎针，应该讲这个病扎三五次是不行的，我就建议病人做按摩，如果能够长期坚持，对鼻腔、鼻黏膜供血的改善非常有好处，并且是可以治大病的。我曾经遇到过一个病人，这位老先生70多岁。他找我的时候，不是治鼻子的病，是治疗畏寒肢冷，他遇到点风就感冒，这是阳虚，我建议他按摩脚底的涌泉穴。这位老先生跟我讲，说他从年轻的时候，就有鼻息肉。大家知道鼻息肉不好办，只能手术，手术后过三四年又长出来。他前面已经做了4次手术，后来有一个医生告诉他按摩鼻子，这位老先生非常有毅力，非常听话，当时那个医生告诉他每天按摩鼻子100次，他觉得100次不够，就按摩1000次。实际上你数一数，按1000次，时间也不用很长。刚开始按摩的时候，因为这个地方的皮肤从来没有被这样摩擦过，所以很快就破损了，等结痂以后又继续按摩。他就这样坚持做按摩，结果自从按摩以后，鼻息肉再也没有长出来。按摩都能把鼻息肉解决了，慢性鼻炎、过敏性鼻炎就不算什么了。所以说什么样的病人好治呢？就是听医生话的、遵医嘱的，当然也得找到好医生，之后医生告诉他怎么做，他就怎么做。像过敏性鼻炎、慢性鼻炎，我建议最好的办法就是按摩，当然要持之以恒。

关于鼻子的保护，还有一个非常有效的方法，就是洗鼻腔。

安：以前我是不洗的，现在我也是受益者之一。

白：鼻子里面是很脏的。鼻子首先是一个吸尘器，空气里的灰尘，经过鼻腔的绒毛被净化了；它还是一个加湿器，把干燥的空气加湿；还是一个加热器，寒冷的空气经过鼻腔加温，再吸入肺里。所以我们要好好保护它，要使它保持清洁，就像空调的过滤网要定期清洗一样。用什么办法呢？在洗脸的时候，先用洗面奶按摩鼻子，然后用手捧点儿水，吸一点儿水到鼻腔里，再把水擤出来，反复几次，这样就可以清洁鼻腔。从外面回来以后也可以清洁一下，尤其是北方的冬天十分干燥，湿度大概只有百分之二三十，实际上对人体比较合适的湿度应该是50%～60%。在家里最好有一个湿度计，如果看到湿度低于正常值了，就一定要用加湿器加湿。有人说在地上洒一点水，这个根本不解决问题，保持湿度在百分之六七十，这样才行。如果鼻子有问题，鼻炎也好，鼻息肉也好，长期清洗鼻腔会有一定的治疗作用；如果鼻子没有问题，坚持清洗还可以起到预防作用，以后不容易感冒，因为这是整个呼吸道的最前沿。

安：的确，不管中医还是西医在鼻部的保健中，都有洗鼻子这一点。我碰到很多医生都非常强调这个，无论是耳鼻喉科医生还是中医的医生，都说效果特别好。手阳明大肠经的循行路径有一部分在面部，除了牙齿之外，还有鼻子，以及其他面部的疾病，这些都是手阳明大肠经可以关联到的。

手阳明大肠经（二）

· 鼻子的保健与治疗（续）
· 两种面瘫
· 周围性面瘫的病因与治疗
· 三叉神经痛的分类与治疗
· 肩周炎的病因与治疗
· 问诊的重要性
· 甲状腺疾病的治疗

主持人安杨（以下简称安）：手阳明大肠经听起来是以大肠的疾病为主的，但实际上它跟大肠的关系没有那么密切，反而面部的一些疾病与它的关系非常密切，首先就是牙齿，所以手阳明大肠经最早的时候叫"齿脉"，也就是说在这条线上特别是在虎口这部分做一些治疗的话，对于牙齿的疾病很有帮助。除牙齿之外，我们还讲了鼻部的保健，讲了按摩的方法，有很多朋友已经用到了。还有清洗鼻腔，真是特别的好，我自己的感触就非常深。我儿子小的时候有一段时间特别容易感冒，在秋冬季节的热性感冒，会出现小鼻涕虫那样的现象，他自己也很不舒服。之后我帮他洗鼻子，没有用特殊的洗鼻器，就是用水龙头的凉水，连续洗了10天左右，整个鼻子里特别陈旧的脏东西洗出来以后，一个冬天都特别好，现在他已经学会这招了。

白兴华（以下简称白）：你说用凉水，这一点很重要。人要适应气候的变化，所以冬天最好用凉水洗脸。凉水洗脸还有一个好处，就是能够提高抵抗力。我曾经有一个拉脱维亚的学生，二十几岁，以前的体质非常差，经常感冒、怕冷，按中医讲是阳虚。一个当地的药剂师跟她讲了一个办法，用冰箱冻成大概一立方厘米的冰块擦脸擦鼻子，这个女孩真的用了。她说刚开始很疼，因为冰块刺激得很难受。她坚持用了两年，体质就完全变了，冬天的风吹到她脸上就像春风拂面一样，也基本上不感冒了。

安：适应力强了。

白：中医说寒头暖足，就是在冬天的时候脸要凉，洗脸用凉水，本身会有刺激性，因为鼻黏膜血管很丰富，你用凉水洗，就是给它一个刺激，锻炼它的收缩能力，这样可以增强它的功能。

安：冬天的时候，很多朋友会有过敏性鼻炎、慢性鼻炎，会有流鼻涕的现象。其实冬天也是保健鼻子很好的一个时间，我们应该让鼻子适应寒冷的气候。按摩鼻子的方法和洗鼻子的方法，大家都可以试一试。面部的其他疾病，比如说面瘫、三叉神经痛，我们都会想到找针灸大夫扎一扎，这是不是跟手阳明大肠经有关系？

白：面部有两个主要的疾病，其中一个是面瘫，分为两种：一种是中枢性的，就是脑袋里面出问题了；还有一种是周围性的，是面神经受到寒冷刺激产生了炎症，所以也叫周围性面神经炎。区分这两种面瘫，对于非专业人员来说，有一个简单的方法：如果嘴歪的同时额纹也没有了，就是眼皮抬不上去了，这是周围性的；如果只是嘴脸部歪斜，额纹是正常的，并没有受到影响，就是颅内的问题，比如脑梗死或者颅内肿瘤。得面瘫的人一般都很着急，因为这个病在脸上，影响美观，还有就是担心脑袋里面病了，实际上临床所见，很多面瘫都是周围性的。关于周围性面瘫，首先大家应该知道这个病是怎么得的。概括来说，它的发病包括内因和外因。内因一定是出汗了，比如运动后出汗，或者是屋里很热导致出汗，还有睡觉以后毛孔开了出汗；外因就是一定要有外面的风吹。这个病最容易发生在晚上，窗户没关严，有穿堂风，这是最忌讳的。晚上睡着以后，毛孔开了，身体就像没有把门的似的，身体就虚了，第二天早上起来刷牙的时候发现从嘴里往外漏水了。中医有一个词叫"卒口僻"，就是得病很突然。还有一个是发生在交通工具上，比如坐汽车。

安：睡着了。

白：车窗没关严，风一吹，就容易受风。我遇到过一个面瘫病人，50多岁，我问她怎么得的，她说是因为生气。她健身完之后坐公交车，和旁边一个人闹了点别扭，之后她的脸一直冲着窗外，坐了一个多小时，回家嘴巴就歪了。再比如有的病人本来在屋里，他想要抽烟，就到阳台上去抽，结果嘴歪了。当然对于周围性面瘫，也有基因或者遗传因素，那么多人又出汗又受风，也不是所有的人都面瘫。我就遇到过一个病例，一家好几个人都得面瘫，还有一个倾向就是得了一次面瘫以后还容易再得，甚至得四五次，左面也得，右面也得。并不是说这个病会复发，而是说又受风了。面部的肌肉是靠面神经来支配的，面神经发炎以后就不能指挥肌肉了。大家可能说如果是面神经炎那就消炎呗，但实际上这种炎症是非特异性炎症，也就是说找不到具体的细菌、病毒。

　　这个病在《黄帝内经》里就有，治疗上单纯用针灸就可以，主要依据循经取穴，合谷就是一个主要的穴位，在古人总结的《四总穴歌》中说"面口合谷收"，就是脸和嘴的疾病要取合谷。在面部有一个和面瘫相反的疾病，叫面肌痉挛，就是面部肌肉不自主地抽动，这个病比较难治，有的人脸跳十几年。一般常见的是眼皮跳，也就是眼睑痉挛，逐渐扩展到一侧的面部。面瘫和痉挛，在性质上是相反的，但是从针灸来说，都可以取同样的穴位，这也是针灸治疗的特点，叫双向良性调节作用。

　　安：面部还有三叉神经痛，这个病针灸有没有办法呢？
　　白：三叉神经痛也被称为"天下第一痛"，非常疼，有些病人形容像刀割一样。这个病分为原发和继发两种，原发是指查找不出原因，也叫神经性的；继发是指继发于某种疾病，比如因为肿瘤压迫三叉神经。从治疗说，针灸对原发性的效果非常好，继发性的还是要治疗原发病，同时用针灸辅助治疗。

　　安：止痛效果好。
　　白：我们讲针灸止痛作用的时候，其实也犯了一个错误，因为它并不是单纯的止痛，而是整体的调整，是针对三叉神经痛的原因，比如疼痛是由炎症引起的，针灸以后能起到消炎的作用，当然针灸消炎和药物消炎的作用是不一样的，它是通过增强人体本身的自愈能力达到消炎作用。大家知道服用止痛药治疗三叉神经痛，只是暂时抑制疼痛，让你感受不到疼痛。药物的副作用很大，长期服药还会产生耐药性，而针灸治疗的远期效果很好，即使再次发作，疼痛程度也会有所减轻，因此可以作为首选疗法。

　　安：像这样的病，开始发病就应该针灸治疗，而经常有人是等一两个月不好，才去扎针吧？
　　白：是这样的，现在的病人除少数是熟人推荐首次发病就来看针灸，大多数都是先看西医，再看中医吃中药，最后找到针灸科，就是试试看，我就遇到过这样的病人，三叉神经痛十几年了才来扎针。实际上从临床的角度来说，有一些病针灸可以作为首选，比如说周围性面瘫、原发性三叉神经痛，可以第一时间就找针灸医生，越早干预效果越好。当然，也不是说三叉神经痛得了10年，就需要针灸很长时间，也可能三五次就能够明显改善。

　　安：刚才讲的主要是面部的一些疾病，还有哪些病和手阳明大肠经相关呢？
　　白：手阳明大肠经经过颈部，这个地方有甲状腺，比如甲状腺结节、甲状腺肿大，《黄帝内经》里叫"颈肿"，可以用大肠经的穴位治疗。再往下是肩部，肩周炎很常见，也叫"五十肩""肩凝症"，主要病因是劳损，因为肩关节经常要用，经常负重，只要是上肢活动，肩关节就要受力，所以到了一定年龄后，肩关节就会劳损。再有现在夏天空调很普及，如果吹到肩部，也会导致肩关节的疼痛。肩周炎主要表现为疼痛、运动受限，《黄帝内经》里有"肩不举"，就是上肢不能向上举。有的人肩周炎疼得特别厉害，到了晚上更严重，我遇到一个病人，50多岁，她说生孩子都没哭，肩周炎竟然疼哭了。治疗上可以采用局部热敷的方法，温经通络止痛，通则不痛。热敷的材料也多，暖宝宝、寒痛乐、热水袋都可以。也可以用盐熨，粗盐一两斤就可以，用锅炒热或者微波炉加热后装入口袋里，开始的时候因为比较热，可以垫个毛巾，以感觉热度能够忍受为宜。针灸治疗肩周炎效果很好，可以用局部的穴位，再配合循经取穴，比如合谷、曲池。再往下是肘关节，常见的一个病是网球肘，主要是旋转手臂导致的，比如打网球时的动作最容易导致这部分肌肉损伤，还有厨师和泥瓦匠也容易得此病。

安：织毛衣和抱孩子损伤的也是这个吗？

白：也有关系。现在流行的十字绣，长时间重复一定的动作，会损伤手腕、胳膊还有颈椎。虽然通过针灸治疗可以改善这些病症，但如果继续重复原来的动作，很容易复发。上肢还有一个病，就是中风的半身不遂，有两种情况：一种是痉挛性的，就是手握着张不开；还有一种是弛缓性的，是手张开以后不能握。从中医角度讲，弛缓性的半身不遂属于痿证，针灸治疗效果比较好，以大肠经的穴位为主，比如合谷、曲池、肩髃。最后是手指的病症，现在普遍用电脑，拇指和食指用得比较多，有一种病叫"鼠标手"，就是长期使用手指敲击鼠标键盘导致的劳损。像这种劳损引起的病症，我们一定要告诉病人，他的病是怎么得的，不能仅仅依赖于医生的治疗。医生给他做治疗，扎针也好，按摩也好，会对病症有所改善，但如果病人自己不知晓发病原因，回去还继续错误的做法，则还会复发。所以作为临床医生要多跟病人说一句话，针对病因给予一定的指导，这也是治疗很重要的内容。我遇到过一个落枕病人，找到我的时候已经落枕5次了，这个病有一种原因就是喜欢高的枕头，我问她是否有这个习惯，她说以前喜欢，到第5次的时候才把枕头调低了。像这种情况，如果在她第1次落枕的时候，主治医生能够仔细询问病因，建议她改变枕头的高度，或许就不会有后来的落枕了。也就是说，医生不仅要帮助病人解决当下的症状，还要分析病因，给予病人合理的建议，防止疾病复发。

安：刚才讲的这些从肩周炎开始往下，大部分是劳损。前面讲到甲状腺，这个病用针灸治疗的效果怎么样？甲状腺也有好多病，有甲亢（甲状腺功能亢进）、甲减（甲状腺功能减退）等的问题，也有甲状腺肿，针灸对哪类的效果好一点？

白：甲状腺属于内分泌系统，内分泌的病症像糖尿病、甲状腺结节、甲状腺功能的改变，如果和疼痛类疾病相比，效果相对来说要差一点。我也遇到一些病人，他们来扎针的时候不是专门治疗甲状腺结节的，但是经过一段时间治疗，结节没有了。因为内分泌不是一个局部的问题，而是整体的问题，所以对于这类疾病，可以用针灸整体调理。

安：手阳明大肠经上的疾病，还有要补充的吗？

白：通过前面介绍的两条经脉，就会发现每条经脉都有独特的联系、独特的病候。手太阴肺经重点是在肺，手阳明大肠经重点是在牙齿、鼻子和面部，到现在为止我们也没有提到它能治疗大肠的病，比如便秘、腹痛，这些病能不能用手阳明大肠经治疗呢？临床报道有一些穴位也可以，比如急性腹泻，可以用手阳明大肠经的商阳穴。治疗大肠病的时候，一般首先要考虑足阳明胃经，因为它和大肠的关系更加密切。

足阳明胃经（一）

- 面部的阳明经
- 扎针要避开大血管
- 服用抗凝血药物的注意事项
- 再谈经脉与脏腑

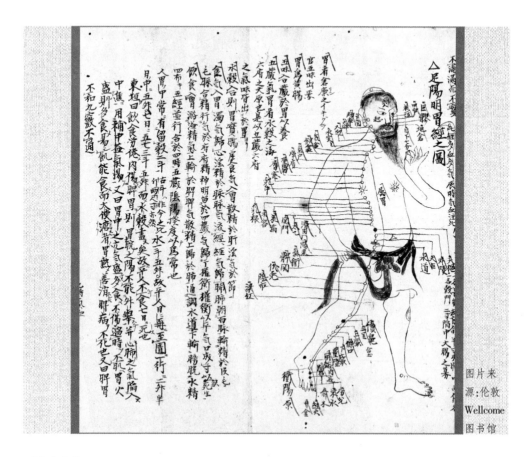

图片来源：伦敦 Wellcome 图书馆

主持人安杨（以下简称安）：今天，好像该足阳明胃经登场了。

白兴华（以下简称白）：手阳明大肠经接下来连着足阳明胃经，它们是手足同名的阳经，都是阳明，只是一个在手上，一个在脚上。足三阳经在十二经脉中的地位比较特殊，因为它们的路线都比较长，从头一直走到脚，穴位也多，足阳明胃经45个穴位，足少阳胆经44个穴位，足太阳膀胱经67个穴位。讲脏腑的时候，心肯定很重要，如果把人体比喻成一个小社会，心是君主之官，也就是皇帝；但手少阴心经却很短，只有9个穴位。胃是六腑之一，虽然它的主要作用只是受纳，就是吃的东西喝的东西由它暂时先装着，像一个皮囊饭袋一样，但是足阳明胃经从头走到脚，联系的器官组织却很多，病候也很多。

安：我们先讲循行吧，一般足上的经脉从哪儿开始？

白：足上的经脉要分阴阳，阴经和阳经的起始部位是不一样的，足三阳经都是从头走足。足三阴经从足开始，走到腹，走到胸，有的到头，是相反的反向。气血在经脉中流动的方向，手太阴肺经从胸走手，接着是手阳明大肠经从手走头，足阳明胃经从头走足，下一条经应该从足走头。气血在经脉中流动的方向不一样，古人称作"逆顺"，顺是正向的，逆是相反方向的。也就是说气血的流动不都是一个方向，有逆有顺才能循环起来。我们讲足阳明胃经还得讲手阳明大肠经，因为手阳明大肠经最后终止在鼻旁，就是鼻子最下端软骨的两旁，这个地方叫鼻唇沟，到这儿就停止了，而足阳明胃经正好是从这里开始。十二经脉就这样一条经连着一条经，才形成一个环。足阳明胃经在头面的分布比较复杂一些，它起始于鼻唇沟，向上走到鼻根，然后又从鼻根向下走，进入上齿中。前面讲过手阳明大肠经入下齿中，根据古代医书的记载，只有这两条经脉与牙齿直接相连。接着又从上牙齿出来，环绕口唇，下交承浆，然后又向上沿着下颌骨走到耳朵前面，最后达到额角。足阳明胃经在头面部连接的几个部位，主要是鼻子、上牙齿、口唇和面部的肌肉。

我们在咀嚼或咬牙的时候会感觉到面颊有一块肌肉，这叫咬肌，在咬肌前面能摸到动脉跳动，这是面动脉，中医叫大迎脉，这个地方的穴位叫大迎穴。足阳明胃经的主干就是从大迎穴向下，走在脖子前面气管和胸锁乳突肌之间，这个地方有一个很重要的动脉，叫颈总动脉，是负责大脑供血的。足阳明胃经就走在颈总动脉上，而且在动脉上有一个人迎穴，位置在喉结和胸锁乳突肌之间。扎针的时候，凡是在体表能够触摸到的动脉都要避开，因为动脉内的压力比较大，针拔出来以后，血液会从里面出来导致皮下血肿。另外血管壁神经比较丰富，扎到血管会比较疼，所以要避开动脉，尤其是大的动脉。

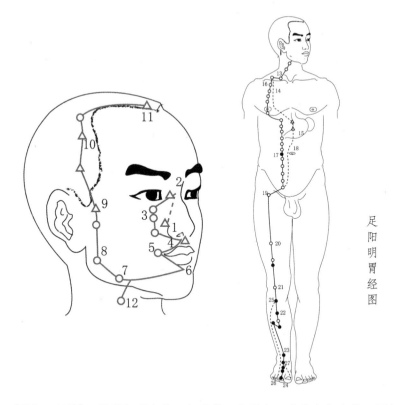

足阳明胃经图

《灵枢·经脉》：胃足阳明之脉，起于鼻，交頞中，旁约太阳之脉，下循鼻外，入上齿中，还出挟口，环唇，下交承浆，却循颐后下廉，出大迎，循颊车，上耳前，过客主人，循发际，至额颅。其支者，从大迎前，下人迎，循喉咙，入缺盆，下膈，属胃，络脾。其直者，从缺盆下乳内廉，下挟脐，入气街中。其支者，起于胃口，下循腹里，下至气街中而合。——以下髀关，抵伏兔，下膝髌中，下循胫外廉，下足跗，入中指内间。其支者，下膝三寸而别，下入中指外间。其支者，别跗上，入大指间，出其端。是动则病，洒洒振寒，善伸，数欠，颜黑。病至则恶人与火，闻木声则惕然而惊，心欲动，独闭户塞牖而处；甚则欲上高而歌，弃衣而走，贲响，腹胀。是为骭厥。是主血所生病者，狂，疟，温淫，汗出，鼽，衄，口㖞，唇胗，颈肿，喉痹，大腹，水肿，膝膑肿痛；循膺、乳、气街、股、伏兔、骭外廉、足跗上皆痛，中指不用。气盛，则身以前皆热，其有余于胃，则消谷善饥，溺色黄；气不足，则身以前皆寒栗，胃中寒则胀满。

安：我们通常会认为扎针是比较安全的非药物疗法，但是也要考虑医疗安全，这个世界上没有任何一种治疗是绝对安全、没有一点风险的，针灸也不例外。扎针不要扎到动脉上，特别是重要的动脉上，这种提醒很重要，这就叫与时俱进，既要考虑医疗的有效性，也要考虑它的安全性，这是我们要特别注意的。

白：提到针灸要与时俱进，有一个很好的例子。有些病人口服阿司匹林或者抗凝血药物，如果长时间服用，就可能出现出血以后不容易止血的现象。在扎针前要问一问病人，是不是吃了这些药，因为对于一个正常人来说即使扎到血管上了，一般也没有什么问题，因为凝血机制比较好，很快就止住了。但是对于这类人可能就有问题，我有一个同事就遇到这样的情况，在给病人治疗面瘫的时候，她扎了大迎穴，这个地方有面动脉，结果就在扎针的地方出现了一个像馒头那么大的血肿，病人很有意见，认为是给扎坏了。后来经过仔细问诊，检查凝血时间，发现这个病人是因为吃抗凝血药导致严重凝血障碍。所以像这类病人，从安全角度来说应该先做一个血液检查，看一看凝血情况，然后再做针灸治疗。

安：如果病人不能停服阿司匹林，靠近动脉的这些穴位就不能扎了吧？

白：经过专业训练的医生，知道应该在哪儿扎，不应该在哪儿扎，这是第一点。第二，如果说扎针后出现轻微的出血，比如扎完以后皮下出现一块儿青紫，这种现象经常见到，也有一些处理的办法，比如出血过了一段时间后可以热敷，促进血液的吸收。所以不是绝对不可以扎针，只是扎针的时候要注意。

安：足阳明胃经的循行刚讲了一小部分，在颈部和头部，这部分属于外行线吗？

白：是外行线。内行线是在胸腹腔里，除此之外都是外行线，比如像颈部和头部，还有前胸和后背，只要没有进入胸腹腔，就是外行线。刚才讲到足阳明胃经经过颈总动脉，这个地方还有甲状腺，然后到缺盆，就是锁骨上窝，到这儿为止都是外行线。从缺盆进入胸腔，穿过膈肌，属胃，络脾。在这儿要强调一点，中医讲人体的结构有两个理论，一个是脏腑，一个是经络，它们有一致的地方，也有不一致的地方，可以相互补充，所以在讲经脉循行的时候你会看到，有的时候经脉的联系和脏腑是一致的，有的时候是不一致的，比如牙齿，从脏腑来说胃和牙齿没有任何关系。

安：肾和牙齿有关系？

白：肾主骨生髓，齿为骨之余，比如牙齿松动了，中医说是肾虚，年龄大了就肾虚了。但是从经脉上看，足少阴肾经和牙齿没有联系，与牙齿关系密切的经脉是足阳明胃经和手阳明大肠经。所以针灸大夫治疗牙齿病的思路跟内科不一样，更多还是从经脉循行联系入手。

安：这两个理论是中医的两大体系，中间有关联的地方，但是总的来说是各自独立的。

白：有的地方是一致的，有的地方相互补充，但也有完全不一样的地方。

足阳明胃经（二）

- 足阳明胃经「穿乳」
- 属胃络脾
- 足阳明胃经在下肢的分布
- 胸如饼，腹如井
- 解剖的重要性
- 鼻病的治疗

主持人安杨（以下简称安）： 我们继续谈谈足阳明胃经。

白兴华（以下简称白）： 足阳明胃经属胃络脾，走到这儿，这一段就结束了，这是内行线。然后是另外一段，从缺盆分出来，向下经过乳头，再向下经过肚脐旁，到达腹股沟。从这段循行看，足阳明胃经正好经过乳房，马王堆古医书叫"穿乳"，就是穿过乳房，而且乳头正中有一个穴位，叫乳中穴，当然这个穴位一般不扎针，它只是一个解剖标志，但是说明这条经脉和乳腺的关系很密切。从缺盆到腹股沟这一段儿是外行线，上面有许多穴位。到这儿之后，又开始描述另一段内行线。

安：又有内行线了？

白：前面一段内行线讲到足阳明胃经属胃络脾，根据《黄帝内经》的记载，有一个分支起于胃口，胃有上下两个口，上口叫"贲门"，下口叫"幽门"，一般认为足阳明胃经起于幽门。这条线起于胃下口之后，在腹腔里面向下走到腹股沟，然后出腹腔与前面的外行线会合。足三阳经都有这个特点，只不过它们分开和会合的部位不一样，但总的规律是一样的。

安： 足阳明胃经的路线非常长，而且也相对更复杂一些。

白： 足三阳经的循行都比较复杂。回到刚才讲的内行线，它在腹腔里面走，经过小肠和大肠，所以说足阳明胃经和消化系统的关系非常密切。

安： 走到腹股沟了，还得往下走吧？

白： 从腹股沟往下走就比较简单了，就是沿着下肢前面，经过大腿、膝关节、小腿，到脚背，最后走到第二脚趾的外侧端，这是主线。它在小腿上还有一个分支，在膝下 3 寸，也就是足三里分出来向下走到脚的中趾端。最后还从脚背上分出一支，走到足大趾的内侧端，和足太阴脾经连接。

与手太阴肺经和手阳明大肠经相比，足阳明胃经的循行更复杂，它有一条主干，有一些分支，就像河流一样。我们通常看到的经脉穴位挂图，是把它简单化了，没有画出内行线和分支，只是把有穴位的那部分表达出来了。这条经脉上一共有 45 个穴位，在膝关节以下的穴位多数都常用，腹部的穴位也比较常用，胸部的穴位相对来说用得少些。胸腔里面是心和肺，古人说"胸如饼，腹如井"，饼是薄的意思，就是针刺胸部穴位的时候，一定要浅刺，无论如何也不能把针扎到胸腔里面去。扎针总体来说很安全，但一个比较严重的意外事故就是气胸，把针扎到胸腔里面去了，刺破肺脏了，所以胸部的穴位要特别注意。腹部就没问题了，腹部有比较厚的皮下脂肪和腹肌，即便把针扎到腹腔里面一般也不会有严重的问题，因为肠道平滑肌受到刺激以后会收缩，而且肠道壁也比较厚，即使扎进肠道里，拔出来以后肠内容物也不会渗出来，当然从安全性的角度来说，还是尽量不要把针扎到腹腔里面去，在腹壁内就可以了。

安： 任何治疗都可能有风险，您已经讲了两个，一个是有动脉的地方要注意，另外一个就是在胸部扎针需要谨慎，没有经验的，千万别扎这些地方。

白： 古人说"针须师乃行"，就是扎针要有师父教。我们看《黄帝内经》，古人是很重视人体结构的。现在用的"解剖"一词，就出自这本医书。书中说如果一个人活着的时候，可以通过切脉了解体内的情况，死了之后，"可解剖而视之"。

安： 中医是讲解剖的。

白：《黄帝内经》里面讲脏器的大小位置和实际情况基本是一致的，并且书里也提到哪些地方要"禁针"，就是不能扎，还说如果不小心刺中肝、肺或者心，那么这个人会在几天之内死亡。

安： 扎针也是讲禁忌的。

白： 古人特别强调，即使细如毫毛的毫针，也可能会杀生人，不能起死人。就是说一个人死了，你用针再怎么扎，也不能把他救活；但是一个活人，如果你不注意、不小心，可能就把人扎死了。古人这样讲是很有道理的，因为在他们那个年代，对人体解剖的认识毕竟不像今天这样准确，所以在针灸发展的初期，会有一些扎错的情况，有些后果可能还比较严重。但是今天情况不一样了，比如我们学习的时候，解剖是很重要的一门课。在中医院校里，学生学习的比例，西医的内容是40%，中医的内容是60%，解剖学是必修课。所以说，经过严格训练、取得了执业医师资格的医生，如果严格遵照人体解剖来扎针，是不会有任何危险的。所以在国外，他们也认识到针灸非常安全，和西药或中药相比，都是很安全的。

安： 接下来该讲病候了吧？

白： 足阳明胃经起于鼻翼旁边的鼻唇沟，向上走到鼻根，现在鼻子的病很多，比如慢性鼻炎、过敏性鼻炎、鼻息肉，有的人鼻子容易出血或者鼻子干。这些病如果从经脉考虑，主要是手阳明和足阳明。比如慢性鼻炎，这种炎症一般都是非特异性的，就是说检查不出来具体的病毒或细菌，实际上是人体本身出了问题，可以把炎症理解为正邪斗争，就像军队打仗一样，人体内有一种正气，它和邪气相互斗争。针对这种情况，不能只盯着什么细菌病毒，而是要把重点放在增强人体正气上，正气强大了，炎症自然就消失了。像慢性鼻炎的病人，可以考虑足三里。

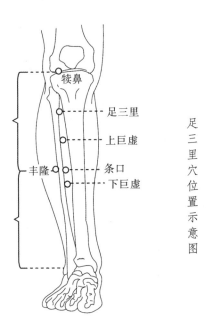

足三里穴位置示意图

安： 足三里不是治疗胃病吗？

白： 用足三里治疗肠胃病大家都很熟悉，《四总穴歌》说"肚腹三里留"，就是肚子的病、胃的病，要用足三里，但是鼻子的病也可以用，这就和经脉有关联了。治疗上可以用艾灸的办法，左侧鼻子的病就灸左侧，右侧的就灸右侧。

安： 按摩有用吗？

白： 自己按摩足三里相对来讲力度可能不够。前面介绍手阳明大肠经的时候讲到，按摩鼻子的效果非常好，如果能够坚持，很多鼻子有病的人，包括鼻息肉，都不需要找医生。一些病人即便手术，手术后可能还会复发，并且还可能有很严重的问题，比如空鼻综合征。因此，按摩鼻子是最安全、性价比最高的方法。

安： 空鼻症是一种非常痛苦的感觉，能引起很大的情绪、精神问题。

白： 前面我们讲过的一个病人，通过长期按摩鼻子，把鼻息肉都按没了，并且再也没有复发，这是一个真实的例子。所以大家坚持做这种按摩，肯定会有效果。

各篇·第十五讲

足阳明胃经（三）

· 再谈面瘫的鉴别
· 治标与治本
· 面肌痉挛的治疗
· 眼睑痉挛
· 三叉神经痛的治疗
· 经络与神经
· 面色萎黄
· 针灸的意外效果
· 针灸的杠杆原理
· 甲状腺结节的治疗
· 乳腺的疾病

主持人安杨（以下简称安）：我们讲了漫长的足阳明胃经，讲到了病候，讲到了鼻子的病。

白兴华（以下简称白）：现在讲面部的病，第一个就是面瘫。前面讲过，从现代医学角度看，面瘫分中枢性和周围性两种。简单的鉴别方法就是照着镜子，眼皮往上抬，如果额纹还在，两侧基本是一样的，就是中枢性的；如果眼皮抬不上去，额纹没有了，这种情况就是周围性的。这两种面瘫的性质不同，治疗和预后也不一样，所以如果发现口眼歪斜了，一定要先找专科医生确诊，再针对具体情况进行治疗。

安：病的位置不一样，一个是脑袋里面的，一个是体表的。

白：周围性面瘫更多见。这是一个很古老的病，《黄帝内经》里面就有记载，叫"口喎"，"喎"字音义同"歪"，就是口眼歪斜。此病也叫"卒口僻"，"卒"是突然的意思，就是突然口眼歪斜了，这也正是周围性面瘫的一个发病特点，就是发病急，比如晚上睡觉前好好的，早晨起来照镜子发现嘴角歪了。对于面瘫的病人，首先要明确诊断，看是中枢性还是周围性的，都可以用针灸治疗，尤其是周围性的，针灸可以作为首选。

安：扎哪儿？

白：可以标本兼治，一方面在面部有几个穴位，比如地仓、四白、颊车、下关，这些局部的穴位是治标。远端的穴位主要是根据经脉循行，比如取足三里，还有丰隆，它是足阳明胃经的络穴，《黄帝内经》里记载这个穴位可以治疗面瘫。与面部有关联的还有其他经脉，可以选大肠经的合谷、肝经的太冲、胆经的阳陵泉，这些远端的穴位是治本。治疗效果有个体差异，有的病人可能治疗几次就好了，有的病人可能时间比较长。

安：这个跟就诊的时间也有关系吗？

白：当然治疗越早越好。这里面有一个问题，包括教科书上可能也讲，说一周之内不能扎针，实际上是没有道理的。原因是这样的，周围性面瘫就是面神经发炎了，一周以内是急性期，在这个过程中疾病自身有一个发展变化，就是不管是否治疗都可能会加重，比如第一天来治疗的时候比较轻，结果扎针以后更重了。

安：以为是针灸的问题，其实是一个自然过程。

白：病人可能不理解，认为给扎坏了。我想大家对针灸应该有一个基本的认识，就是它可能治不好你的病，但是不会使它加重。像这种情况，医生要跟病人多沟通，因为有这种可能性，当然为了避免不必要的纠纷，可以不扎局部的穴位，而是扎远端的，就不会有误解了。

安：除了面瘫，面部还有其他疾病吗？

白：还有一个和面瘫相反的面肌痉挛，就是面部不自主地抽动，可能一开始从眼睑开始，眼皮跳，逐渐扩展到整个面部，当然一般都是在一侧。针灸治疗面肌痉挛效果很好，我曾经治疗过一个病人，面肌痉挛 15 年，大概扎了六七次，痉挛就停止了。像这种情况，主要是循经取远端的穴位，尽量少扎局部，因为面肌痉挛本身是神经功能亢进，刺激局部可能使它更亢进，所以要取远端的穴位。

安：面肌痉挛一种是找不到原因，还有一种可能是手术刺激导致的，我在神经内科的门诊看到过，虽然手术救了这个病人的命，但是手术刺激面神经了，术后开始痉挛。像这两种情况，治疗一样吗？

白：从治疗上来说区别不大，但是它们的预后可能不一样。如果是手术引起的痉挛，要看面神经损伤的程度，如果是不完全损伤，还是有可能治愈的，但是如果面神经已经完全损伤了，扎针使它修复的可能性很小，因为神经损伤有一个特点，特别是中枢神经，就是从脑袋里面发出来的神经，从现代医学的角度来讲，几乎是不可逆的。

安：有的人平时没事，一紧张眼皮一眨一眨的，这种属不属于面肌痉挛？

白：这叫眼睑痉挛，只是一个局部的问题，前面提到有些面肌痉挛，刚开始就是从眼睑开始的，中医叫"目𥆧动"，就是眼皮跳动的意思。从经脉来说，下眼睑属足阳明经，上眼睑属足太阳经，所以上下眼睑的痉挛取穴不一样，并且也要以远端穴位为主。

安：和面肌痉挛一样，都是远端取穴。

白：还有一个建议，就是不要做局部按摩。面肌痉挛的病人，有时候可能会不自主地按摩局部，有的可能暂时会缓解。但我遇到的病人，有些脸部皮肤都按摩粗糙了，也没有效果。除了面瘫和面肌痉挛，面部还有一个常见病，中医叫"面痛"，按现代医学来讲，最常见的就是三叉神经痛。这个病前面也讲过，首先要区别是原发性还是继发性的，继发性是指继发于某种疾病，有明确的原因，比如脑子里面长个瘤，压迫三叉神经了；原发性是指没有明确的原因，各种检查都查不出来结果，属于神经功能性的，比如压力大着急上火或吃辛辣食物就发作。对于继发性的疼痛，首先要治疗原发病，同时可以配合针灸辅助治疗。原发性的三叉神经痛，针灸效果非常好，可以作为首选。我治疗过的病人，有的是早期，也有好多年的，针灸效果都非常好。取穴的时候，像面肌痉挛一样，局部也要少扎针，如果局部刺激太强，不但不会减轻疼痛，还可能会加重。

安：这一段时间讲脸上的病比较多一点，您反复提到一个词，就是"神经"。我不知道中医里面有没有这个词，经脉或者穴位跟神经有没有相关性？

白：这个问题很好。在 20 世纪五六十年代，当时政府对传统医学非常重视，也是针灸发展的黄金时期，许多研究人员很自然地结合现代医学，研究经脉穴位与神经的关系，做了很多工作，比如说足三里和哪些神经有关系，合谷和哪些神经有关系。但是我可以这样讲，针灸医生在扎针的时候，有两种选择。一种是从神经的角度考虑，比如颈椎病，属于臂丛神经支配，从颈椎里面发出的脊神经支配上肢，所以上肢的很多穴位都治疗颈椎病。虽然古人不讲神经，在古书中也没有"神经"这两个字，但从古人的实际应用中，是可以找到穴位与神经的对应关系的，只是古人没有说出来罢了。比如列缺是手太阴肺经的穴位，《四总穴歌》里概括说"头项寻列缺"，就是取列缺穴治疗头和脖子后面的病，这种作用从经脉循行角度不好解释，因为手太阴肺经没有走到脖子后面，但从神经上看就很好理解了，因为支配上肢的神经都从颈部发出来的。但是还有一种情况，用神经就没有办法解释。比如足三里在下肢，支配下肢的神经是从腰骶丛分出来的，而脸上的三叉神经是从脑袋里面分出来的，要是从神经的角度来说，面部的穴位比如四白、颊车、地仓，和三叉神经的关系更密切，足三里差得远着呢。合谷也是同样的道理，《四总穴歌》说"面口合谷收"，它是治疗面部和口腔疾病的主要穴位，大家都知道合谷治疗牙痛，这个作用从神经角度也不好解释，因为支配上肢的神经是臂丛神经，而支配牙齿的是脑神经。所以临床上就有两种情况，有一些可以用神经解释，有一些不能解释。从我个人来说，这两种思路都用，有的时候考虑神经，有的时候考虑经络。

安： 有一些用神经能解释，有一些还解释不了，我们可以不断地探索。

白： 不管用哪一个理论来解释，只要它有效果，这才是最关键的。

安： 之前讲的病候主要是在脸上，往下走有哪些病症？

白： 咱们先别往下走，脸上还有呢。有些人面色不好，中医有一个词叫"面色萎黄"，"萎"就是枯萎，就像秋天的树叶，颜色由绿变黄，这种面色是怎么造成的呢？从中医角度讲有两种情况，一种是虚，一种是瘀。讲到虚，最常见的就是气血不足，就像家里养的花草，如果几天不浇水，它就枯萎了，叶子的颜色变得不那么鲜亮了。人也是这样，中医讲望面部，主要是两个方面，一个是颜色，一个是光泽。如果气血充足的话，就像花儿浇足了水分，它会很鲜亮有光泽；如果气血不足，面色就会不好看，没有光泽。导致气血不足的主要原因就是脾胃虚，因为脾胃是气血生化之源，脾胃虚气血生化不足，面部得不到足够的滋养。在临床上就遇到这种情况：有一些病人脸色不好，面色萎黄，来看头痛或者胃病。

安： 我们都是哪儿疼或者哪儿不舒服才去扎针的。

白： 但是病人扎完针之后，脸色变得红润了，皮肤变得有光泽了，这说明他的气血充足了。当然，还有一种瘀滞的情况，扎完针后气血通畅了。

安： 这是治标还是治本？

白： 是治本。讲针灸作用的时候，我们说它是综合的，标和本有的时候也很难分得清。但有一点必须强调，它不是头痛医头，不是针对某一个症状，而是一种整体性的调理。所以在针灸过程中，病人来看膝关节疼痛，治疗后膝关节症状改善了，可能另外一个症状也好了，但是这个症状在扎针的时候，病人没有说，医生也不知道，比如经过几次治疗后，病人会问，大夫你怎么知道我大便不好，因为扎了几次以后，他的大便通畅了。对于这种情况，实事求是地讲，医生也不知道，但是他的身体本身知道。比如足三里，它既可以治疗膝关节的病，可以治疗面部的病，脸色不好的时候也可以用，同时它还能治疗便秘及腹泻。也就是说穴位的作用不是单一的，而是综合的、多种多样的。

安： 也就是说治本的穴，它往往能够起到更多的作用，管得更多？

白： 对。面部是标，所以脸上的穴位主要是局部的作用；但像合谷、足三里、太冲，它们治疗的病症就很广，不但治疗经脉线上的，还可能扩展到其他地方，甚至对全身都有整体作用。

脸上的病还包括牙齿，足阳明胃经入上牙齿，所以一个病人牙痛，我们会问病人，是上牙痛还是下牙痛，因为上牙痛和下牙痛的取穴是不一样的。如果是上牙痛，就扎足阳明胃经，这样更有针对性。

安：具体扎哪个穴位？

白：可以取脚上的，离得越远，它的作用可能越强大。做个比喻，这有点像杠杆原理，把肩关节和髋关节作为支点，在支点的两端，一端是头胸腹，另一端是四肢，脚离头最远，杠杆最长，所以用最小的力就能解决很大的问题。

安：非常好。上面讲的足阳明胃经的病候大部分还是集中在脸上，现在该往下走了吧？

白：可以往下走了，到脖子前面，《黄帝内经》里面讲了一个病，叫"颈肿"，基本上就是甲状腺的问题了，比如甲状腺肿大、结节等。此外还有下颌淋巴结肿大或者结核，也属于颈肿，都可以取足阳明胃经的穴位。

安：这个地方比较麻烦的就是有个大动脉。

白：经过严格训练的医生，完全能够避开动脉，当然这是局部的治疗，如果担心扎到动脉，可以循经选取远端的穴位，比如足三里、丰隆。

安：这些穴位这么重要吗？

白：很多穴位的作用都不是单一的。如果你问足三里有多少种作用，可以有两种回答：一个是翻遍所有的古书，把那些记载足三里的主治病症都查找出来；但除此以外，可能翻遍古书，没有一本书讲足三里治疗甲状腺的病，但是我们完全可以用足三里来治疗这个病症。我只是举这个例子，因为估计古人肯定是用足三里治疗颈肿之类的病症，有一些确实是根据经脉的理论取穴，但在古书里却找不到。

安：没有记载，但理论上是可以的。

白：实际上也是有效的。甲状腺的病症比较多，有甲状腺结节、甲亢、甲减等。内分泌系统的病相对比较难治，比如甲状腺结节，到现在也没有好的办法，只能等长到一定程度进行手术，甲亢吃药还有可能转变成甲减。我曾经有一个病人，她找我来治疗胃食管反流病，因为她坚持得比较好，调理了大概半年，她的甲状腺结节也没有了。像这种情况，应该说我并没有刻意去治甲状腺，就是治胃，但从经脉来说，胃和甲状腺是连着的。

安：是一个遥控器啊。

白：所以像这些甲状腺的疾病，还是可以用针灸调理的。

安： 再往下走呢？

白： 从缺盆开始有个分叉，一段儿沿着体表走，在胸部最主要的器官就是乳腺。乳腺的病有几个比较常见：一个是乳痈，就是急性乳腺炎，在哺乳期乳汁分泌不畅，堵住发炎了，这个病针灸的效果非常好；还有一种是乳腺增生，乳房里面有包块，从中医角度简单地理解，就是不通了。乳腺增生很常见，尤其是城市里的白领，一方面是压力大，另一方面是婚育的时间晚，所以很容易瘀滞不通畅。从治疗上说，足阳明胃经的许多穴位都可以用，比如足三里和丰隆，也可以配合局部的穴位。乳腺的另外一个问题就是乳汁分泌不足，这个病在过去可能主要是由于营养缺乏，因为生活条件不好；现在不同了，很多孕妇都是营养过剩，致病原因主要是情志，产后不适应，生活节奏一下子乱了，压力大心情不好，中医叫"肝郁气滞"，导致乳汁分泌不足。这个时候扎一扎针，它就通了。

安： 现在高龄产妇比较多，没有奶汁是很着急的事情。

白： 乳汁不足会进一步影响心情，形成恶性循环，严重的还有产后抑郁。针灸治疗，不但能促进乳汁分泌，还会对改善心情有好处，是综合的、整体的。

安： 外行线部分还有其他病症吗？

白： 前胸表面主要是乳腺，然后就是腹腔里面了，胃、脾、小肠、大肠，当然也包括胸腔里的食管。

足阳明胃经（四）

· 关于『上火』的解读
· 虚寒也生痘
· 上热下寒与虚不受补
· 肠易激综合证
· 胃食管反流病
· 胃病的治疗
· 胃病远寒凉
· 肚兜的科学性
· 热熨散胃寒
· 情志病的调理
· 知足者富
· 素心之问

⚔️**主持人安杨（以下简称安）**：面部的疾病我们讲了很多，像面瘫、面痛、面肌痉挛，以及鼻子和牙齿，还有面色的问题，还有其他问题吗？

⚔️**白兴华（以下简称白）**：还有口唇，足阳明胃经环绕口唇，就是说口唇归属于足阳明胃经。这个部位有一个病叫唇疹。

安：是口腔溃疡吗？

白：和口腔溃疡不一样，唇疹是一个相对独立的病。可能许多人都有这种经历，比如心情不好，老百姓讲叫着急上火，口唇就起水疱了；或者有的人吃了辛辣、刺激性的东西，口唇起水疱。这就是唇疹。

安：就是上火，嘴巴旁边嘴角出的问题啊。

白：西医叫单纯疱疹，是由单纯疱疹病毒引起的。着急上火为什么这个地方会起疱？为什么这个时候病毒会发作？因为它就潜伏在我们身体里面，几乎每个人的身体里面都有，但是它平时不发作，当你着急上火了，当压力大的时候，比如有的学生考试前，口唇就会起水疱。

安：为什么？

白：提到上火，可能大家有一个误区，一讲到上火就是实火，一有口疮就吃牛黄解毒丸。实际上我们现在临床所见，真正的实火，比如说口疮、大便干燥、口渴想喝特别凉的东西，这种情况很少，更多的是虚火。

安：这个虚火是怎么来的呢？

白：从现代医学来讲，这个病的本质是病毒，当你心情不好的时候它就发作了，这是因为压力大或不良情绪会降低人体的抵抗力，就是免疫力下降，免疫力相当于人体的军队，它能对抗外来的病毒细菌，当抵抗力下降的时候，病毒就占了上风。治疗的时候，我们要区分它到底是实火还是虚火，甚至有的人根本就没有火。也就是说除了口唇的疱疹以外，舌苔、脉象，还有其他症状体征，都没有热的征象。所以说"上火"这个词容易产生误解，大家一提到上火，就把它和实火联系起来了，实际上有的人口腔溃疡反复发作，真正原因可能是脾胃不好。一般从西医来讲，口腔溃疡是缺少维生素，医生可能建议多吃蔬菜、水果，补充维生素，但实际情况可能不是因为吃得不够。比如说一个家庭里面，大家都吃一样的饭，为什么只有你有口腔溃疡？这就涉及吸收的问题，也就是说，不良情绪、劳累或者睡眠不好，都有可能会影响胃肠的吸收，从而出现口腔溃疡或者口唇的水疱。

安：老百姓俗称的"上火"，可能不是真的上火，但是又出现了类似上火的症状，它可能是情绪原因导致的，但是中医又会讲阴阳、虚实，如果不是真的上火，说明不是所谓的阳气很盛。

白：实际情况可能是虚，比如气虚、阳虚，还有痰湿，都有可能。假如不是实火，而是阳虚，这个时候吃清热泻火的药物就等于雪上加霜，因为这些药都是寒凉的，所以有的人，溃疡也好，疱疹也好，长期不愈合，通常吃泻火药不会有好的效果，可能还会加重。

安：适得其反。这一块儿跟足阳明胃经又怎么去联系，该怎样治疗？

白：中医治病要先辨证，一个是要辨部位，就是这个病在哪儿。从经脉来说，它归属哪条经脉，比如说口唇，主要是足阳明胃经。第二要辨别寒热虚实，就是疾病的性质。针灸有一个好处，跟中药不太一样，给病人开中药一定要分清寒热虚实，如果分不清寒热虚实，治疗肯定要出问题。讲到上火，还有一个面部的疾病，就是痤疮，大家也经常把它和火联系起来，实际上不是火，而是虚，比如脾胃气虚、脾胃虚寒，也可能会表现在脸上有很多痘。像这种情况，切忌不要用寒凉的药。提到凉药，有一个大家很熟悉的，就是菊花茶。实际上菊花是药，是苦寒的，很凉，偶尔喝一点没有问题，但是不能把它当茶来喝，像喝茶一样天天喝就会出问题。中医讲寒热，说起来有一点抽象，但落实到具体的人，会非常典型，比如大家都知道绿豆是凉的，红豆是温的，有一个病人就给我讲，她喝红豆粥没有问题，白米粥也没有问题，就是不能喝绿豆粥，绿茶也不行。还有一个病人，西瓜不能吃，想吃西瓜得用微波炉热一下。

安： 寒凉食物都不能吃。

白： 如果一个脾胃虚寒的人，你再给他用寒凉的药物，就是雪上加霜。我就遇到过一个病人，因为脸上有痘，她母亲买了好多菊花让她喝，结果越喝脸上的痘越厉害。像这种情况，如果看内科大夫，可能就会开些寒凉的药物，因为这个病从西医来讲是炎症，从中医来讲是火。但是我刚才讲了，真正的实火很少见。一个是根本就没有火，是气虚，是虚寒；还有一种情况是上热下寒，就是上面有火，下面是寒。

安： 浮火，在上面浮着。

白： 这种人有一个特点，虚不受补，就是他本身确实体质偏虚，但是不能吃补益的东西，就是有营养的东西。我曾经有一个病人就是虚不受补，到什么程度呢？芝麻酱都不能吃，吃了都会上火。

安： 麻酱面都不能吃，都能上火，这样的情况我们听起来稍微有一点夸张，但是现实生活当中，确实有这样的例子，特别是一些年老体虚的朋友，可能容易出现这个情况。讲到消化系统，有一个挺专业的词叫"纳呆"，好像还有另外一个词叫"纳差"，"纳呆"和"纳差"有什么区别呢？

白： 意思一样，都是指东西吃得少了。还包括肠道的问题，比如腹胀、腹泻、便秘，这些都与脾胃有关。中医有一个词叫"便溏"，就是大便不成形，有的大便里面有不消化的东西，叫完谷不化，还有的人可能是粪便粘马桶。这些都是消化不良，西医讲是小肠的问题，中医认为是脾的问题。

安： 西医讲的肠易激综合征属于什么情况？

白： 肠易激综合征是肠道蠕动紊乱了，肠道正常情况下以一定的节律蠕动，每分钟3~5次，如果蠕动快就会腹泻，蠕动慢就会便秘。肠易激综合征就是这种蠕动紊乱了，有时候快有时候慢，所以会便秘和腹泻交替出现。从西医角度讲，这个病属于心身疾病，就是受情绪的影响很大，比如在家里没有事，因为随时可以上厕所，可是一坐到公交车上就不行，而且越紧张，越容易导致肠道痉挛，腹泻就会越严重，有的时候还会有大便失禁的情况。我就遇到过这样一个人，他上午基本上不敢出门。

安： 我碰到的病人也是这样，不敢出远门，出远门的时候，他就沿途观察有没有厕所，平时在家很正常，只要出远门，必定要着急找厕所。

白： 从现代医学讲，肠易激综合征属于胃肠神经官能症的一种，主要是精神因素导致肠道的蠕动出现问题，治疗起来没有理想办法，有时候可能建议病人去看心理医生。应该说针灸效果很好，因为它起到调节的作用，使肠道蠕动回归正常。我刚才治疗过的那个病人，治疗十次左右，他就明显感觉到变化：首先，出门的时候不那么着急了；其次，即使出现情况，他有信心了，能够憋一段时间。前一段时间他跟爱人去旅游了，当然他还是有一点不放心，所以他选择了坐游轮，上厕所方便。至少说明他可以迈出去这一步，因为之前他根本不敢出远门，整个上午都不敢出去，下午还好一点。像这类病人，他是心身疾病，就是心理影响身体，身体不适又加重心理负担，医生可能会建议去看心理医生，但是单纯的心理疏导可能不解决问题，因为对于病人来说问题是客观存在的。采用针灸可以起到两方面的作用：一方面对肠道的蠕动能双向调节，起到平衡的作用；另一方面对他的心理、精神，也有很好的调节作用。也可以讲针灸是心理和身体同时治疗，所以效果比较好。

安：您比较擅长的胃食管反流病也应该属于这个范畴吧。

白：胃食管反流病不是一个独立的疾病，"反流"是指胃里面的东西不往下走，而是从贲门口出来沿着食管往上走，也就是逆行了。反流是一个结果，很多胃病都能导致反流，比如慢性浅表性胃炎、慢性萎缩性胃炎、胃和十二指肠溃疡。还有一种情况，胃的各种检查都没有问题，但是有反流，这是功能性的，就是胃肠动力出现问题了。所以治疗胃食管反流病，必须针对它的病因。每个人在一生当中都可能体验到反流，比如吃多了会吐出来，这叫反食，有的人这种能力很好，比如喝酒喝多了会吐出来，这是一个保护作用。但是有些人就不行，酒喝进去以后，怎么也吐不出来，这种情况加重了胃的负担。

安：胃病这么多，该怎么治疗？

白：实际的治疗很复杂，我们现在可以简化一些，比如胃肠的病，首先要考虑足阳明胃经。有两个选择。第一，是腹部，中间是任脉，旁边是足阳明胃经，再往外是足太阴脾经。腹部穴位很多，以梁门穴为例，它在肚脐上四寸，旁开二寸，这个地方叫"胃脘"，也叫"心下"，就是在心脏的下面，咱们普通人可以在这儿拔罐。还可以取后背对应腹部的地方，可以刮痧或者拔罐，因为后背更容易出痧，前面不太好刮痧，也不容易出痧。这些都属于局部治疗。另外一个，就是取远端的穴位，比如常用的足三里，往下还有上巨虚和下巨虚，都是治疗胃肠病的，可以用刮痧的方法，沿着胫骨外侧的足阳明胃经刮痧，刮的面积可以大一点。

安：范围大一点，刮错地方也不会有不好的作用。

白：非常安全。自己在家里面能做的主要是刮痧和拔罐，还有一个办法也非常好，就是热熨。因为真正实火的胃肠病比较少见，过去可能多一些。张仲景在《伤寒杂病论》里关于阳明病有一个提纲，他说"阳明之为病，胃家实是也"，也就是说在他那个年代，胃肠病主要是实证热证，这种情况下用点泻药就好了。但是现在城里很难见到这类病人，多数病人都是脾胃虚，比如气虚、虚寒。怎样来鉴别这个病是寒呢？其中一个主要表现就是不能吃凉东西，从冰箱拿出来的肯定不行，寒性的东西肯定也不行，比如绿豆、西瓜，还有菊花。西瓜很有意思，英文叫 watermelon，就是水瓜，它还叫寒瓜，就是它很凉。西瓜最早是从非洲传过来的，也就是说只有在非洲才可以吃，因为那个地方非常热，吃西瓜可以解暑，海南西瓜也很多。它是一个季节性非常强的水果，只能在夏天这个时间段吃，冬天我们到超市，西瓜在那里摆着，我们也没有欲望吃。

安： 打心眼儿里就不想吃。

白： 你想远离它，包括香瓜也是这样，都是很凉的。我遇到过一个病人，70多岁，她说好多年不能吃香瓜，结果做了一次治疗以后，就可以吃了，通过治疗，这种改变有的是很快的。当然也不能多吃，毕竟脾胃比较虚弱，多吃还可能复发或加重。判断脾胃是不是有寒的第二个方法，是不能受凉。比如夏天到吹空调的屋子里就要拉肚子，还有晚上睡觉没盖肚子也会拉肚子。肚脐很特殊，这个地方腹壁非常薄，没有腹肌覆盖，神经非常敏感，很容易受凉，所以过去老人带孩子，都会很注意这个地方。

安： 要穿肚兜儿。

白： 这是很科学的，因为小孩儿晚上睡觉不老实，容易踢被子，但只要把肚脐捂住，肚子就不会受凉。相反，如果晚上肚子没有盖好，或者有些年轻女性喜欢穿露脐装，就很容易受凉，这叫"寒邪直中肠胃"，它不经过口，直接通过肚子进入肠胃，主要症状就是腹痛，而且可能很严重，因为寒主收引，使肠胃平滑肌收缩痉挛。这种情况属于实寒，与前面讲的脾胃虚寒，性质都是寒，所以都可以用热熨的方法，粗盐热熨比较好，热能散寒。用一两斤就可以，放在微波炉高火加热 3 分钟，或者用锅炒热，装到口袋里，然后把袋子放到肚脐上，散寒的作用非常强。如果真是因为脾胃虚寒导致的，不管是胃疼、腹胀还是腹泻，用这个办法散寒的作用都非常好，每天可以做一次。有一个病人到西北自驾游旅行，估计可能吃得不合适，回来以后就出现了腹泻，一紧张更严重，如果再发展下去，就可能是肠易激综合征，他很担心，因为吃药效果也不好。我跟他讲用这个办法，结果用了一次之后，腹泻就止住了。为什么要用盐呢？因为盐味咸，咸是入肾的，热的渗透性比较好。用玉米或大米炒热行不行？如果找不到合适的盐，用这些材料也可以，但是它们产生的温热感觉不太一样，而且盐散热比较均匀，持续的时间比较长，还可以反复使用，所以说盐最好。

安： 前面讲到有些肠胃的不舒服可能是由于情志导致的，那么情志的病该怎么调？

白： 调理情志包括两个方面。一方面医生帮着调，比如通过针灸，经常遇到病人扎针以后心情变好了。我曾经治疗过一位病人，她说以前大家一起看电视剧，别人都乐她不乐，她觉得没有什么可笑的，但是扎几次针之后觉得放松多了，看到该笑的地方也笑了。另外一方面，医生给病人治病很重要的一点，就是要帮助病人分析，你这个病的原因是什么，让病人懂得自我调节。时间长了，有些病人自己也会发现病因。我以前有一个从江苏来的病人，胃食管反流病，很严重。我问她这个病怎么得的，她说是跟老公生气。生气有两种，一种是爆发式的，可以发泄出来的，还有一种是生闷气。大家都知道生闷气最伤身体。她讲了一个极端的情况，比如一件事不开心她可以想两年，一不高兴就想到那件事。

安： 一环扣一环就想象下来了。

白： 一想到那件事儿眼泪就流下来了。我有时候开玩笑，因为女病人比较多一点，我说女人是天生的历史学家。

安： 回顾历史。

白： 她们对过去，尤其是那些陈芝麻烂谷子的事儿记忆非常深，日积月累。她最后说她想开了，再也不生气了。还有，就是压力，现在从小学到中学到大学，毕业了之后到工作岗位都有压力。

安： 我们自己可能做一些心理的疏解，读读书，与朋友交流，甚至求助于心理医生。从中医的角度，有没有一些简单的自我调养方式，心理跟胃的关系太密切了。

白： 如何能够使自己保持一个比较平和的心态，不生气，少想不开心的事，实际上古人已经给我们开出了一个方子，这个方子是老子《道德经》里面的，就两个字——知足。老子说"知足者富"，知足的人富有，又说"祸莫大于不知足"，不知足是最大的祸患。从老子的分析来看，我们之所以内心不能平静，很大程度上和我们的欲望相关。老子说"不见所欲，令心不乱"，眼不见心不烦，当然这样比较被动。我最佩服的一个职业就是银行的职员，天天看那么多钱，还能保持内心的淡定。作为我们普通人来说，如果能够时刻提醒自己"知足"这两个字，好处非常多，因为可能你追求的好多东西，都不是生活所必需的。

安： 都是锦上添花的东西，没有它也没什么。

白： 这里还涉及一个问题，就是我们的内心正常情况下应该是一个什么样的状态。中医认为心藏神，心像一个小房子，神就在心里面住着。正常的时候心神应该是什么状态呢？用一个字就是"静"，心要静。古人讲心如止水，就像湖面，没有风的时候，没有波浪，很平静。正常的内心状态就应该是这样，很平和，很宁静。怎样实现这样的心境呢？古人又用了一个字——净，就是心要干净。

安： 没有杂的东西。

白： 没有杂的东西，心神就宁静了。《黄帝内经》分两部分，其中一本叫《素问》，关于"素问"的含义，你考虑过没有？

安： 没有考虑过。

白： 那你怎么理解"素问"？

安： "问"是一种形式吧，对话的一种形式，问答。"素"是朴素、干净，大概就是这个意思吧。

白： 首先从语法上看，"问"是问答，应该是一个动词，"素"是名词，把"素"放在动词前面好像有点问题，因为主语一般来说是人。如果把"素"放在"问"的后面，变成"问素"，就像屈原的"天问"，是个倒装，就是为了强调，这里面的关键词是"素"。"素问"就是"问素"，谁问？黄帝问。问什么？问关于"素"的问题。"素"一般理解为朴素、平素，根据东汉许慎《说文解字》的记载，这个字的本来意思是"没有染色的蚕丝"。你见过没有染色的蚕丝吗？

安： 我养过蚕。

白： 没染过色的蚕丝是什么颜色呢？

安： 白里面带有一点乳白色，还有一种贝壳感。

白： 能感觉到很干净吗？

安： 它的干净是内心感受的干净，不是视觉的干净。

白： 实际上这就是素的本意，就是没有染色的蚕丝。它的特点是什么呢？纯净，一尘不染。和它相反，那些被染色的蚕丝五颜六色。"素问"翻译成现代汉语，应该是一句话，就是黄帝问他的大臣，如何才能使内心保持洁白纯净、一尘不染，就像没有染色的蚕丝一样。如果一个人的内心能保持这样一份纯净，他的心神就会很宁静，自然也就知足了，因此也就不会有各种焦虑和不安。

足阳明胃经（五）

· 激针最安全
· 容易受伤的胃
· 淡而有味最养胃
· 脾主运化
· 完谷不化
· 忧思伤脾
· 脾虚便秘
· 脾虚消谷善饥

主持人安杨（以下简称安）： 我们讲到了足阳明胃经跟上火的关系，同时也讲了中医针灸的一些基本原理，比如双向调节。应当说针刺疗法虽然有创伤，但是非常微小，而且在取穴的时候，也是尽量少一些扎针，不是扎满头满身，用这样的方法给患者带来最大的益处，这也符合现代医学的理念，应当说老祖宗在这点上是非常以人为本的。

白兴华（以下简称白）：《黄帝内经》分为《素问》和《灵枢》两本，《灵枢》也叫《针经》，是专门讲针灸的，开篇就以黄帝的口吻讲了几句话："余子万民，养百姓而收其租税。余哀其不给而属有疾病。余欲勿使被毒药，无用砭石，欲以微针通其经脉，调其血气，营其逆顺出入之会，令可传于后世。"这段话的大意就是，黄帝非常怜悯百姓的苦痛，不想让大家吃毒药，因为毒药的副作用很大，也不希望大家忍受砭石之苦，而是希望用微针疏通经脉，因为这种方法给病人带来的创伤最小，这也是古人创造微针的一个初衷。如果把针灸和其他方法做一个对比就会发现，表面上看，给病人扎针的直接结果是创伤，但这种创伤非常微小，可以忽略不计。药物表面上看没有给人带来创伤，但"是药三分毒"，特别是一些化学药品有很严重的毒副作用。现在的药品还有一个问题，就是许多药物的表面都有一层糖衣，吃药就像吃糖果一样。古人说"良药苦口利于病"，就是说药一定是苦的，也提醒人们药物是有毒性的，但是当把药包上糖衣以后，就容易使人忽略药物本身的毒副作用。所以从表面上看，可能觉得药物更安全，因为扎针必定会有创伤，但是从实际结果看，扎针更安全，这一点在国际上也是得到公认的。

安：您刚才虽然讲的是中医，但是我看到了很多中西医都已经越来越认同的思想。您一直强调微针，这就是一个微创的观念，像现在的微创手术，也代表医学未来的一个趋势，就是以最小的创伤，带来最大的益处。还有药物副作用的问题，它们对人体的损伤是看不见的。

白：现在有越来越多的人认识到化学药物的毒副作用。有些病人来就诊，他的病就是药物的副作用引起的，比如有一个风湿病的病人，她吃了几次抗风湿病的药物之后，出现了胃出血。我们用针灸治疗，既解决了风湿的问题，也解决了胃的问题。

安：足阳明胃经，它跟胃肯定有关系吧？
白：足阳明胃经主要联系两个脏器，一个是胃，一个是脾。中医讲消化系统，主要就是这两个器官，有的时候不需要讲大小肠，因为它们的功能已经概括在脾胃里头了。比如脾阳虚，病人可能会有腹泻，中医说它是脾虚，如果从现代医学来讲，它是肠道的问题。胃相对来说比较独立，它上面连着食管，再往上是口腔，下面连着十二指肠。我们说在人体有两大开放系统：一个是呼吸系统，通过鼻子和外界交换气体；另外一个就是消化系统，我们吃的东西和喝的东西，从口腔进入胃肠，所以尽管胃在肚子里面，但它跟外界是连通的。这样一种开放的系统，使得胃很容易受伤，第一个伤胃的就是饮食了。

安：病从口入。
白：饮食伤胃有几个方面。一个叫饮食不节，"不节"有两层意思：吃得多，暴饮暴食；或者特别喜欢吃某种东西，偏食，这都叫不节制。另外一个就是饮食没有规律，一日三餐应该定时吃，有的人不吃早餐，或者晚餐吃得比较晚，这些都会伤脾胃。吃饭不节制、没规律，可能是大多数人存在的问题。孔子说"食色，性也"，人们对食物的欲望源自本能，无论大人还是孩子，在美食面前都很难控制，所以就会吃得太多。《黄帝内经》说"饮食自倍，肠胃乃伤"，我们把胃肠想象成一辆车，它承载食物的量是有限度的，如果吃多了，超出了它的承受能力，它自然会受伤。记得前一段时间听闻一个说法，每个人一辈子大概吃多少吨食物是有数的，早吃完早结束，晚吃完晚结束。这种说法未必有科学道理，但却提醒我们饮食节制的重要性。另外，有些食物容易伤胃，比如煎炸、烧烤的，这些食物都不好消化。还有麻辣烫，辛辣刺激胃。

寒凉也伤胃，这个问题可能更普遍。夏天热，吃点凉的东西好像很自然，实际上恰恰错了。人体的正常体温靠什么来维持呢？从中医来讲是靠阳气，冰棍等寒凉的东西，温度在零摄氏度以下，吃到胃里就把胃的阳气伤了。尤其是小孩子，缺少控制力，他们的脾胃发育还没有完善，所以胃更容易受伤。

安：年轻人有时候意识不到这个问题，因为偶尔吃一两顿没有什么伤害，但随着时间的叠加，可能会造成累积性的效应。

白：是这样的。伤脾胃有两种可能，其中一种是渐进性的，就是不知不觉的，可能一两天没有问题，一两个月没有问题，一两年也没有问题，但是积累到一定程度，会从量变到质变，多数人是这种情况。我就遇到过一个病人，20多岁，典型的胃寒。我问她这个病是怎么得的，她说就怨她爸。为什么怨她爸呢？因为她从小就喜欢吃凉的东西，她喜欢，她爸就给她买，所以导致今天这个局面。另外一个就是刚才讲的，比如说麻辣烫、烧烤，味道都很浓。老子《道德经》里面讲到了一句话"五味令人口爽"，五味就是酸苦甘辛咸，这些浓烈的味道让人吃起来感觉很爽，但是这个爽并不是好事儿，它是错的意思。

安：得画四个叉儿。

白：错了，而且是大错特错。关于饮食，古人提出了一个原则，就是要清淡。举个例子，饮料当中最清淡的是什么？

安：白水。

白：白水是最好的饮料。现在这些饮料，很多都是添加剂，包括色素、香精等勾兑的，喝多了都会对身体有伤害。如果从食物上来说，蔬菜中的萝卜、白菜都是有益身体的。俗话说"萝卜白菜保平安"，这些都是清淡的，从性质来讲是比较平和的。应该说从食物的味道就能基本判断出它的性质，比如辛辣食物是热性的，苦味食物是寒凉的。所以说饮食的最高境界是什么呢？叫淡而有味，就是把淡的东西吃出味道来，这是最好的。

安：我们的胃，因为"吃"带来的问题，主要包括这几个方面：吃得太多了，吃得不规范了，吃得刺激了。

白：其实这只是一个方面，还有一个伤胃的原因也很重要，就是情志。很多人都有这样的体会，当心情不好的时候，会茶饭不思，食不知味。从现代医学来说，肠胃是人的第二大脑，就是说人的情志活动，很容易影响肠胃。一口饭吃进去以后，进到胃里，然后到达小肠、大肠，最后排出去，这个时间大概是24小时。在这个过程当中，胃肠把有营养的东西吸收了，把糟粕排出去。西医把这个过程概括为消化，中医叫运化，主要由脾负责，脾主运化。"运化"是两个词，"运"是运输，吃进去的食物从胃开始往下走，这个走靠胃肠的蠕动，这种蠕动很慢，每分钟3～5次，正是在这么慢的过程中，食物才完成了"化"的作用。"化"就是变化、转化，简单地讲，就是吃进去的东西，出来以后你不认识了，如果出来的时候你还能够看出来，这叫"完谷不化"。

安： 想起来王朔的小说《看上去很美》，他写方枪枪在幼儿园的时候拉肚子，王朔比喻的能力很好，我记忆很深，他说吃窝头，拉棒子面粥。

白： 中医叫完谷不化，像他说的这种情况是有可能的。按理说西瓜瓤应该很好消化，但是我遇到一个病人，吃西瓜瓤大便里都能看到。

安： 不是西瓜籽是西瓜瓤？

白： 不是籽，籽很不好消化，这也是进化的结果。你看动物，都是连瓤带籽一块儿吃，籽和粪便排出以后，等于说给植物播种了。还有西红柿皮、枣皮，带皮的这些东西都是比较难消化的，如果吃大枣，大便里面有枣皮，这也是正常的，因为很难消化，所以也就具有通便的作用。食物就是通过运和化，完成了消化吸收，从中医角度讲这是脾的作用。胃主受纳，就像一个口袋，食物吃进去之后，胃里面有胃酸，是强酸，比如吃的羊肉串，这些不好消化的东西，在胃里面经过初步消化，然后再进入十二指肠和小肠。

安： 胃是粗加工，而肠道是精加工的场所。

白： 人体对营养的吸收，主要在小肠，你能想象小肠有多长吗？

安： 小肠挺长的，得一米多吧？

白： 一般小肠的长度在五六米，大肠短一点，大小肠加在一起，长度是成人身高的四五倍。想象一下这么长的管道，肠壁的平滑肌也不厚，就像蚯蚓一样地蠕动，食物在这里面被一点点地向前输送，这种缓慢的运动很容易被我们的情志影响。

安： 它不干活了。

白： 它会被抑制，蠕动变慢了，就会出现一个问题，没有饥饿感，因为吃进去的东西都在这里面停着呢，没有饥饿的信号，而且可能有腹胀和排便困难。提到排便困难，许多人都理解为上火，实际上可能没有火，而是虚，从现代医学来讲，叫胃肠动力不足。中医认为是脾虚，情志是主要原因，忧思伤脾，心情不好或者专注思考就会茶饭不思，当然也有人越是心情不好越能吃，但毕竟是少数。对于多数人来说，不良的情绪会抑制胃肠蠕动。除了不良情绪，各种各样的压力也会抑制胃肠蠕动。所以现在脾胃病的人非常多，从儿童到老年，各个年龄段都有。

安： 这里特别想讲一讲关于脾的问题，因为"脾"是中医比较强调的一个概念。

白： 中医讲的脾不是一个具体的器官，人体有脾脏、胰腺，它俩是不是中医讲的脾呢？是，也不完全是，因为中医里的脾很大一部分功能是指小肠，就是运化。食物的运化主要在小肠，比如消化不良，西医说是小肠的问题，中医归结到脾。

安： 足阳明胃经属胃络脾，常见病有哪些？

白： 脾胃的病很多，寒热虚实都有。这是从病的性质来说，从症状来说就多了，比如说胃疼、胃胀，恶心、呕吐，反酸、烧心（胃灼热）。还有的病人说不出来是什么感觉，不是疼，也不是胀，就是胃不舒服。中医也有一个词形容这种状况，叫"嘈杂"，医书上说这种情况是"非痛非胀"，而且还真有病人跟我说过这个词，问他胃里是什么感觉，他说嘈杂，所以医学用词本身是有生活来源的。还有食欲的改变，比如没有食欲，不想吃东西，中医叫纳呆，"纳"是受纳，"呆"是呆滞，胃主受纳，没有食欲，胃不受纳，就是呆滞了。还有一种情况，和不想吃东西相反，就是吃得特别多，中医叫消谷善饥，经常饿。提起消谷善饥，可能首先想到的是糖尿病、甲亢等内分泌疾病。但在临床上还真有这样一种病，查血糖没有问题，甲状腺也没有问题，各种检查都没有问题，这种情况就叫神经性多食，或者叫暴食症。我遇到过两个病人：第一个是女大学生，她找我是因为太能吃了，她担心肥胖，实际上她体重并不高，我问她最多能吃多少，她说面包片，一袋是 400 克的，她可以连续不断地吃两袋，还会吃一些其他的，她控制不住；另外一个更极端的例子，是一个 50 多岁的女性病人，汤圆她能吃 60 个，大一点儿的元宵能吃 30 个，大米饭一顿最多吃过 3 斤，她在协和医院住院治疗过，查不出来原因。像这种情况，从中医来说一般也会联想到胃火，因为《黄帝内经》在足阳明胃经的病候中说"胃中有热者，则消谷善饥"。但是从我遇到的这两个典型病例看，病人没有明显热的征象。这是两种食欲改变的情况，是两个极端，一个是没有食欲，不想吃；另一个总是饿，吃得特别多。临床上还有一种情况，就是味觉的改变，吃东西没有味道。正常情况下，我们吃东西以后，能吃出来各种食物的味道，但是我遇到过一个病人，她吃苹果像嚼木头一样，没有味道。这叫食不知味，也是典型的脾虚。

足阳明胃经（六）

· 癫与狂
· 痰的有形与无形
· 脾胃是生痰之源
· 抑郁症的治疗
· 针灸的『双』调
· 健脾和胃化痰
· 针灸截疟

主持人安杨（以下简称安）： 足阳明胃经循行的路线非常长，涉及的病候也非常丰富。

白兴华（以下简称白）： 每条经脉的病候都分为两大块儿：一个叫外经病，就是在经脉外行线上的病；一个叫内脏病，就是五脏六腑的病。讲到足阳明胃经的内脏病，除了脾胃和大小肠，还有一个脏器和足阳明胃经关系很密切，就是心。当然中医讲心一定是包括两个方面，一个是具体的心脏，另外一个是神志，"心藏神"，许多精神疾病，比如抑郁、焦虑，还有比较严重的精神分裂症、双相情感障碍，都可能和心有关。临床上，中医把精神疾病分成两大类：一个叫癫，一个叫狂。

安：癫狂经常一块说，其实不太一样。

白：它俩的性质完全相反。狂是行为亢奋，登高而歌，弃衣而走，毁物伤人，不避亲疏。癫则表现为行为低下，中医有个说法叫"闭户塞牖而处"，就是喜欢关上门窗，窗帘也拉上，屋子里哪个地方暗就待在哪儿，不愿意见阳光，不愿意社交，之前喜欢做的事儿比如看书、看电视，现在也没兴趣了。

安：这就是抑郁和躁狂。

白：癫和抑郁症很像。癫和狂这两种病的性质从中医来讲，用阴阳区分，一个属阴，一个属阳，《黄帝内经》说"重阳则狂，重阴则癫"，如果阳气太盛就会发狂，阴气太盛就会病癫。当然讲到精神疾病，无论癫还是狂，和一个病理因素关系很密切，就是痰。痰分为两种：一个就是咳嗽出来的痰，这叫有形之痰；还有一种无形的，就是没有咳嗽咳痰，但会以其他形式表现出来，如舌苔厚腻，有比较典型的滑脉；还有，中医讲胖人多痰，就是肥胖的人有痰的可能性比较大。中医认为痰是病理产物，无论是有形还是无形，都是不正常的，同时痰又是一种致病因素，会导致其他疾病。

痰这种病理产物是从哪儿来的呢？中医认为脾胃是生痰之源，也就是说无论有形还是无形的痰，都是从脾胃来的。中医也说肺为贮痰之器，就是咳出来的痰只不过是在肺里贮存着，根源也是在脾胃。脾胃怎么会产生痰呢？这涉及脾胃的功能，脾主运化。运化的内容有两个方面：一个叫"水谷精微"，就是把食物里的营养成分运化吸收了；另一个是"水湿"，比如喝进去的水及食物中的水分，如果脾的运化水湿功能出现了异常，过多的湿聚集在人体内，就会出现问题，一种情况是，按老百姓的话讲有点虚胖，湿气重，还有就是有的人一到下午下肢肿胀沉重，或者出现水肿，一摁一个坑，这都是湿。湿如果聚集在一起，浓缩了，就会凝聚成痰。为什么我们讨论神志病要讲到痰呢？因为这个神志，藏在心里面，很容易被痰浊影响，痰浊扰乱心神、蒙蔽心窍，会导致许多精神疾病。

安：提到湿和痰，从西医角度是非常难理解的，因为在西医的理念里面，所有东西都是有形的，提到胃提到肾都是具体的脏器，提到痰也是具体的。比如说结核病人考虑化验痰，但是在中医里，会有一种说法叫"痰湿"，这个"痰"用您的说法，分为无形之痰和有形之痰，这跟我们身体哪一部分健康有关呢？

白：好多抑郁症病人，他们的舌苔很厚，感觉不舒服，每天要刮苔，可是今天刮了明天又长出来，因为苔厚的病根没有解决。中医认为苔厚是无形之痰的一种表现，是从脾胃来的，所以从治疗上要调理脾胃。比如说一个病人，焦虑也好，抑郁也好，从现代医学角度讲，应该是脑袋的问题，看心理医生或者吃抗抑郁焦虑的药物，都是针对大脑。但是如果从中医角度看，病根是在中焦，治疗的时候就可以在腹部扎针，因为这个地方是病根。中医看病讲究去根，就是这个意思。还有，一提到抑郁症，大家都说要吃抗抑郁的药物，而且要吃很长时间，实际上抗抑郁药物所针对的并不是抑郁症状，而是针对抑郁患者的失眠、焦虑、烦躁。换句话说，到现在为止，还没有一种药物能使人变得高兴起来，比如心情不好，吃一种药就快乐起来，没有这种药物。

安：忘忧草还没有。

白：没有这样一种药物，因为抑郁症病人会有焦虑烦躁、坐立不安，会有严重的失眠，抗抑郁药物的目的还是镇静，还是抑制。抗抑郁药物在抑制其他症状的同时，也会抑制胃肠的功能，从中医来讲这个病就是从肠胃来的，现在用药物治疗又进一步损伤肠胃，形成恶性循环。等于说不但没有解决抑郁的问题，反而更伤了病的根本。经常有这样的病人，吃一段抗抑郁药以后胃口不好了，没有食欲了。我治疗过一个女性病人，30多岁，诊断是双相情感障碍，就是躁狂和抑郁交替出现。她妈妈陪着她来看病，不是看双相情感障碍，而是看胃的问题，她没有食欲，不想吃东西，非常憔悴，人很消瘦，肚子瘪瘪的，走路时身体震颤。用针灸治疗了大概一年，应该说出现了奇迹：一方面食欲变得非常好，她最后要求减肥，因为肚子比原来大了；另外一个就是她的精神症状没有了，完全是一个正常人了。这也是针灸治疗的一个特点，就是整体性，心身同时调理。

安：刚才讲足阳明胃经也讲到了针灸的一些特点，我觉得有两个"双"特别重要，一个是双向调节的作用，另外就是它不仅对躯体有调节作用，而且对精神心理状态也有很好的调节作用。

白：你总结归纳得很好。还是讲抑郁症，针灸治疗可能很快就会见效，但是如果吃药则需要持续很长时间。为什么会出现这种情况呢？一个重要的原因就是口服药物首先要进入胃，化学药物也好中药也好，都会对胃有比较大的刺激，刚才讲到这种疾病本身就是从脾胃来的，吃药再伤脾胃，等于雪上加霜。如果采用针灸治疗，原则很明确，就是健脾胃，不需要镇静安神，把脾胃调理好了，痰没有了，自然就快乐了。

安：健脾该怎么健？

白：具体的治疗比较复杂，因为中医讲痰有一个特点，就是黏稠，用一个词叫"化痰"，健脾和胃化痰。但是痰不好化，所以需要穴位多一点，治疗时间长一点。当然像其他任何疗法一样，效果也因人而异，有的人效果很好。我治疗过一位抑郁症病人，看西医说已经比较严重，至少需要服药一年，她就找我想先用针灸试一试。这个病人的特点就是典型的癫，当时春天，她也不想出门，就把自己关在小黑屋里，没有食欲，非常消瘦。我的印象非常深，这个病人大概扎了10次就好了，而且到现在已经有七八年的时间了，没有复发。也就是说，针灸治疗有远期效果，不是说只是暂时缓解。

安：从中医的角度讲，心和胃的关系还是非常密切的。屠呦呦教授获得诺贝尔奖后，疟疾这个病成为人们谈论较多的话题，疟疾跟这条经脉有关系吗？

白：疟疾是由疟原虫引起的传染病，通过蚊虫传播。应该说这个病很古老，而且和针灸有很大的关联。我们翻开《黄帝内经》就会发现，好多地方都提到疟疾，其中有两个专篇，叫"疟论"和"刺疟论"，就是讨论疟疾的病因、辨证以及如何采用针刺治疗。中国中医科学院屠呦呦教授获得了诺贝尔医学或生理学奖，她的贡献是从青蒿里提取青蒿素，在晋代医家葛洪的《肘后备急方》里有用青蒿治疗疟疾的记载。从现代医学原理看，从青蒿里面提取青蒿素是直接去杀灭疟原虫，这还是对抗的思维，就像用抗生素治疗细菌感染一样。但是如果一个人得了疟疾，我们在他身上扎几针，再化验疟原虫就变阴性了，你会相信吗？

安：不太相信。

白：古人是把疟疾按照症状表现归属于不同的经脉，比如在足阳明胃经的病候里面就有疟疾，也叫阳明疟疾。治疗主要是采用针灸，古人提出一个原则，就是要在疟疾发作之前一段时间扎针或艾灸，也叫"截疟"，就是把疟疾围追堵截住，不让它再发作。多数疟疾发作很有规律，比如间日疟，它在今天中午 12 点发作，到后天中午还是 12 点发作，其他像三日疟、四日疟也一样，都是发有定时。疟疾发作俗称"打摆子"，就是先怕冷、寒战，冷完了之后发热，发热、头痛、出汗、恢复，每次发作都是这样一个过程。用针灸治疗疟疾，古人提出了一个最佳堵截时机，叫"先其发时如食顷而刺之"，就是在疟疾发作前吃顿饭的工夫开始扎针。因为古代没有精确计时工具，吃一顿饭需要多长时间也不好掌握，从现在临床经验看，一般认为在发作前一个小时扎针或者艾灸，就可能使它不发作了。最不可思议的是，经过几次治疗，再去化验血，疟原虫转阴了。这其中的道理说起来也很简单，就是通过针灸治疗，增强人体抗病能力，因为疟原虫、细菌、病毒等，一旦侵袭人体，机体内的免疫系统就会做出反应，和它们战斗。用青蒿素或者奎宁治疗疟疾，是直接杀灭疟原虫；而用针灸治疗，不是直接跟它们对抗，而是绕了一个弯，通过增强人体本身的战斗力，达到治疗的目的。

提到东方和西方两种不同的医学，大家现在越来越发现中医对一些疾病确实有很好的办法，但是我想这还是一个治疗层次的问题；而在理念上中医对世界医学的贡献，还没有被充分认识到。前一段时间，有一个西班牙的学生，她是西医全科医师，在西班牙已经学了 3 年针灸，到中国跟我实习了 2 个月，最后她用一句话总结了跟诊体会，我想她的体会非常好，就是通过 2 个月的学习，改变了她原来对待疾病和人的关系的看法。以前她是用一种对抗的思维，比如一个感冒的病人来了，要检查是病毒还是细菌，然后抗病毒或者杀菌，现在她会想到能不能通过针灸、刮痧或者拔罐，增强人体的抗病能力，通过扶正达到祛邪的目的。我想这也应该是未来医学的大方向，就是要转变那种对抗的思路，因为在对抗的同时会产生耐药性和菌群失调。肠道里有那么多细菌在为我们工作，在帮助我们发酵消化食物，而这些抗生素是不分好坏菌的。

安：杀敌一百自损多少的问题。

白：用针灸治疗就没有这些问题。在中国，疟疾主要发生在南方，而且发病率不是很高。现在中国在非洲有许多援外医疗队，我看到一些发表在专业杂志上的报道，他们用针灸治疗疟疾，效果还是很理想的。

足阳明胃经（七）

- 《黄帝内经》作者是哪里人
- 扶正以祛邪
- 针灸治未病
- 膝关节炎的治疗
- 下肢痿痹
- 激针从南方来
- 治痿独取阳明
- 腹痛的复杂性

主持人安杨（以下简称安）： 讲到疟疾，其实对于我们这一代人来说听到的不太多，而且我生长在北方，对它也不是特别熟悉。我们老祖宗是怎么认识这种病的？现在把它完全消灭了吗？

白兴华（以下简称白）： 我们知道疟疾发病有明显的地域性特点，既然《黄帝内经》这本书里面有很多关于疟疾的描述，我们就要思考一个问题，这本书的作者是哪里人？

安： 南方人？

白： 至少与疟疾有关篇章的作者是这样，因为北方没有疟疾。通过对这些文献的解读，我们发现作者对疟疾非常熟悉，对他来说是个常见病，需要用专篇来讨论，所以他应该生活在疟疾高发的地区，比如长江流域。

安： 刚才讲针灸扶正的效果，它是扶持你自己的免疫部队，而不是那种单纯的对抗。我认识一位肿瘤学家，在做免疫学研究。虽然从免疫学的研究角度，他的理论是现代西方医学的体系，但在认知上和中医是完全一样的。比如免疫学治疗在肿瘤治疗方面就不是像化疗或放疗，化疗或放疗都是扫射对抗的。他说我们人体的免疫部队当中，有一批本身就是免疫部队的"精英"，他们想再继续强化这部分免疫部队的力量，这样人的自身免疫力就提升了，而不是单纯的对抗。

白：现代医学也叫现代生物医学，也叫对抗医学，但是它也在逐渐转变。从中医的角度讲，我们的先人在2000多年前就沿着这个思路在做，当然那时候他们不知道疟疾是由疟原虫引起的，他们没有看到过疟原虫，但是他们知道有一种致病的力量，并将其称为"邪气"。

安：其实应该是结合的，一方面把虫子消灭，一方面提高自己的免疫力。

白：根据文献记载，过去的官员大部分是异地为官，比如说北京人不能在北京当官，得到别的地方去，避免腐败，如果一个外地人到蜀地做官，有一句话"若要安，三里常不干"，就是要艾灸足三里，"不干"就是化脓灸，能起到非常积极有效的预防作用。这叫"治未病"，就是说不是得了病以后才去治疗，而是在没有发病之前，采取整体或有针对性的措施预防疾病的发生，这也是针灸的优势。但是，有些人靠喝板蓝根预防感冒，其实是错误的，因为只有当病毒发作了，喝它才可能有治疗作用，如果没有感冒喝板蓝根，反而会因为太凉而降低抗病力。

安：疟疾的治疗只是扎针吗？

白：也可以单纯艾灸，或者针刺与艾灸配合。

安：但唯一的麻烦就是，针灸一定要有针灸医生，并且是技术比较好的医生。

白：每一种疗法都有它的局限性。药物有药物的优势，但是也有它的问题。针灸确实不像药物，研制出一种新药，可以大批量推广；针灸是一对一的，必须有实际的人操作，病人必须到诊所去，这可能在某种程度上限制了它的发展。但是，如果大家能够认识到针灸的效果，并且能从理念上接受针灸这种方法，针灸就能惠及更多的人。像现在我的一些病人，他们说下次有病还会找我，因为他们确确实实体会到了针灸的好处。

安：我们在之前讲到了外行线走到乳腺，躯干部分的外行线没有太多的器官，那就往下走吧。

白：往下走就是大腿，到膝关节，然后到小腿，最后到脚上。这一部分以膝关节的病症最常见，比如说膝关节的骨关节炎，也叫退行性病变，就是关节老化了，理论上讲老化就不可逆转了，但是通过针灸治疗，是可以减轻甚至消除症状的。提到骨关节炎，有一个问题需要澄清一下，我们俗称的"长骨刺"，并不是长出来的，而是由于磨损导致的，像磨刀石，总在中间磨刀，中间凹下去，两边就相对高出来了，这就是通常所说的骨刺。我有许多治疗有效的病例，病人来的时候膝关节疼痛，不能屈伸，年纪很大了，但经过一段时间治疗，这些症状都没有了。

安： 因为不能把所谓的骨刺磨掉，那针灸改掉了什么？

白： 治疗前后做一个对比，可能从 X 线片上看不出改变，但是主观的感觉的确改变了。这叫保守治疗，它对于改善生活质量、减轻病人的痛苦很有帮助，而且它的效果是远期的，也就是说不像吃止痛药，只是短期内有效，而且止痛药还很容易伤胃。

安： 有很多人问过我骨关节炎的问题，我自己也找西医大夫问过这个问题。每一种疾病根据不同的阶段，比如轻中重度，还有根据不同年龄和机体状况，可能更适合用不同的方法。我们讲的中医针灸的病候当中，好像针灸是包治百病的。但我特别想纠正这样一个观点，针灸确实对很多疾病有效，却并不等于包治百病，它只是一种治疗方法，在某一个特定的阶段，有一定的效果。对于特别严重的骨关节炎，是不是会有理想的作用呢？我个人还是提出疑问的。大家对于任何一种治疗手段，不管是中医还是西医的，都要抱有理性、科学、客观的态度。

白： 说得非常好，每种方法都有它的优势，也有局限性，临床上就是要尽量把它的优势发挥出来。

安： 针灸治疗后关节症状有改善，这种改善是刺激了它周边的软组织、肌肉，起一个放松的作用，还是这种刺激改变了什么？

白： 膝关节炎是一种非特异性的炎症，主要原因是劳损，因为我们的体重主要承受在膝关节上，尤其是体重超重或者肥胖者，还有爬楼梯、爬山也会增加关节承重力。通过针灸治疗，疼痛消失了，运动改善了。从现代医学来讲，因为有炎性因子聚集在那儿，通过扎针灸改善了血液循环，把炎症消除了；还有的病人肿得特别厉害，滑膜炎有积水，扎针以后积水被吸收了。当然这里面也有我们现在还不知道的原因，因为人体非常复杂，中医对人体的认知有限，现代医学也一样。我们现在只要接受一个事实，就是它有效。西方的主流医学之所以能接受针灸，原因无非有两个：第一，有效；第二，安全。这就是医学！尽管我们现在还不清楚针灸究竟通过什么样的途径发挥作用，但不影响我们接受这样一种方法。

安： 下肢主要就是膝关节的退行性病变吗？

白： 下肢还有两个常见病，用中医术语概括，一个叫"痹证"，一个叫"痿证"。"痹"是不通的意思，气血在经脉里不流动了，不通则痛，所以痹证主要表现为疼痛。比如下肢常见的坐骨神经痛，提到这个病，一般首先想到足太阳膀胱经和足少阳胆经，实际上也和足阳明胃经有关。在古代，痹证尤其特指风湿、类风湿性关节炎一类的病，古人认为这类病症的主要原因是外感风寒湿邪，《素问·痹论》说"风寒湿三气杂至合而为痹"，并且以湿气为主，如果环境潮湿就容易得关节炎。《黄帝内经》里有很多关于痹证的讨论，包括病因病机还有治疗，这也说明作者所在地区关节疼痛很常见。

安： 就是他所生存的环境湿气比较重。

白： 南方多雨，冬天寒湿，夏天湿热，所以南方关节炎的发病率比北方高。《黄帝内经》里有专篇介绍各种治疗方法的起源，就是说不同地域容易产生不同疾病，所以发明了不同的治病方法，也可以说"需要是发明之母"。讲到微针的起源，就是现在常用的毫针，作者认为是南方人发明的，当然这个南方也不是说特别南，比如岭南，而是长江流域，因为在古人的世界里，中心位于黄河中下游，就是殷墟这个地方，也叫中原、中州，中原往南就是南，比如说湖南、湖北就是南。为什么从南方来呢？作者说南方地势低，中国大地的特点西北高东南低，"天不足西北、地不满东南"，水往东南流，并且南方雨水多、湿气重，容易得痹症，所以他说微针者从南方来，这也说明古人发明微针主要是治疗关节疼痛。我们现在讲的痹证是广义的，包括风湿、类风湿，也包括退行性骨关节炎，还有各种扭伤劳损，凡是以疼痛为主的肢体病症，都属于痹证。

与痹证相对应的是痿证，痿证的特点是指肌肉痿软无力，就像植物枯萎了一样。肌肉有萎缩叫痿，没有萎缩但没有力量也叫痿，比如中风半身不遂，下肢没有力量，还有过去常见的小儿麻痹症，都是痿证。《黄帝内经》有一篇题目就叫"痿论"，就是讨论痿证的病因病机、临床表现以及治疗的，还提出了"治痿独取阳明"的治疗原则，就是治疗痿证要以足阳明胃经穴位为主，因为脾胃化生气血，阳明经多气多血，四肢肌肉得到足够气血的濡养，自然就有力量了。我有一个病人，60多岁，男性，他找我治疗颈椎的问题，因为颈椎手术之后还有麻木、胀的感觉，治疗一段时间以后，走路变利落了，更轻松自如了。

安： 这些针刺都需要你们专业的人员掌握。

白： 毕竟治病是一个复杂的过程，就像你到医院找医生，内科医生开汤药，虽然都是一个处方，但里面有的是七味药、八味药，有的是十几味药，针灸也是这样。对于普通的老百姓，一方面如果有病就要找医生，这是第一点。第二点，要在医生的指导下，了解具体的穴位按摩或艾灸，这是从治疗的角度讲。如果没有病只是为了保健、预防，按摩足三里，揉揉腹，都是可以的。

安： 问一个稍稍有点尖锐的问题，这条线上的病足三里都能治吗？因为有人问过这个问题，好像治这个治那个都涉及一个穴位，就是足三里。

白： 不是的。因为足三里大家比较熟悉，所以我举这个例子。我就遇到过这样一件事儿，有个病人脾胃不好找我来扎针，我没有扎足三里，她就问我为什么没扎。从我这么多年的体会来看，有胃病的人，在足三里找压痛并不太明显，所以可能是被夸大了。毕竟这个穴位好找，如果我举别的例子，大家可能不知道。这里还需要再强调一下，有病要找专科医生，因为疾病很复杂，比如说腹痛，灸足三里行不行？我看有时候行，有时候不行。

安：可能大部分不行。

白：腹痛非常复杂，涉及好几个器官的病，比如阑尾炎，典型的表现是右下腹疼痛。我的一个病人跟我讲过这么一个经历，她母亲腹痛，疼痛不是很剧烈，就是感觉不舒服，躺着不愿意动，她说到医院看看，她母亲一开始不愿意去。这个女儿很孝顺，就把母亲硬带到医院，到医院一检查，阑尾化脓快穿孔了。像这种情况，自己按摩或者艾灸，就把最佳的治疗时机错过了。所以说疾病是复杂的，普通老百姓了解一些养生保健的常识没有错，但是真正有问题，还是要找专科医生。

足太阴脾经（一）

- 从足到舌根
- 脾胃是后天之本
- 脾在志为思

图片来源：伦敦
Wellcome 图书馆

主持人安杨（以下简称安）：之前我们讲到了很长的足阳明胃经，接下来讲足太阴脾经。

白兴华（以下简称白）：还是从经脉循行说起。它起于足大趾的内侧端，循趾内侧白肉际。"白肉际"这个概念我们前面提到过，在手背和手掌皮肤之间有一个分界线，因为手背的皮肤颜色偏深一点，手心偏淡一点，这叫赤白肉际，脚背和脚心皮肤之间也有这么一条线，这就是人体阴阳的分界线。它沿着这条线往上走，走到踝关节的前面，向上沿着小腿内侧胫骨的后缘。胫骨内侧是扁平的，叫胫骨内侧面，胫骨前面的部分比较高，叫胫骨前嵴。足太阴脾经就在胫骨的后缘和腓肠肌之间往上走，一直到膝关节，再往上就是大腿内侧前缘，从腹股沟进入腹腔。这个地方也叫"气街"，"街"是比较宽阔的路，因为有好几条经脉都从这儿走，比如足厥阴肝经、足阳明胃经，是气通行的大路。进入腹腔之后就是内行线了，先属脾络胃，再往上通过膈肌，挟咽。"咽"在古代的医书中不单单是指咽喉，还指食管，就是从胃到口腔这一段，中医过去对它讲得不多，讲五脏六腑基本上不提食管，它只是一个食物从口腔进入胃的通道，没有消化作用。再往上走出胸腔，连舌本，舌本就是舌根，最后散布舌下。

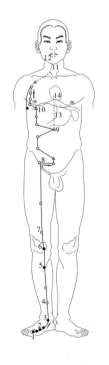

足太阴脾经图

《灵枢·经脉》：脾足太阴之脉，起于大指之端，循指内侧白肉际，过核骨后，上内踝前廉，上腨内，循胫骨后，交出厥阴之前，上循膝股内前廉，入腹，属脾，络胃，上膈，挟咽，连舌本，散舌下。其支者，复从胃，别上膈，注心中。是动则病，舌本强，食则呕，胃脘痛，腹胀，善噫，得后与气，则快然如衰，身体皆重。是主脾所生病者，舌本痛，体不能动摇，食不下，烦心，心下急痛，溏瘕泄，水闭，黄疸，不能卧，强立股膝内肿、厥，足大指不用。

安：足太阴脾经与舌头有关了。

白：尤其是舌的下面与足太阴脾经相连，后面还会讲到它也和足少阴肾经有关联，所以舌的病症也就可以用这两条经脉的穴位治疗。这也是和脏腑理论不太一样的地方，从脏腑角度看，因为心开窍于舌，提到舌首先会想到心，和脾没有关系，但从经脉循行角度看是足太阴脾经的主线，从大脚趾循行到舌根。它还有一个分支，从胃出来，向上通过膈肌，进入心脏，连接手少阴心经。

安：如环无端，从这儿往下走了。

白：和足阳明胃经相比，足太阴脾经的循行比较简单，主干从大脚趾到舌根，只有一个分支，从脏腑来说联系脾、胃和心脏，当然还有食管。

安：它的病候呢？

白：足太阴脾经的病候比较多，这和它所连属的脾有关。总的来说，无论是手三阴经还是足三阴经，都与所连属的内脏关系密切，经脉的病候中有许多内脏的病候，比如前面讲的手太阴肺经里面就有许多肺疾病。足太阴脾经也是这样，所以在讲足太阴脾经的病候之前，必须要了解脾的功能。

安：这是我们学中医特别想了解的，因为在西医里对脾这个脏器提得并不多，但是中医说脾胃为后天之本，小孩稍微有一点什么不舒服了，就会提到脾胃不和、脾胃虚弱等。

白：中医所说的脾不是单一的脏器，而是几个脏器功能的组合，包括脾脏，同时还包括小肠的功能。中医认为小肠主要是泌别清浊，浊是不好的，清是好的，它把好的东西吸收，不好的东西继续往下走，小肠的这种功能主要与脾有关。你刚才讲了脾胃是后天之本，因为脾胃是一对相表里的脏器，一般不分开。小孩生下来之前在母体里靠母亲的营养，通过脐带血液，一旦从子宫里出来后靠吸吮母乳，然后是吃饭，把吃进去的食物转化成人体能够运用的养分，主要就是脾胃。先天之本是肾，在子宫里发育得再好，那是先天的，出来以后小树苗能不能长得苗壮，主要依靠脾胃的作用，所以脾胃是后天之本。

中医讲脾有几个作用：第一，是气血生化之源，就是把吃的食物、喝的水转化成对人体有营养的物质，中医概括为气和血；第二，主四肢肌肉，就是全身和四肢的肌肉有没有力量，和脾有关，因为肌肉需要气血来濡养；第三，主运化，

"运化"这个词前面讲过，古人概括得非常好，"运"是运输，"化"是变化、转化。脾主运化涉及两个方面：一个是运化水湿，就是喝的水，包括食物里的水分，要留下人体需要的，把多余的排出去；另一个就是运化水谷精微，是指营养的吸收。

还有一个活动和脾相关，就是人的情志。中医把人的情感分成七大类——喜、怒、忧、思、悲、恐、惊，其中的思和脾相对应，"脾在志为思"。我们现在说思想，实际上"思"和"想"不太一样，"想"是"心"上面有一个"相"，也可以叫联想、想象，它是动态的，想一定是把一件事和另一件事联系起来，这叫想。有一个关于创新的定义，就是把两个表面上看起来不相干的事儿联系起来。"思"是"田"在"心"上，它是静态的，思考一个问题的时候，就要把所有心思都专注在这个问题上。

安：静思，沉思。

白：思考也需要气血，需要养分。所以一个人能正常思考，这说明他的气血充足；反过来，如果觉得注意力不集中，问题思考不下去，就可能是脾虚，气血不足了。同时中医还说忧思伤脾，如果思虑过度、想得太多，也会伤到脾，因为它会抑制脾的功能，脾不运化，气血产生就少了。这些是脾的功能，下面讲病候的时候，就会看到它们和脾的具体关系。

足太阴脾经（二）

- 见肝之病知肝传脾
- 观色辨脾病
- 脾虚生痘
- 食不知味是脾虚
- 断肠的表现
- 脾虚生湿
- 气虚身体沉重
- 激针治激病

🔖 **主持人安杨（以下简称安）**：我们继续讲脾跟情志的关系。提到"脾气"，更多是一个"怒"，它们之间有没有关系？

🔖 **白兴华（以下简称白）**：当我们讲到脾的时候，不能不提另外一个脏器——肝。肝和脾是什么关系呢？根据五行木火土金水理论，肝是木，脾是土，中间隔着一个火，木和土是相克的关系，克就是克制、控制，这是正常情况下的一种制约关系。肝在志为怒，如果一个人无缘无故发脾气，发无名火，这个人就是肝气盛，肝气实则怒。肝气盛和脾有什么关系呢？从五行来说，"肝木乘脾土"，就是克制得太过了，就会伤到脾。张仲景是东汉时期的名医，被后世医家尊为"医圣"，他最有名的一本书叫《伤寒论》，还有一本书叫《金匮要略》。在后面这本书的第一章里，学生问上工如何治未病，因为中医讲究治未病，就是要在疾病还没有发生之前把它的苗头、原因解除了。老师回答说"见肝之病，知肝传脾，当先实脾"，意思是如果见到一个人肝有病了，就应该知道它会影响脾，在这种情况下要实脾，就是要健脾，这样脾就不会受到伤害。老师又说"中工不晓相传，见肝之病不解实脾，惟治肝也"，意思是中等水平的医生，不知晓脏腑之间相互影响的道理，见到肝的病只知道治肝，不知道还要实脾。这就是中医讲的肝和脾的关系，从脏器来说肝和脾的关系是非常密切的。

安：我们再回到刚才讲的跟脾相关的一些问题。

白：讲到脾脏病的时候，不用摸脉，也不用看舌头，先看一看病人的面色。一般来讲，脾病一个是脾气虚，一个是脾阳虚。第一个面部的表现可能是面色萎黄，就像秋天树叶变得枯萎了，这个人面部的色彩就是这样，不红润，是萎黄的。这是典型的脾虚表现，因为脾是气血生化之源，如果脾虚气血生化不足，就像花儿好几天不浇水，缺水分了，当然也可能是营养的问题。第二个是面色苍白，也叫面色㿠白，这种白不是正常的白，用老百姓的话叫惨白，就是像白纸一样，没有血色，也是气血不足。我遇到过一个病人，男性，20多岁，正在上大学，他母亲带他来找我，是治他脸上的痘，给我的印象就是这个孩子特别白，不但脸白，手和身上也白，但他这个白有点儿像我们讲的惨白。他母亲讲，他小的时候参加表演都不用化妆，因为脸特别白，就像抹了白粉一样，但是他的口唇红，其他地方都白。像这样的情况，我们说他是脾虚。

安：痘会让我想起来火。

白：这是很大的一个误区，每当提到痤疮的时候，许多人都把它和火联系起来，不管是病人也好，还是医生也好，看到脸上的痘，一般都会说要排毒养颜。怎么排呢？就得用寒凉药，但是如果看一看整体表现，比如舌苔、脉象，包括面色，如果没有火热的征象，就不能按照热毒来治。所以有痘最好找有经验的医生，千万不要随便排毒或者清火，包括喝菊花茶，菊花很凉，很多痘都不是热，不是火，因为实火引起的痘在临床并不多见。

安：这是脾虚脸色上的表现，还有什么表现？

白：也会影响到味觉，脾虚的人在味觉上有一个很典型的表现，就是口淡无味，吃什么都不香。我们吃苹果就是苹果的味道，吃梨就是梨的味道，但脾虚的病人吃不出味道来，吃什么东西都是一个味儿。有病人跟我讲吃苹果就像吃木头一样，没有味道。很多人可能都会有这样的体验，比如说工作比较忙，这时我们用一个词就是"茶饭不思"，就是不想吃，吃了以后也没有什么味道，这也是脾虚的表现。中医认为忧思伤脾，"忧"是忧伤，"思"是思虑过度，专注于一件事情，这种情况下吃饭就没有胃口，久而久之会加重，这就是疾病了。如果长期不思饮食，体重也会减轻。

提到人的情感和消化系统的关系，喜、怒、忧、思、悲、恐、惊这些情绪都可能使你茶饭不思，也就是说能伤脾的不单单是忧伤和思虑过度。情感对脾胃的影响，古人可能比我们体验得更深，如果翻开古代的诗词歌赋，古代的文人墨客，他们经常喜欢用"断肠"来形容，这个词我觉得非常恰当地表现出了忧思和肠胃的关系。

安：断肠人在天涯。

白：还有愁断肠、柔肠寸断、柔肠百结。古人断肠的原因，一般都是思念，因为在古代没有手机，也没有各种联络通信工具，一个人走了以后就可能没有音信了，离别可能就是永别，所以说人生自古伤离别。这种思念之情，会影响人的身体。古人用断肠，为什么不说伤心呢？

安：一开始就吃不下饭了。

白：对，茶饭不思时间长了，衣带渐宽，就是腰带变松了，李清照讲的"人比黄花瘦"，就是因为过度思念而变得很消瘦。一般来说，现代人因为思念导致的脾胃损伤可能不多，而压力却更常见。我遇到一个国际象棋高手，这个人非常瘦，他找我的目的就是想增加一点体重。我了解了他的情况，结果也是脾虚。下象棋的人有一个特点，要考虑很多步，他就是过度的专注。我跟他讲可以跑跑步，或者做其他的运动，他说不行，他打篮球的时候也会考虑互相之间的配合，也就是说他的大脑始终处于思考的状态。当然，忧思伤脾也不是绝对的，聂卫平下围棋，他也思考，但是他怎么不消瘦，所以也有个体差异的问题。

安：刚才讲脾有阳虚，有气虚，都是虚，脾有实证没有？

白：一般不说脾实，脾和湿有关。脾的病还有很多，再讲一个症状，就是刚才讲脾主四肢肌肉。临床中有这样一些病人，会表现出四肢的问题。脾主运化，一个是运化水湿，还有一个是运化水谷精微，任何一个出现问题都可能影响四肢。比如有的人尤其女性，在早上起来腿没有问题，但一到下午或晚上久站后，腿肿了，从中医来讲这就是湿，体内的湿多了，排不出去了。我遇到过一个病人，50多岁的女性，她说穿衣服很麻烦，早上裤子穿得很宽松，到晚上却脱不下来，这种情况有20多年了。中医讲湿的特点是沉重。如果体内湿多了，就会感觉沉重，《黄帝内经》里讲脾经病候有一个症状叫"身体皆重"，就是周身沉重。所以如果一个人感觉到浑身沉，就有可能是脾的问题，因为他体内湿多了。刚才讲的是体位性的，水往低处流，如果体内湿重，长时间站立就会出现下肢水肿。还有一种是肥胖，有的人喝水都长肉，这实际上也是脾的运化问题，就是湿排不出去，这种情况叫虚胖，主要是脾的运化不好，水湿内停。当然湿如果再凝聚就成痰了，痰的一个特点就是咳嗽吐痰，这叫有形之痰。还有无形之痰，比如体型肥胖可能体内就有痰湿，中医讲胖人多痰，血脂高也叫痰浊。这两种情况都与脾有关，脾为生痰之源。

还有一种情况也会导致身体沉重，我是从一个病人身上体会到的。一个男生，大学刚毕业，他找我也是治疗脸上的痘，也是脸色白，个儿比较高，有一米八几，这种情况从中医辨证来说应该是脾虚。因为要在后背拔罐，我让他趴着，他说他趴不了，趴10分钟都不行，趴着时间长了会感到后背上有一座山压着，喘不过气来。

安：为什么？

白：这个现象按理说不应该，门诊上七八十岁的老人趴着都没问题。他还讲了一个情况，就是在高中复习的时候，总要坐着，结果臀部起了一个大肿包。他平时还用坐垫，可是放几个坐垫都不行，刚开始坐垫还是很厚，弹性很好，没坐几天就板结了，所以他通常三四个坐垫一块儿坐。他的肿包性质有点像褥疮，就是像长期卧床的人，因为总压迫一个部位，这个地方气血循环不好。上中学时，他睡的那个床的床垫睡着睡着就变得非常硬，而即便比他胖的人也没有这个情况。他坐公交车，时间长了以后，得扶着什么东西才能起来。一个 20 岁的年轻人怎么会出现这样的现象？他不胖，还偏瘦。

安：他的沉不是体重带来的。

白：通过他这样的沉重，我就思考一个问题，比如汽车，什么对汽车最重要？

安：发动机呗。

白：但是要我说有一个比发动机还重要，就是轮胎里的那点儿气，没有气不行。

安：轮胎瘪了，怎么都走不了。

白：中医讲人活着也是一口气，人靠什么来支撑呢？就是我们讲的这个气。植物缺水以后，叶片在重力的作用下会下垂，但是浇水以后，叶片充满水分反而舒展了，蓬勃起来了。可以想象吸收水分的叶片肯定是比缺少水分的叶片重，反而它能够抵抗地球的引力。人也是一样，当脾气虚气血生化不足了，就会感觉身体很沉重。

安：我们会形容有的人特别精神，身轻如燕，但是有的人脚下像灌了铅一样，步履沉重。

白：对，实际上你的体重并没有增加。

安：人的状态确实有不一样的时候，好的时候脚下像有风似的，差的时候脚下像有铅似的。

白：这个男生经过一段时间治疗后，趴着拔罐没有问题了，长时间坐公交车站起来的沉重感也没有了。

安：他的那个重是什么原因导致的？

白：他的重就是气血不足，不能用湿气盛来解释。提到脾虚导致的身体沉重，临床上还有一个情况，就是亚健康，它是介于健康和疾病的一种状态，感觉浑身不舒服，浑身沉重，没有精力，可是到医院做各项检查指标都是正常的。从中医来讲，肢体沉重乏力，注意力不集中，不爱吃东西，吃了也没有味道，这些都是脾虚的表现，就是气血不足。大家一提到气虚以为就得补气，补气就得吃补药，实际上并非如此。如果从药物来说要服健脾药，应该说针灸治疗脾气虚效果也非常好，通过健脾来补气血。中医没有亚健康的概念，亚健康的状态如果用中医的话讲，叫微病。就是它刚刚开始，但它是病。要用微针来治。如果一个人是亚健康状态，去看医生，没有检查出问题，这个时候也不能给他输液，也不能给他吃药，更不能手术，但是可以用针灸。现在临床常用的针灸针，古人叫"毫针"，就是细如毫毛，也叫"微针"，他们创造微针的目的，就是治疗微病。中国古代的哲学，儒家也好，道家也好，都强调要慎微，君子慎微，就是对任何事情都要从很微弱、很微小的时候就开始重视，因为积微成著，合抱之木生于毫末，千里之堤毁于蚁穴！

安：古人很聪明，现在有微信、微博，实际上古人已经有一个微时代的概念了。

白：你看一下《论语》，很多条估计都不超过140个字。实际上张仲景写的《伤寒杂病论》397条，有些条文只有十几个字，比如"少阳之为病，口苦、咽干、目眩"，就11个字。这11个字的含金量比一篇文章都高。可以这样说，如果张仲景生活在当今时代，他一定是个"大V"，而且作品都是原创。

足太阴脾经（三）

- 脾喜燥恶湿
- 水土不服
- 脾虚生湿毒
- 健脾圣药
- 利水要穴
- 脾虚口疮
- 脾虚便溏
- 脾虚便秘

主持人安杨（以下简称安）： 我们继续讲讲足太阴脾经的病候吧。

白兴华（以下简称白）： 足太阴脾经的病候很多，这和脾的功能有关。脾是气血生化之源，主运化，其中一个叫运化水湿。提到湿的时候，要把它和脾联系起来，因为从中医角度讲，湿有两种，一种叫外湿，一种是内湿。外湿就是环境的湿，比如南方湿度能达到90%左右，从墙面往下淌水，这叫外湿。内湿就是我们体内产生的没有被脾运化出去而停留在体内的水湿。中医认为脾有一个特点，喜燥而恶湿，就是喜欢干燥，不喜欢湿。许多人都有一个体会，比如夏天桑拿天的时候，不愿意吃饭，这叫苦夏。湿重会影响人的食欲，这叫湿困脾。南方一年四季都那么湿，所以他们有一个解决的办法，就是吃辛辣的食物，辣能燥湿。特别是像四川、湖南这些地方，人们必须要吃辣椒。川菜的特点就是辣，如果在北京天天吃川菜，肯定会上火，但是在四川就没问题。我听一些朋友反映，在北京根本不能吃辣的东西，但是到四川吃没问题。而且比起北京产的辣椒的辣度，同样的种子在四川就更辣，这就是人们常说的一方水土养一方人。民间有个说法叫"水土不服"，就是从一个地方到另外一个地方，肠胃会感觉不舒服，或者没食欲，或者拉肚子。脾在五行当中属土，吃的喝的都进入肠胃，可以说脾胃是直接连着大地的。我遇到过一个美国的学生，她到北京后12天没有排大便，但是她在家里从来没有这个问题。

安：出差的时候很多人就有这个反应，也在正常吃水果，甚至吃的量还要多，但只要出差，即便去一个不需要倒时差的地方，生活规律没有明显改变，也会面临这个问题。

白：这就说明他们的肠胃系统适应能力差一点。当然我们说一方水土养一方人，尤其在过去，物流不像现在这么发达，北方人吃不到海南的西瓜，荔枝也只有极少数人才能吃到，也就是说一个人终其一生所吃的东西基本上就是当地方圆百里所生产的，所以会对当地的水土有适应性。像你刚才讲的这些人的情况，我想可能有一个问题，就是压力，如果一个人本身胃肠功能不太好，稍微遇到点变化就不容易适应了，就像有的人一到换季就感冒，稍微有个风吹草动就不舒服，这就是他本身正气的问题。

安：我们经常听到脾湿，刚才提到像南方的湿，北方可能某些季节也会比较湿，这是气候的问题。

白：这种湿是外湿，容易伤脾，因为脾喜燥恶湿。还有一种内湿，是人体内产生的，主要也与脾有关。脾主运化水湿，如果脾失健运，就是脾的运化功能差了，不能把多余的水分运化出去，就会出现水湿内停。水湿内停有两个表现：一个是水肿，一按一个坑；还有一个表现是用手按没有反应，只是自己感觉肿胀，这实际上也是水湿内停的表现。提到湿还有一个病就是湿疹，从西医来说是过敏，但是从中医来说主要也和脾有关。所以治疗湿疹得健脾利湿，当然还要分清寒湿还是湿热，从辨证来说不一样。

我想起曾经治过的一位病人，我以前在教科书中、在古代的书籍中都没有见过这种病例。这个病人50多岁，女性，从20多岁就特别能吃，超出了一般人的想象，她说大米饭吃过3斤，吃汤圆60个，大一点的元宵30个。她吃饭有个特点，就是吃饭的时候必须得别人叫停，如果不叫停，她会一直吃。我问她如果一顿不吃呢，她说下一顿一定要补回来。如果强迫不让她吃饭，她会发疯，看到别人手里拿东西就会去抢。这个病人虽然很能吃，但她身体还偏瘦，而且吃很多肚子也不胀。

安：吃哪儿去了？

白：贫血，血红蛋白每升只有七十几克，曾经输过血。大便量非常少，有的时候几天一次，像花生粒一样小，或者像细的香蕉一样。

安：东西去哪儿了？

白：大家都在问这个问题，她在北京协和医院也住过院，协和的专家也疑惑，大家都无法理解。所以她姐姐说她像貔貅，光吃不拉。这种情况现代医学无法解释。中医也不好解释，但是她有一个出口，就是浑身冒黄水，她形容严重的时候，低头得用毛巾接着，水会往下滴。

安：类似出汗那样的。

白：不是汗，因为皮肤本身可能有破的地方，是那种渗出的东西。我看到她的时候，她的脚和手上许多地方都用创可贴和棉花裹着。

安：这太可怕了。

白：这是一个疑难病，一提到这种情况医生首先可能会想到甲亢或糖尿病，但她都没有。协和的医生也没有办法，建议她找中医调理一下，在世界医学史上这可能也是很奇特的病例。尽管从中医角度讲，这个病人的现象不好解释，但有一个词比较合适，叫"胃强脾弱"。就是她能吃，按理说她应该超重，或者大便多，这样才好理解。但是她身体偏瘦，大便也很少，还贫血，这些都是脾虚的特点。也就是说尽管她吃了那么多，但脾是虚的，不能很好地运化，把食物中的养分吸收，也不能把多余的水湿运出去，最后变成水了，她这个水是黄水，也可以叫毒水，不是汗液。针灸治疗几次以后，她吃东西的欲望比以前降低了，但是她没有坚持治疗，因为她依赖性特别强，必须由她姐姐陪着，据她讲严重的时候不能见阳光，一见阳光皮肤就不行了，浑身就冒水。这种情况虽然表现在皮肤上，但从根本上讲是内在脾胃的问题，所以要从健脾入手，吃的东西、环境的变化都是外在的因素，如果脾的运化功能正常，外湿就不会对脾造成很大影响，体内的湿也能够代谢出去，气血化生也充足，皮肤得到足够的滋养，自然就不会有问题了。

安：刚才提到一个特别熟悉的词叫"健脾"，从小就吃山楂健脾丸。除了健脾丸，还有什么样的办法可以健脾？

白：提到健脾，有一味中药也可以说是食物，它的健脾作用非常好，就是山药，是健脾的圣药。脾气虚的人山药怎么吃呢？一个是熬粥，另外一个是蒸，这个量要吃得多一点，因为毕竟是治病。我有一个病人，感觉没有精神，浑身沉，从中医看是脾虚，我就跟她讲熬点儿山药粥喝，她说以前也吃过，效果不明显，但是前两天她告诉我，说最近吃了两次山药粥之后好多了。为什么呢？她说每次吃的山药多了一点，大概半斤（250克）。熬山药粥一般来说用大米就行，因为薏米主要是利湿的，如果湿气重可以用，还可以加一点大枣，大枣是补气血的，但是不要太多，太多了腻。粥是最养胃的，加上山药健脾，对胃最好。

安：健脾为什么一定要跟"利湿"这个词放在一起？

白：利湿是一个结果，脾健运了，湿自然就出去了，它俩是一个因果的关系。足太阴脾经有一个健脾利湿非常好的穴位，叫阴陵泉。这个穴位在膝关节内下方，就是小腿内侧，沿着胫骨后缘往上摸，挡手的地方叫胫骨内侧髁，它的前下方有个凹陷的地方就是阴陵泉。阴陵泉健脾利湿的作用非常好。我一个同事，她说曾经治过一个水肿的病人，扎阴陵泉，针拔出来之后从针眼往外冒水，冒了有半天时间，结果水肿消了。提到阴陵泉治疗水肿，我曾经有一个希腊学生，他说在希腊一个岛上有一个民间的医生，当然他不是扎针，他用的这个地方就相当于阴陵泉，具体的治疗方法他没有讲清楚，但也是治疗水肿。

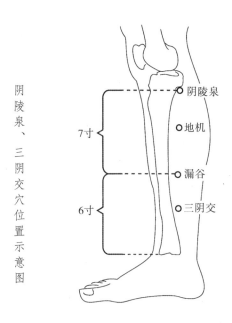

阴陵泉、三阴交穴位置示意图

安：只是治疗方法不一样，殊途同归。

白：对。提到水湿，水肿也好，湿疹也好，一定要想到足太阴脾经，要健脾利湿。再举个例子，有的人怎么吃也不胖，有的人喝一口水都胖，这也是脾胃的问题。讲到脾胃的问题，实际上还有一个病就是口腔溃疡。

安：这个病也挺常见，人们会想到免疫的问题。

白：一讲到口腔溃疡大家首先想到的是缺乏维生素，说多吃点蔬菜水果，实际上可能问题不在这儿，而是吸收的问题，脾对营养的吸收出了问题，就会出现反复的溃疡。所以提到溃疡我想也应该避免一个词——上火。比如有的人心情不好可能会出现口腔溃疡，老百姓把它叫上火，一般会买点牛黄解毒丸清清火，实际上从病的本质来说可能和火没有关系，而是脾虚，没有把吃进去的东西转化为养分。脾虚的病人还会表现出肠道的问题，并且是两种截然相反的病症。一个是腹泻，比如一天两三次，肚子也不疼，持续时间很长，有的人十几年，这叫慢性腹泻。这种情况还有一个特点，就是大便里可能有不消化的东西，中医叫"完谷不化"。从中医角度讲，许多慢性腹泻都是脾阳虚，病人怕冷，不能吃凉东西，一吃凉东西就拉肚子。还有一种情况，大便的频次没有改变，每天一次，但是大便的形状有改变，正常情况下粪便是成形的，但是这种大便排出来以后是散开的，中医叫便溏。

安：又不是拉稀。

白：不是，跟那个不一样，肚子也不疼。如果说便溏大家还不知道是什么样的，中医还有一个比喻，叫"鸭溏"，就是像鸭子的粪便，它是不成形的，因为吃水里面的东西，所以水分比较多。这种粪便里面常常有不消化的东西。有的病人还说粘马桶，还有的说上面有油花或者粪便漂浮着，这些都是食物没有彻底消化的结果。从中医来讲还是脾的问题，是脾没有运化好。还有的病人说大便没有臭味，这实际上也是没有消化好。俗话说吃进去的东西越香，排出来的东西越臭，就是消化得最好。人体的消化功能非常复杂，食物从口腔进入胃、十二指肠、小肠、大肠，到最后排出体外。我记得瑞士的科学家做了一个研究，以一块三明治为例，用仪器设备来模拟胃肠的消化，设备放了两大间屋子，最后排出来的也不如人体胃肠消化得好，就是说它是非常复杂的。

安：非常复杂，人体就是一个特别高级的机器。

白：拉肚子或者大便不成形，是气虚或者阳虚的一个表现，但同样是气虚阳虚，还有另外一种相反的表现，就是便秘。脾虚的便秘有明显特点——没有便意，就是没有排便的意愿。可能四五天不排便，到第六七天，憋得很厉害了才排便，即使这样也可能有一种排不干净的感觉。我曾经遇到过一位病人，她说能在厕所里坐 1 个小时。我更喜欢用一个词叫"大便难"，就是排便困难，这还是脾虚，肠道没有动力。正常情况下，肠道每分钟就像蚯蚓那样蠕动 3 ~ 5 次，把食物一点点往前挤，在挤的过程中完成消化吸收。因为肠道很长，相当于人身高的四五倍，而且是弯弯曲曲的，所以食物很容易在里面堆积。一提到便秘就想到要吃通便药，像牛黄解毒片或者番泻叶，但脾虚病人的排便困难有一个特点，就是吃这些通便药物效果不好，有个病人跟我讲吃一盒牛黄解毒片都不行。还有一个病人说 10 个人一起去吃饭，食物不干净，9 个人拉肚子，她没事。为什么？就是脾虚，别人肠道蠕动是正常的，稍微有点不良刺激就收缩了，把东西排出去了，她的肠道没有力量，刺激它也没有反应。这个病人试过所有通便的方法，比如早上起来喝凉水，都不管用。像这种便秘，针灸应该是首选。

足太阴脾经（四）

- 脾虚便秘的原因
- 脾虚腹胀
- 饮食自倍，肠胃乃伤
- 小朋友们的脾虚
- 脾主统血
- 脾虚善嗳
- 不伤就是养
- 春夏养阳，秋冬养阴

主持人安杨（以下简称安）： 从这个角度来认识，不管是便溏还是便秘，除了吃不洁食物以外，都和脾虚有关。这解答了我一个问题，因为有一种人特别是老年人会存在这种现象，便秘调一调就开始便溏，没有正常过，总是在两个之间变来变去。表现虽不同，但根是一样的。

白兴华（以下简称白）： 这种脾虚便秘之所以常见，是有原因的。肠道本身的结构特殊，肠道平滑肌很薄，又那么长，还弯弯曲曲，这是一个原因。另外一个原因和吃的东西有关，我们吃得太精细了，粗粮、粗纤维能刺激肠道蠕动。我曾经听一个人讲她养猫的经历，冬天的时候猫病了，奄奄一息，上宠物医院也不行，有人看了这个猫以后，告诉她去割一点草，因为猫定期要吃草，草能够促进通便。猫见到草以后一下子就特别兴奋，而且吃了以后真就好了。所以，对于这种便秘，饮食调理很有效，就是要多吃粗纤维食品。但是粗纤维食品可能会刺激胃，比如有的人吃玉米面会烧心（胃灼热）。实际上促进肠动力有一种水果有用，就是冬枣。大家可能会有这样的经历，如果干的大枣连皮吃，在大便里可能有不消化的枣皮，说明它不好消化。曾经有一个病人跟我讲，她便秘得很厉害，结果她有一个发现，每到秋天的时候鲜枣下来，有一种马牙枣，就是长长的那种，她吃几个就能通便。因为枣皮不好消化，所以会刺激肠道蠕动。

安：我认识一位老年人，每年冬天要吃一冬天的白薯，每天早餐吃两三块。

白：白薯、萝卜都有助于通便。现在大便难的人非常多，不单是老年人，也有很多年轻人，实际上还有其他的原因，比如说久坐。运动的时候，腹腔的压力会有变化，相当于给肠道提供了刺激。你看野生动物，没有现成的东西可以吃，每天必须到处奔波觅食，所以一般不存在便秘的问题。但是一到宠物就不行了，家里养的宠物猫狗都有便秘的现象，就是因为运动不足。当然还有一个原因，就是与排便的姿势有关，坐在马桶上，从生物力学来说是不利于排便的，传统的蹲坑比较好，因为蹲着的时候能增加腹压，促进排便。所以我也经常给病人讲，如果家里没有蹲坑，就在地上蹲，等有便意以后再去排便。

安：在排便上有两种看起来完全相反的表现，但是根源都是脾虚。

白：脾虚也可能表现为腹胀。有个女病人就跟我讲她肚子胀，她说每次一吃饭，肚子就开始胀，等吃完饭以后肚子胀得像气球一样。我就和她一起分析原因，她吃饭没有规律，一天就吃两顿饭，因为退休以后每天要出去，比如说到公园，但是她从来不在外面吃饭，不管多晚都要回到家里吃，到家可能很饿了，饥不择食，不管凉热就吃。还有一点是吃剩饭，舍不得扔，哪怕有点儿坏了也吃。提到吃剩饭，我还遇到过一个病人，他给我说一个词叫"加饭"，就是增加的意思。他喜欢做饭，吃完饭以后剩了一点，就想把它全吃了，怕浪费，结果把胃肠吃出问题了。

安：每家都有一个剩饭桶。

白：《黄帝内经》里说"饮食自倍，肠胃乃伤"，就是说吃多了会增加肠胃负担。吃到七八分饱是最好的，不要吃多了。我们在饱口福的同时，也要为胃肠着想，它们很累，我们吃的酸苦甘辛咸，在口里可能很短暂，但到胃和肠道里需要很长的时间去消化，这个活又脏又累，所以吃饭的时候要为胃肠考虑。

安：经常提到小孩脾虚的问题，又说脾是后天之本，那么在没有出现相关症状，但是又需要强化后天之本的时候该注意什么？

白：现在许多小朋友脾胃虚弱，理论上讲他们处在生长阶段，内脏功能应该很好，比如说心脏，一般很少会说小朋友心气虚的，但是可能会脾胃虚。由于小朋友对于食物没有控制力，尤其现在孩子少，条件好，而吃东西的欲望是人的本能，自然而然地就吃多了。这个"多"包括两个方面。一个是饭吃得多，除了一日三餐还有那么多零食，想吃就吃。在这个过程中，尽管脏器是处于生机勃勃的状态，但就像小树苗一样，也更容易受伤，过量吃东西更容易损伤肠胃，所以容易出现脾胃虚弱。比如小孩的疳积，过去老人养孩子有一句话，"若要小儿安三分饥和寒"，寒就是不要让他太暖和了，不要像温室的花朵，该见风雨就要见风雨；饥就是不要让他吃饱，现在至少在城里绝大多数的孩子不是因为吃不够而导致营养不良，而是因为吃得太多损伤了脾胃。另一个方面就是吃凉的东西多，贪凉饮冷，比如冰激凌，甚至冬天都吃，这也是伤脾胃的原因。

从预防上来说，主要在饮食上面，不要吃得多，不要贪凉，少吃凉东西。如果小孩子的脾胃已经虚弱了，也有一个简单的办法，就是在后背捏脊，也叫捏积，积指疳积，就是通过捏脊治疗疳积。具体方法：从腰骶部两侧开始，双手拇指和食指捏住皮肤，由下往上提拉，一直到颈椎，反复做几次，直到皮肤红润为止。从现代医学角度讲，控制内脏的神经是从后背出来的，叫脊神经，这个方法可以刺激脊神经，捏的是表面，刺激的是内脏。从中医角度讲，后背正中是督脉，两侧是足太阳膀胱经，也与内脏相关。如果说不会捏脊，也可以刮痧，就是沿着后背正中还有两侧刮痧。捏脊要天天做，做少了不行，刮痧可以每周一两次，就可以起到健脾胃的作用。

有一个小朋友在我那儿看病，他的家庭条件很好，有父母，还有姥姥、姥爷疼爱，但是他很瘦，很容易感冒，而且总是流鼻血，却没有火的征象。中医讲脾还有一个功能，就是主统血，血在人体内流动，不往外面跑，是由脾气来控制的。对于小朋友来说，不管是治疗也好，预防也好，如果能坚持用这样一个简单的方法，就会健脾胃。脾胃的功能好，气血生化自然就充足了，因为他们正处在生长发育的阶段，正是需要"浇水施肥"的阶段，所以健脾胃对他们的健康成长是非常重要的。

安：很好的保健方法。咱们讲足太阴脾经，最重要的就是脾，这么多的功能对我们非常有益，日常生活中的一些小毛病都跟它有关。

白：提到脾主统血，还涉及女性月经的问题。女子以血为本，每个月经周期要出不少血，这个出血有两种极端，一个就是月经量太多，还有一个是月经量少，甚至是闭经，这两种情况都可能跟脾有关，而且都是脾虚。脾虚的时候，会出现不能控制血液在血脉里运行，就出现月经量多。有一个学生跟我咨询，她小腿内侧疼痛，一般来说扭伤很少会伤到这个地方，这种情况往往不是一个局部的问题。我就问她月经的情况，她说月经量特别多，比正常人持续的时间也长。一看她头发，她当时是大学三年级，白头发特别多，发为血之余，就是头发要靠血来养，血虚会出现这样的情况。此外，她每次月经期都感冒，一年感冒 12 次。为什么呢？因为她本身是脾虚气血不足，月经期出血多抵抗力更下降了。这些症状综合起来看，主要问题是脾气虚。我建议她做按摩，就是沿着脾经，从膝关节到踝关节，有的人懒一点，不愿意用手按摩，躺在床上也可以，用左脚跟按摩右腿，两侧交替着按摩。后来她跟我讲，经期感冒减轻了，不是每次月经期间都要感冒了，说明她的气血比以前充足了。月经量少，是因为气血生化不足，所以血少了，这种情况通过健脾的办法使气血生化多了，也就达到了治疗的目的。经血量多和少是两个完全相反的情况，就像我们刚才讲一个是腹泻、一个是便秘，但是从中医来讲根本都是脾虚，都可以用针灸治疗。

安：双向调节。

白：这也是针灸最大的优势所在。比如便秘，如果看内科吃中药，许多时候都是开点通便的药，如果脸上有痘，自然地加点清热解毒、泻火的药，实际上可能一点火也没有。这种情况针灸最好，起到双向良性调节作用，不会像吃错了药那样产生不良作用。

讲到脾虚，还有胃的问题。足太阴脾经属脾络胃，脾和胃相表里，脾气虚的人会有一个表现，就是打嗝，医学术语叫"嗳气"。一般来说，吃多了以后嗳气是正常的，也叫打饱嗝，是胃容纳不下了，装得太满了。但是有的人饿了也会嗳气，脾经病候里有一个症状叫善嗳，"善"是频繁的意思，就是频频地嗳气。我曾经治疗过一个病人，70多岁，她从20多岁开始就经常打嗝，而且她打嗝很有规律，一般都是在吃饭前，当时上大学，比如中午快下课的时候，嗝就打起来了，而且非常长。嗳气中医叫胃气上逆，也可以说是脾气虚的表现，因为脾胃相表里，脾气虚胃气也虚，胃气是浊气，应该往下走，如果脾胃气虚，胃气不降，在胃里积累多了就会出现嗳气。

现在我们把《黄帝内经》里脾经病候里的几句话联系起来看看，"食则呕"，就是吃了就吐，"腹胀、善嗳"，这些都是脾气虚的表现。接下来的一句是"得后与气，则快然如衰"，就是上厕所排便或者是排排气就会舒服一点，但是这个缓解只是暂时的，把堆积的气排出去了，一段时间后各种症状又出现了。

安：浊气又堆积了。

白：所以从根本上还是要健脾胃。当我们提到健脾胃的时候有一个词要讲一讲，就是现在很热的一个词叫"养生"，"养"字你是怎么理解的？

安："养"是保健、保护、滋养。

白：一般提到养，大家更倾向于补养、滋养，跟保健品联系上了，吃补品。实际上养是养护、保养的意思，比如汽车定期去保养，它没有出现问题，各种部件都很好。如果把养翻译过来，应该是不伤的意思，不伤就是养。你不伤害它，就等于是在保护它，举例来说，现在地球污染这么厉害，我们说要保护环境，其实环境不需要我们人类保护，千百万年地球在那儿都很好，我们唯一能做的是不伤害地球，我们不把这些污染给地球，这就是最好的保护。人也是这样，不伤生就是最好的养生。我们现在很多情况一方面在伤害它，另一方面又找各种方法去养护它，实际上是本末倒置了。比如你一天工作很累，很辛苦，压力这么大，去做一个足底按摩，你说是保养，实际上你首先要想一想，它俩是否能够达到一个平衡，这种保养可以说是杯水车薪，你对身体的伤害比你这个养要大得多。

安：您刚才说了养翻译过来是不伤，怎么想到这个解释的？

白：把养翻译为不伤，我是从《黄帝内经》里一句话体会到的。《黄帝内经》说"春夏养阳，秋冬养阴"，指出了一年四季养生的总原则。这句话有点儿不好理解，包括我们搞专业的人也理解不了，大家知道春夏阳气越来越多，阳气多的时候为什么还要养阳气呢？有人说，春夏的时候阳气浮于外，里面阳气虚，所以要养里面的阳气，俗语说"冬吃萝卜夏吃姜"，吃姜就是养阳啊。这句话之所以不容易理解，就是把"养"字理解错了，当把养理解成补养、滋养的时候就完全错了。从阴阳消长来说，春夏阳气越来越多，人体内的阳气也越来越多，古人为什么却说要养阳、要吃姜呢？实际上他们看到了问题的另一面，老子就讲任何事物都有两面，比如春夏很热，阳气很盛，但是人们容易犯一个错误，就是贪凉，凉能伤阳气。贪凉表现在两个方面：一个是吃，吃凉的东西多，冬天想吃冰棍的人是极少数，到夏天肯定是大多数；另外一个是环境的寒凉，比如空调，我们在临床上发现，春天、夏天受凉的人比冬天多得多，因为天冷了，很自然地就保护起来，穿得也多了，也不吃凉东西了。所以我们说古人提出这个原则在今天更有现实意义，因为在古代，只有自然的寒凉，夏天再凉也不过就是井里的水，很少有吃冰的机会。

安：冬天再热，也热不到哪里，因为没有这么好的取暖条件。

白：所以古人提出来春夏要养阳，就是不要伤阳，不伤阳就是养阳。古人又提出来夏吃姜，实际上跟不伤阳是一致的，姜是辛温发散的，不是补阳气的，吃了凉东西胃里寒凉了，就用姜来对抗。在冬天又是相反，冬天要养阴，阴讲起来挺抽象的，实际上它有一个代表，就是汗，汗是属阴的。中医讲汗为心之液，又说血汗同源，因为汗是从血里面出来的，出汗就是出血。古人讲秋冬养阴，就是不要伤阴。不要伤阴是什么意思呢？天气冷了不要大汗淋漓，就是不要像夏天那样出很多汗，有的人做剧烈运动为了排毒，大量的出汗，实际上是错误的。萝卜是顺气的，性质是凉的，古人为什么却说冬天要吃萝卜？这也是看到了问题的另一面，冬天寒冷，人们很自然地就注意了，从立秋开始就保暖，就贴秋膘，所以很容易上火，尤其大家知道北方的火炕，冬暖夏凉，东北农村地区的人们长期睡火炕没有问题，但是城里人睡床睡习惯了，偶尔睡一次火炕就可能上火。另外，冬天容易吃一些热性滋补的东西，比如火锅，还有吃很多肉，体内的热自然会比较多。这个时候吃点萝卜顺顺气，把偏多的热给清一清。这种从春夏养阳、秋冬养阴得出的养生法则就是不伤生的道理。"养生"一词出自庄子的《养生主》，庄子说文惠君通过观察庖丁解牛，悟出了养生之道，这个"道"就是顺应自然，要适应四季寒暑的变化，夏天要远离寒凉，冬天不要吃太多热性的东西，环境温度也不要太高。脾胃病要"三分治七分养"也是这个道理，首先不要伤脾胃。

安：首先不要伤，不伤即养，我觉得现在很多东西都是修补用的。

白：是亡羊补牢。

安：对，包括人跟人之间的关系，可能都有这个问题，像医患关系，包括我们言词伤害家里人等，其实不伤才是最好的滋养。

白：对于这个词的理解，如果10年前你问我，我可能给你的回答是从教科书里看到，包括从大学里学的，没有人告诉我这个词应该这么理解。我们现在讲养生，实际上大家一方面在伤生，一方面用一些方法在修补，往往这个修补并不足以弥补、平衡对身体的伤害。举个简单的例子，比如睡眠，日出而作、日落而息，睡眠要充足，但是很多人没有办法，因为他的工作性质需要晚上上班、白天休息，从中医来讲这是阴阳的颠倒，肯定对人体有害。所以有些职业是伤身体的，对人体有伤害。

足太阴脾经（五）

· 审因论治

· 脾胃病『三分治七分养』

· 细嚼慢咽

· 痛经的病因及治疗

· 针灸催产

· 遗尿的病因与治疗

主持人安杨（以下简称安）：前面我们讲了许多足太阴脾经的病候，有些老百姓非常熟悉，我们经常说这个孩子脾虚，或者是要健脾，而且许多人也知道脾为后天之本的说法。怎么样就可能伤脾呢，我们继续讲讲这方面的内容吧。

白兴华（以下简称白）：伤脾胃的原因太多了。比如吃饭不规律或暴饮暴食，压力和坏情绪，都会伤脾胃。所以说一个脾胃病的人来了，我们一定要了解他的病因。有一句话叫"病来如山倒，病去如抽丝"，伤脾胃可能也就是一顿饭，比如一次自助餐，但是要想把它恢复过来，可能很难。

安：要养很长时间。

白：比如有的人就是因为吃凉的东西，结果胃怕凉，受凉以后再也不吃凉东西了，什么东西都热了再吃，但胃还是怕凉，这个时候就需要医生来帮助你。

安：我想到我接触的一些朋友，比如吃凉东西，长青春痘，医生会说要管住嘴。但是很多人会说，既然要管住嘴，我还找医生干吗？他认为找医生是要给他一个治疗办法，然后他还可以继续胡吃海塞。

白：这是错误的，没有一劳永逸的。医生能够做的，只是治疗你当下的病，是现在进行时，就是你找医生的这个阶段，医生通过针灸、按摩、药物，把这个问题解决了。但是如果你不注意，导致这个病的原因不杜绝，那么这个病还会找到你。老百姓有句话说"黄鼠狼专找病鸭子"，就是你哪儿虚，它往哪儿找。也有这样一些人，经常胡吃海塞，但脾胃从来没问题。再比如吃凉东西，也有个体差异。我治疗过的一个病人，已经50多岁了，她说以前冬天从来都没穿过毛衣，穿短袖都可以，但她怕别人说她有病，她要穿点衣服，冬天还吃冰块，她母亲也是这样，80多岁了吃冰块。这种情况按中医体质来讲，叫阳气盛，它不是病，她吃这些凉东西，也没出现胃寒怕凉的情况。但是有的人就不行，可能喝常温的水都不行，西瓜得热一热再吃。我遇到过一个病人，多少年不吃香瓜了，因为是凉的东西，一吃就难受，但是经过针灸治疗以后，她能吃了。但还是要尽可能少量地吃，这些凉的东西，还是要避免。尤其是脾胃病的人，病人在治疗之前，很多东西不能吃，吃了就难受不消化，扎针以后能吃了，但是量要控制。

安：适可而止。

白：量是要把握的。所以说脾胃病，"三分靠治，七分靠养"。提到养脾胃，有一个很好的办法，就是细嚼慢咽。狼吞虎咽时首先口腔的粗加工不到位，增加了肠胃负担，还容易吃多。细嚼慢咽，比如说一口饭咀嚼10遍，这个过程能增强饱感，自然就会少吃点儿。我曾经在电视上看到一个病人，曾经有很严重的胃病，他一口饭咀嚼100遍，最后胃病好了。这是有道理的，想象一下，一口饭别说嚼100遍，嚼到20遍，就已经成流食了，肠胃的负担肯定减轻了，而且口腔分泌的唾液也有助于消化。

安：说白了就是让我们的咀嚼帮助肠胃多干点活。

白：就是分担一点，别把负担都放到胃里去。尤其现在快节奏的生活，中午可能一般都是快餐，吃饭时间很短。到了晚上，又可能吃得很晚，而且可能吃得很多，这也是忌讳的。一般来说，早饭和午饭要吃好，晚饭要少吃，因为吃完晚饭以后，不运动了，休息了，多吃的东西自然会转化成能量储存在身体里面，所以肥胖增多，也和晚饭吃得多有很大关系。

安：这条经脉，除了脾胃病还有哪些病候要关注？

白：还有妇科的，女性的经带胎产都和脾有关系。女子以血为本，女性每个月来一次月经，这个血是从哪儿来的呢？还是脾胃化生的，脾胃是气血生化之源。足太阴脾经又经过小腹部，它是从腹股沟进入腹腔，所以女性的经带胎产都和脾经有关系。例如痛经，这个病很常见，从中医角度来说，有一种情况是宫寒，它的特点是什么呢？疼痛发作的时候，小肚子凉，用热水袋暖暖会好一点，疼痛有时候非常剧烈，需要吃止痛药，甚至会晕厥。导致宫寒的原因，一个是吃凉的，比如在月经期吃凉东西；另外一个是受凉，正好来月经的时候淋雨了。当然还有一个原因，中医讲寒从脚上生，就是从脚上来的，比如换季的时候，春天衣服脱得早了，冬天应该保暖了还穿丝袜、穿裙子。因为脚踩着地，足三阴经都从脚上出发，所以很容易导致宫寒。有句俗语大家可能都知道，叫"春捂秋冻"，那么，"春捂"该捂哪儿，"秋冻"该冻哪儿，不是说全身都要捂或者都要冻。春天应该捂脚和下肢，春天上身穿得少一点没关系，但是脚要保暖。到了秋天，天气转冷，脸可以冻一冻，脑袋冻一冻，上半身冻一冻，但是腿、脚要保暖，因为脚接着地，地是阴的，是寒的。

从治疗上来说，扎针对这个病的效果很好。还有三个办法大家可以试试。第一个是艾灸，用艾条灸三阴交，这个穴位在内踝上3寸，胫骨后缘。如果担心找不准也没有关系，可以在内踝上方胫骨内侧面后缘找压痛点，从内踝往上推，哪儿疼就灸哪儿。第二个是按摩，就是沿着脾经，从踝关节到膝关节，可以用手掌做按摩，用脚跟儿搓也行。第三个是热熨，这种方法我们前面介绍过，取粗盐一两斤，用微波炉高火热三四分钟，或者用锅炒热，然后把盐装到口袋里放到肚脐上，因为这个地方腹壁最薄，热更容易渗透进去，散寒的作用更好。如果能坚持几个月做热敷，效果会非常好。

安：这是妇科的，除了这部分，下焦还有没有其他一些和足太阴脾经相关的病候呢？

白：在古代还用脾经穴位治疗难产。中国人生孩子在过去叫"过鬼门关"，西方也有一个传统，妈妈生孩子，她要进教堂忏悔。什么意思呢？有很多产妇，孩子还没生下来，自己就因难产死去了。所以在过去，难产是导致母婴死亡的一个很重要原因，有了剖宫产手术后这种情况才得到明显改善。但是，中国人在剖宫产之前，就已经有办法解决难产，就是针刺三阴交和合谷。当然我讲这个不是让大家自己这样做，而是说有这种方法，扎针能促进子宫收缩，起到催产的作用。我接触过一些西方国家的医护人员，有很多妇产科医生特别是助产士来学习针灸。助产士是专门负责接生的，他们来学针灸，回去以后就用针灸治疗妇产科病，包括催产，因为现在都讲究要自然分娩。其实生孩子本来是很自然的事情，瓜熟蒂落，你看动物生产，没有说需要一大堆同伴来帮助的。几十年前的中国农村，很多人都是在家里面出生的。十里八村就有一个接生婆，她可能没啥文化，也没有学过医，但是她就会接生。而且她有一个绝活，孩子生下来如果不哭，或者是惊厥窒息，她就用针扎，缝衣服那种针。所以说针灸确实挽救了很多人的生命。

安：这是妇科的两种病。

白：另外还涉及泌尿的。有个病说起来是小病，但是对病人来说却是大病，老百姓讲叫尿床，医学术语叫"遗尿"。一般都是小孩子，如果3岁以下，因为神经发育还没完善，晚上出现这种情况是正常的；但是如果过了3岁，有的甚至十几岁了还尿床，就是病态了，而且对病人的心理影响很大。没有什么特效药物，医生可能会建议家长定时叫醒孩子，或者使用闹铃，闹铃可以上好几个点，半夜12点一次、2点一次。

安：到点就起床。

白：我看过一篇文章，作者写他自己小时候尿床的经历，他也很有勇气，他说他晚上睡觉最担心的一件事情就是他妈妈叫醒他，往往他妈妈在12点叫醒他，结果他11:50就尿床了。从现代医学来说，一般都把遗尿归结为心理问题，比如过度紧张、劳累，都会诱发或加重。从中医来讲，这是肾气虚，因为肾主水，虽然尿液储存在膀胱里，但控制膀胱的开合要靠肾气。"三阴交"顾名思义是足三阴经的交会穴，一个穴位管三条经脉。像尿床这种情况，三阴交肯定是一个主穴，其他包括太溪、中极、关元等。这个病针灸治起来很简单，一般四五次就会有明显效果。

安：效果真的很好呀。

白：正常情况下，当膀胱充盈以后会有一个信号，通过脊髓传达到大脑，使人觉醒，就是我们常说的被尿憋醒了。如果信号不够强，不足以使人觉醒，就会出现尿床。我就遇到过这种情况，双胞胎，两个小男孩，四五岁，都尿床。针灸治疗三四次以后出现一个现象，这个小孩还不醒，但是把他姥姥给踢醒了，就是说膀胱充盈的信号使他有反应了。一般来说，大部分遗尿都是功能性的，治疗越早越好，因为长期遗尿不但影响心理，还可能会对智力发育有影响，因为肾主骨生髓，脑为髓海。

安：我记得小的时候有一个小伙伴有这个病，后来就是家里人带着他去做针灸治疗，后来就好了。

白：这个选择是对的。我遇到过不同年龄的病人，有四五岁的、十几岁的，也有二十多岁的，针灸都有效。

足太阴脾经（六）

· 头为清净之府
· 天气对头的影响
· 脾主升清
· 异病同治

🎙️**主持人安杨（以下简称安）**：足太阴脾经的病候还有其他要特别强调的吗？

🎙️**白兴华（以下简称白）**：足太阴脾经从脚一直到舌根，我们讲过了包括口腔的问题、舌的问题、面色的问题等，还有就是头的问题。因为"头"对应"天"，正常情况下，头的感觉应该是什么样呢？中医用了一个词叫"清净之府"。实际上，你没有感觉到头的存在，这是正常的感觉。如果感觉到头昏昏沉沉的，就是有问题了，其中一个原因，就是从脾来的。中医讲脾和胃的关系，胃气是浊气，脾气是清气，清气要往上升，浊气要往下降。升上来的清气滋养我们的大脑，所以这个时候，你会感到头很清爽。但是如果脾胃不好的话，清气升不上来，浊气又降不下去，清气不升，浊气不降，这个时候头就是昏昏沉沉的。

安：从这个角度来讲，足太阴脾经居然和我们的心情是有关系的，和我们的精神面貌是有关系的。

白："头"对应"天"，天气也会影响到我们的情绪，不知道你有没有这种感觉？

安：那当然，很多人都有这样的感觉。

白：如果连续一段时间雾霾天，你会感觉到很压抑，很抑郁。我就曾经有过这种感觉，就好像要逃出去的感觉。有的人就这样形容，他的头老像阴天一样不晴朗，实际上外面是晴天，但他就是有这样的感觉，这是因为浊气在上面，就是他体内的小环境是雾霾天，如果再加上外面的雾霾天，就会更加明显。所以对于雾霾，一般都强调说它对呼吸系统有影响，大家都戴着口罩，实际上它对心理、精神的影响也非常大。这是天气对人的影响，在北欧，冬天抑郁症的人特别多。

安：就是因为他们冬天太长，阳光太少。我认识一个女孩子，学习很好，考到了北美一所非常好的学校，第一年去了以后到了冬天就退学了，就是因为漫长的、阴郁的天气，抑郁了。第二年她重考，但无论如何她要考一个在南部的学校。

白：这说明她肯定是本身体质有问题，这是一个极端的例子，因为我们多数人还是能够适应的，如果我们的脾胃功能好，升清降浊的功能好，还是能够适应的。

安：我还想到另一个例子就是凡·高，凡·高抑郁的时候，就是去的法国南部，在阳光充足的地方做疗养。

白：应该说阳光是一个很好的兴奋剂。在欧洲，因为冬天日照时间短，他们就制造了一种人造阳光，就是在屋里面模拟自然的阳光。在挪威有一个地方，西面有一座大山，本来阳光就少，大山又把太阳给挡住了，所以他们就在山上竖立了一面反射镜，把太阳光反射到他们住的地方。万物生长靠太阳，我们人也一样。

安：这个跟脾的关系是怎样？
白：和脾的关系，我们讲就是清气。

安：清气没有上升。
白：脾虚的人没有足够的清气上升，还有就是气堵在中焦，上不去了。在这种情况下，头部，也就是说我们人体的天空，就像雾霾天一样，昏昏沉沉的。从治疗上，当然调脾胃就行了，健脾和胃，让脾胃的功能强大起来。所以许多抑郁症的病人，通过健脾胃，就感觉好像天空一下晴朗了。这个感觉是很明显的，因为这样的病人有对比，所以更能够体会一个正常头脑的状态是什么样的。

安：健脾胃有哪些方法呢？
白：从中医来讲，尽管脾胃病有很多表现，但它的病机无非就是两个，一个是气虚，一个是阳虚。中医治病有一个原则叫"异病同治"，就是病的表现是不同的，可能是抑郁症，也可能是痤疮、便秘或者是腹泻，但治疗所使用的药物可以是一样的，针灸穴位也可以是一样的。因为它们的问题都出在脾胃上了，脾胃健康了，问题就会迎刃而解。健脾胃的方法之前我们讲了很多，有食疗的，比如山药粥，还有一些穴位按摩的方法。当然还有一日三餐，要有规律，有节制，什么东西该吃，什么东西不该吃，还是那句话，首先不要伤害它。

安：我觉得您讲的这个"不伤为养"，这点我自己当座右铭了。因为不管是养生，还是人与人的关系，真的都是不伤为养。我们的内心，我们所有小孩子的成长，不要伤害，就是滋养。

手少阴心经

- 心为君主之官
- 心藏神
- 心在志为喜
- 喜伤心
- 心气虚则悲
- 心神与眼神
- 心经的病候
- 目得血而能视
- 冠心病心绞痛的自我调理
- 疼痛是朋友

图片来源：伦敦 Wellcome 图书馆

主持人安杨（以下简称安）：前面我们讲了足太阴脾经，接下来要讲手少阴心经。

白兴华（以下简称白）：手三阴经在十二经脉中都比较短，尤其是手少阴心经，它的循行路线短，联系的器官少，穴位也少，只有 9 个。讲脏腑和经脉的时候，它俩不一样，因为一提到脏腑肯定心很重要，心是君主之官，如果把人体比作一个社会组织，心就是皇帝。但是在经脉来说，手少阴心经的重要性却是比较靠后的。这也是我们反复强调的一点，经脉学说和脏腑理论不太一样。

安：是两个理论，不能混在一起。

白：手少阴心经起于心中，出属心系，心系就是和心相连的那些组织。"系"就是用一个绳子把东西拴上，这个词古人经常用，心系、肺系、目系都是这个意思。然后向下通过膈肌，络小肠。它有一个分支，从心系分出来，向上沿着食管，最后连目系。这个有点特殊，就是手少阴心经最后到了眼睛，把眼睛和心连起来了。在听中医讲心的时候，一定不要把它简单地理解成一个心脏。从现代医学来讲，心脏就是一个泵，但是中医认为心的第一个功能是藏神，就是我们的神志活动，比如思维活动和各种情感。把心想象成一个小房子，我们的神就住在里面。无论东方还是西方，当提到人的情感的时候，都把它和心联系在一起。西方人用心形代表爱情。在古埃及，制作木乃伊的时候，他们把所有的其他脏器全都去掉，就保留一个心脏。你想没想过这个问题，为什么东方和西方，都不约而同地把我们的精神活动和心脏联系在一起呢？

安：没想过。

白：肯定是有原因的。当我们高兴的时候、兴奋的时候，心跳会加快；当悲伤的时候，会感觉心胸憋闷、不舒服。所以中医讲人的情绪活动，把它和五脏联系在一起，心肝脾肺肾，都和人的情感相关，前面讲脾在志为思，与心相关的情感是喜。喜、怒、忧、思、悲、恐、惊，这七种情感中，只有喜是好的。

安：其他都是相对负面的。

白：心和喜的关系，首先就表现在当你高兴的时候，心跳会加快。中医说心在志为喜，但是反过来又说了一句话，喜伤心，就是大喜，太高兴了会伤心。举个例子，可能每年足球世界杯赛的时候，都有人因为过度兴奋诱发心肌梗死。还有一种情况，古人讲"心气实则笑不休"，这就是病态了，就是一个人总是没有缘由地笑。

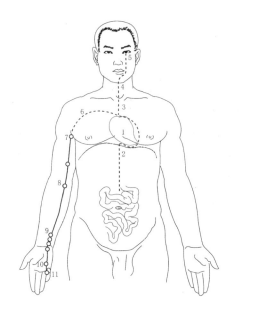

手少阴心经图

《灵枢·经脉》：心手少阴之脉，起于心中，出属心系，下膈，络小肠。其支者，从心系，上挟咽，系目系。其直者，复从心系，却上肺，下出腋下，下循臑内后廉，行太阴、心主之后，下肘内，循臂内后廉，抵掌后锐骨之端，入掌内后廉，循小指之内，出其端。是动则病，嗌干，心痛，渴而欲饮，是为臂厥。是主心所生病者，目黄，胁痛，臑臂内后廉痛、厥，掌中热。

安： 傻乐。

白： 和一般的傻乐还不太一样，这是心气实。相反，心气虚则悲，就是高兴不起来，同样一件事，别人都认为是一个高兴的事，他高兴不起来。

安： 笑点的问题，一个笑点太低，一个笑点太高。

白： 还不仅仅是笑点，它是病态。我就见过这种病人，她说看电视，大家都乐她不乐，结果给她治了一段时间以后，她也乐了，这就说明她本身有问题。从中医来讲，主要是心的问题，这是神和心的关系。眼睛和神是什么关系呢？不管东方还是西方，都说眼睛是心灵的窗户，眼睛能反映内心的状态。中医讲望神，就包括望眼神。眼神是不会说谎的，它是最诚实的。我们对外界的各种感知，情感的表达，很大一部分是通过眼睛。既然神是藏在心里的，古人就把它和眼睛联系起来了。我们前面讲了，说头叫"清净之府"，那么神在心里面藏着，它的正常状态应该是什么样的？

安： 平和的。

白："平和"这个词用得非常好。古人有一个形容，叫"心如止水"，就是像湖面，没有风的时候，很平静。正常情况下，心就是这样一种状态。心能否保持这种状态，和眼睛有很大关系，当你看到一些不好的东西，它会扰乱心神，就像水面被风吹过一样，会出现波浪。

安：手少阴心经除了这个分支，还跟哪里有关系呢？

白：刚才讲的是分支，它的主干从心系走到肺，心和肺都在上焦，心是君主，肺是相辅，就是宰相，肺是包着心的。然后从腋窝出来了，沿着上肢内侧的后缘，也就是我们掌心相对的时候，手小指这一侧，一直走到小指的内侧端，它的循行就结束了。从循行上看，手少阴心经有很大一部分是内行线，主要联系心、肺、咽（指食管），外行线上最重要的是眼睛。它在上肢内侧这一段很简单，就是一个单行线，一直到小指端。

安：这里边的病候，主要还是集中在心吧。

白：根据《黄帝内经》记载，手少阴心经的一组病症是嗌干、心痛、渴而欲饮。嗌干就是咽干、嗓子干；心痛就是心脏疼痛；渴而欲饮是口渴想喝水，一般理解为心火盛，根据五行理论心属火，心火盛的人，会喜欢喝水，特别是喜欢喝凉水。另一组病症包括目黄，胁痛，臑臂内后廉痛、厥，掌中热。

安：心经的病症就这么多？

白：对。这里面有心脏的病症，比如心痛、胁痛，但是没有神志病，比如心烦、抑郁、焦虑、失眠。手少阴心经病候的这种特点，可能和古人的一个观点有关，就是认为心是君主之官，它本身不能得病，心脏外面还有一层包膜，叫心包，它的作用是代替心受邪。如果心脏得了疾病，叫真心痛，真心痛的特点是旦发夕死，就是早晨发病，晚上就死了，类似现在的急性心肌梗死。

安：很多的病都算在心包上。

白：后面讲手厥阴心包经的时候，就会发现那里面有一些精神疾病。当然中医也要与时俱进，从临床应用上看，手少阴心经的穴位也可以治疗一些精神疾病，比如神门就有安神的作用。

安：好像也没有眼睛的病？

白：这个有点意思。在《黄帝内经》里面，古人没有提到眼睛的病。今天我们治疗眼睛的病，也很少考虑手少阴心经的穴位，可能是我们的经验还不够，或者还需要深入挖掘更多的古代文献。我想眼睛和心的关系，主要还是通过神。我遇到过一个病人，女性，50多岁，患有哮喘，因为心和肺都在上焦，喘得厉害的时候她也会出现心烦。这个病人经过针灸治疗以后，哮喘和烦躁都没有了。她还给我讲了一个现象，她说以前眼睛看东西也就一米多，再远就看不清楚了，但是开车的时候却看得清楚，其他时间都不行。结果把她的喘治好后，眼睛视力也好了。

安：很奇特的现象。

白：中医认为五脏六腑的气血精华，都要上注到眼睛，才能维持正常的视力，就是眼睛需要气血濡养。肺的一个重要作用是主宣发，就是把气血宣发敷布到周身，哮喘的时候肺不能正常发挥宣发的作用，没有足够的气血到达眼睛，就会出现眼睛的问题。这种情况表面上看是视力的问题，实际上看还是全身气血流动的问题。当然在临床中，我们也可以做一个探讨，即将来是否眼睛的疾病可以考虑取手少阴心经的穴位进行治疗。

安：心经还有哪些病候呢？

白：刚才讲到心痛，胁痛，臑臂内后廉痛、厥，实际上可以理解为一组症状，就是有些人冠心病心绞痛发作的时候，疼痛会沿着上肢内侧后缘放射。

安：比较典型的心绞痛发作。

白：从神经解剖讲，支配上肢的臂丛神经主要是从颈椎发出来的，而和心脏有关的神经是从胸椎和延髓发出来的，但是古人就注意到这种现象，心脏病发作的时候会向上肢内侧后缘放射。冠心病心绞痛是由于冠状动脉痉挛，导致心肌供血不足，但这种痉挛是短暂的，与心肌梗死不同。针对冠心病心绞痛发作，可以从两个方面考虑：一方面用药物缓解冠状动脉痉挛，改善心肌供血；另一方面，也可以在手少阴心经这条线上，主要是在肘关节到腕关节这一段做按摩，或者热敷。这是从治疗角度讲，为了预防心绞痛发作，平时也可以坚持做按摩，范围可以大一点，就是前臂手三阴经，因为手三阴经都连着胸，心脏在左侧，所以按摩的时候以左侧为主，按摩两侧更好，可以增强刺激，提高效果。

现在冠心病心绞痛的病人很多。我遇到过一个病人，他的心脏已经放了9个支架。像这种情况，如果能在很早的时候，自己做按摩，是有可能改善冠状动脉供血的，因为主要还是血管痉挛，不是堵了。如果真堵了，就必须放支架，或者搭桥。

安：按我的理解解释一下，有的病人可能冠状动脉堵得没那么严重，但会经常发作。还有些人，平时没事，突然心绞痛发作，到医院的时候已经堵了百分之九十几了，得赶紧上支架。人和人不一样。

白：人们对伤害的敏感性不同。有的人经常有点不舒服，从30岁就看医生，看到80岁，越看可能还越好。但也有一些人，可能平时一点儿问题没有，突然心肌梗死了。俗话说"冰冻三尺非一日之寒"，像后面这种情况，血管肯定早就出现问题了，但是他对伤害性的刺激不敏感。而有的人稍微有点冠状动脉痉挛就会感觉不舒服，就去看医生。这还涉及另外一个问题，就是我们对待疼痛的态度，比如当一个病人来了，说心前区疼痛或者头痛。医生应该怎么说呢？坦率地说，我认为医生应该说好，因为感觉到疼痛是一个重要的警示。

安： 你有信号了。

白： 它是警报，英文叫 alarm signal，就是告诉你这个地方有问题了，应该去看医生了。

安： 疼痛医学就是这么认为的。

白： 换句话说，疼痛本身不是敌人。我们不要把疼痛当作敌人，真正的敌人是导致疼痛的原因。当出现了心前区疼痛的时候，你一定要去看医生，要找原因，治疗也不是简单的止痛，而是要针对原因。比如说寒主收引，越寒冷，血管收缩越加重，沿着经脉热敷或按摩，温经散寒，心绞痛自然就会缓解了。有冠心病心绞痛的人，如果能够坚持自我按摩调理，最后心脏的供血会明显改善，心绞痛的程度和频次都会减少。

安： 好，还有其他病候吗？

白： 基本上就是这些，手少阴心经的循行比较短，病候不多，常用的也就两三个穴位。

手太阳小肠经（一）

- 养老穴在两骨之间
- 肩脉
- 小肠经的病候
- 肩周炎的特点
- 耳聋目黄的辨证
- 颈椎病的主要原因

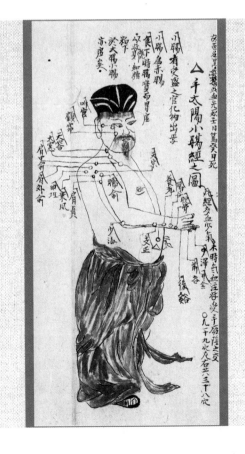

图片来源：伦敦
Wellcome 图书馆

主持人安杨（以下简称安）：前面讲了手少阴心经，现在讲讲手太阳小肠经。

白兴华（以下简称白）：手三阳经有点儿特殊，就是名不副实，听起来它们和大肠、小肠、三焦关系很密切，实际上并不是这样。比如前面讲手阳明大肠经的时候，它和牙齿的关系非常密切，古书上就叫"齿脉"。手太阳小肠经也是这样，和它最密切的部位是肩胛骨，所以它也有一个名字，叫"肩脉"。我们还是从循行开始，手太阳小肠经起于小指之端。

安：小指哪一端呢？

白：如果把掌心向下，它就在手小指的外侧端。前面讲过，手背和手心分界的地方叫赤白肉际，就是人体阴阳的分界线，手太阳小肠经就沿着这条线，向上走到手腕。手腕后面有个隆起的骨头，相当于脚上的外踝，古人把这个地方也叫踝，还是把人当作爬行动物来看待。手太阳小肠经"出踝中"，就是从踝骨中间走，因为它实际上是由两块儿骨头结合形成的。你可以做一个试验，右手掌心向下，把左手的食指放在右边的踝骨上面，然后右手掌心向胸部旋转，这时候会发现隆起的骨头凹回去了，等于说两块儿骨头分开了。

安：是个关节处。

白：是尺骨小头与桡骨茎突结合的地方。前面讲过经典的穴位都是在凹陷的地方，这个地方表面上看是一个突起，实际上还是凹陷，两骨之间，在这个地方有个养老穴。根据医书记载，这个穴位可以治疗视物不清、听力下降，过去主要是老年人得的病，而现在年轻人用眼过度也会视物不清。小肠经从这个骨缝出来以后，再往上走，沿着尺骨的下缘，也是赤白肉际的地方，走到肘关节内侧两个骨头之间，就是尺骨鹰嘴与肱骨内侧髁之间的凹陷处，有时候磕着这个地方会麻筋，从解剖上来说，恰好有尺神经经过，磕麻筋就是磕到这个神经了。

安：嗯，小时候就有过这种经历。

白：手太阳小肠经走过这个地方，再往上走，沿着上臂外侧后缘到肩胛骨，古书上说"出肩解，绕肩胛，交肩上"，这9个字里面有3个肩字。"肩解"就是肩关节，庄子讲庖丁解牛的故事，就是要从骨缝解剖牛，不能乱砍。提到绕肩胛，我们发现一个很有意思的证据，2013年在成都天回镇西汉墓里面出土了一个髹漆木人经穴模型，上面有一些线条，其中有一条线绕了肩胛骨一圈，也就是说古书上的文字记载和这个模型是完全一致的。可以说手太阳小肠经和肩部的关系最密切，特别是后面肩胛骨的地方，所以古人把它叫肩脉。

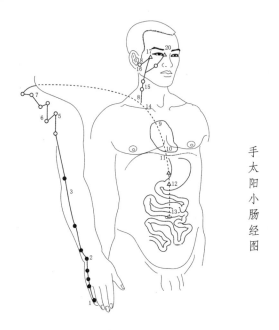

手太阳小肠经图

《灵枢·经脉》：小肠手太阳之脉，起于小指之端，循手外侧上腕，出踝中，直上循臂骨下廉，出肘内侧两骨之间，上循臑外后廉，出肩解，绕肩胛，交肩上，入缺盆，络心，循咽，下膈，抵胃，属小肠。其支者，从缺盆循颈，上颊，至目锐眦，却入耳中。其支者，别颊上𬚹，抵鼻，至目内眦。是动则病，嗌痛，颔肿不可以顾，肩似拔，臑似折。是主液所生病者，耳聋，目黄，颊肿，颈、颔、肩、臑、肘、臂外后廉痛。

安： 跟那个齿脉似的，就是它跟这儿的关系最密切。

白： 与手太阳小肠经相比，肩脉更能反映这条经的特点。交肩上以后，走到前面的缺盆，这之前都是外行线。从缺盆进入胸腔，络心，顺着食管向下穿过膈肌进入腹腔，属小肠，这部分是内行线。它在缺盆有一个分支，沿着颈部的外侧向上走，经过面颊，到外眼角，又向后走，进入耳朵里面。在面颊又分出一支，经过颧骨，到达鼻旁，终止于内眼角，和足太阳膀胱经交接。

总的来说，小肠经的病候主要在外行线上，特别是肩和面部。根据古书记载，每一条脉后面都有两组病候：一组是从发病角度，叫是动则病；一组是从主治角度，叫是主所生病。如果手太阳小肠经发生变动，第一个病是嗌痛，就是咽喉疼痛，经脉循行的时候讲到手太阳小肠经循咽，这里的咽主要是指食管，食管的上端就连着咽喉。第二个病是颔肿，"颔"是古人用的解剖名词，具体来说指两个地方：一个是指下颌骨的下面，从下颏到喉结的地方叫颐，颐的两旁就是颔；另一个是指头的颞部。从现代医学角度看，颔肿相当于下颌淋巴结肿大，比如感冒的时候下颌淋巴结发炎。还有下颌淋巴结结核，古人叫鼠瘘，也叫筋瘘，就是有个瘘管，长期流脓淌水，久不收口。接下来的病症是不可以顾，"顾"是回头的意思。古书上还有一个症状叫不能左右视，就是不能向左右看，不能回头的意思就是还可以向左右看，但是不能向后看，这种情况可能是因为颈部肿大导致的，也见于落枕和颈椎病。对比手三阳经的病候就会发现，手阳明大肠经的病症主要是在前面的鼻子和口，手少阳三焦经的病症主要在侧面的耳朵，而手太阳小肠经则主要是在脖子后面，最常见的病症就是落枕和颈椎病。

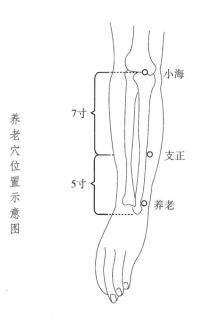

养老穴位置示意图

安：好像还没有讲到肩部的病症呢。

白：肩部的病症古人形容为"肩似拔，臑似折"，就是肩膀好像被人拽着，上臂好像要折断了一样。正常情况下，我们感觉不到肩关节的存在，如果感觉到好像有人牵拉，是什么感觉呢？第一，可能是疼痛；第二，是僵硬；第三，是运动受限制。这是肩周炎的典型表现，有的病人疼痛非常剧烈，感觉真的好像胳膊断了一样。关于肩周炎，古人还有一个词叫"肩不举"，就是不能向上举肩，比如说不能梳头。

安：我经历过，当年坐在火车卧铺靠车厢连接处，冬天没有暖气，经常有人开车门，当时没太注意，脑袋就冲着走廊这一边，回来以后觉得肩膀不舒服，到了后半夜，肩膀就疼得举不起来。

白：你说的这种情况也是肩周炎的疼痛特点，就是晚上疼得厉害。而且你讲的得病过程，实际上反映了肩周炎常见的一个病因，就是受寒，比如夏天光着膀子吹空调。当然肩周炎更常见的病因还是劳损，因为肩关节每天都要用到，比如拎东西，哪怕拿一本书，都需要肩部受力。日积月累，到了一定年龄，肩关节受损到一定程度，就会表现出症状来。所以这个病还叫"五十肩""老年肩"，就是50岁以上的人多见。

刚才讲的一组是从发病角度，接下来是从治疗角度讲的。第一个病症是耳聋。穴位和经脉是分不开的，穴位就是经脉线上的特殊点，穴位能治疗什么病，关键要看这条脉怎么走，它和哪些脏器有关联。手太阳小肠经从耳前入耳中，手少阳三焦经从耳后入耳中，所以在临床中，如果病人耳朵前面疼，这个时候就要考虑手太阳小肠经；耳朵后面疼，就取手少阳三焦经的穴位。这是经脉辨证，就是根据经脉的循行联系，明确病症归属于哪一条经脉，然后再循经取穴。第二个病症是目黄。一提到目黄，可能都想到黄疸，实际上古人讲的目黄可能比较宽泛一点，因为黄疸的时候，不光是眼睛黄，全身都会黄，特别是急性黄疸，古人形容说黄如橘子色，就是像橘子皮一样。这里的目黄可以理解为有热，手太阳小肠经到内、外眼角，热盛伤津就会导致目黄。紧接着目黄的病症是颊肿，就是面颊肿，也与火热有关，火性上炎，上火的时候就可能有这种情况。还有一组病症，原文说"颈、颔、肩、臑、肘臂外后廉痛，小指不用"，就是从颈部一直到手小指，都是小肠经所经过的地方，不用就是不能使用，运动不灵活。这些病症组合在一起，是典型的神经根型颈椎病，当脊神经受到压迫后，就会出现上肢的疼痛、麻木、运动受限。提到颈椎病，我们知道现在这个病很多。

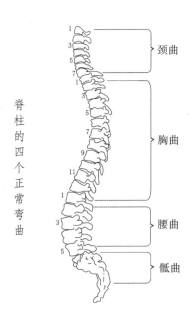

安：特别多。我自己也有这个问题，虽然上升不到病的程度，但总是不舒服，

而且我见到很小的学生，就开始脖子不舒服。

白： 你分析原因没？

安： 肯定是生活方式的原因，久坐，以及往前低头伏案。

白： 古人把颈椎叫天柱，也叫天柱骨，就是擎天柱的意思。头在人体的最上面，对应着天，颈椎支撑着头。我们看正常颈椎的 X 线片，它不是直的，而是略微向前弯曲，为什么会形成这样一个弯曲呢？

安： 跟我们过去的爬行有关系吗？

白： 我们的脊椎有 4 个生理弯曲，它们是人类从爬行到直立行走长期进化的结果，颈椎向前的弯曲就是随着婴儿的生长，开始关注周围环境，头颈伸肌群就会牵拉头颈部脊柱，开始爬行抬头后出现的。现在颈椎病病人很多，其中一种就是颈椎变直了，生理弯曲消失了。西方有一个词叫"军人脖"（military neck），就是颈椎曲度消失了，看着像军人的脖子一样笔直。当然还有更严重的，就是颈椎的弯曲不是向前而是向后了，与正常的弯曲相反了，像鸭子的脖子。导致这些改变很重要的一个原因，就是低头的时间太多了。我们从进入幼儿园就开始低头，比如写字、看书、用电脑，现在还有手机，都要低头。所以现在小学生的颈椎就开始有问题，大学生就更明显了。颈椎的改变，可以说是当代人面临的一个大问题。

手太阳小肠经（二）

· 青少年就像小树
· 仰望天空的意义
· 颈椎病的自我调理
· 刮痧方法及『痧』的意义
· 肩周炎的治疗和自我调理
· 少泽通乳

主持人安杨（以下简称安）：我们讲了手太阳小肠经跟颈肩相关联的问题，应当说颈肩不舒服是现代人最常见的问题之一，很多人都受到电脑、手机等产品的影响。不仅仅是成年人，从儿童开始就有很多人出现颈肩问题。

白兴华（以下简称白）：还要强调一点，青少年更容易发生颈椎的改变，为什么呢？青少年就像小树，还处在生长发育阶段，稍微给它一点外力就变弯曲了，如果持续给它施加外力，等这棵树长大以后就会是弯的，想让它再直过来都不可能了。但长成壮年的一棵树，让它弯不太可能。所以临床上看到这样一个现象，比如五六十岁的病人，颈椎 X 线或磁共振检查呈现的结果可能比年轻人还要好。在五六十岁的人群中，什么样的人颈椎不好呢？我见到最多的是搞财会的，因为他们总需要低头，还有坐办公室长期伏案工作的。但是将来就不存在职业的差别了，因为每个人都看手机，都是低头族。低头是导致颈椎疾病的主要原因，刚开始的时候椎体没问题，两侧的肌肉会因为低头受到损伤，就像弓箭向反向牵拉，就是肌肉的劳损，可能觉得脖子不太舒服，拍片子也没有什么问题，但实际上这是一个报警信号，颈部的肌肉已经疲劳了。到了一定程度以后，就会出现结构的改变，比如生理曲度消失，甚至反弓。

安： 应当说颈椎病现在是很大的一个问题。

白： 对。刚才讲的古书所记载的小肠经病候，基本上都体现在这条线上了，你可能也注意到了，没有小肠的病，也没有心的病。

安： 是没有讲呢，还是没有？

白： 古书上就没有。不仅是小肠经，其他两条手的阳经也是这样，它们的病候都没有提到所属络脏腑的病症，基本都是外经病，就是在经脉外行线上的病。尽管理论上手太阳小肠经属小肠，但实际上它的穴位很少用于治疗小肠的病。古人给它命名的时候就认识到了这一点，所以把它叫"肩脉"。这也是在临床当中需要注意的，就是说有的时候会根据理论先入为主，小肠的病就去找手太阳小肠经的穴位，实际上不是这样。

安： 它的病候也就是肩颈这部分，加上面部的病症。

白： 小肠经在面部有一个分叉，像英文字母 Y。面部的病症，像面瘫、面痛、面肌痉挛、三叉神经痛，都可以取小肠经的穴位。还有耳朵的病，比如耳聋、耳鸣，小肠经从耳前入耳中。到脖子这块是"不可以顾"，就是不能回头看，落枕、颈椎病都可能有这样的症状。应该说针灸治疗颈椎病效果还是比较好的，尤其是在软组织劳损阶段，还没有骨骼的改变，如果颈椎的生理曲度已经没有了，甚至反弓了，扎针就不可能改变了。对于颈椎病的治疗，不管是针灸、按摩，还是牵引等，都只是辅助的作用，关键还是病人自己要意识到颈椎病是怎样来的。

安： 预防很重要。

白： 医生给你做按摩，做针灸，暂时缓解了挺舒服，但是如果你又低了两天头，就又退回来了，也就是说这一点点的治疗不足以弥补、抵消、纠正长期低头所造成的损伤。用电脑的时候，尽量把电脑放得高一点，至少要平视，最好15°角仰视，对维持颈椎生理曲度非常有好处。放风筝也很好，因为放风筝的时候要抬头，要仰望天空。提到仰望天空，我们现在可能很少有闲暇向上看。实际上天空在过去对人们的日常生活非常重要，每个人每天仰望天空的时间比我们现在多得多，顾炎武说"三代以上，人人皆知天文"，也就是说那个时代每个人都是天文学家，为什么？天空首先是一个大钟表，我记得我父母那一辈人，四五十年前钟表还不普及，他们根据日月星辰在天空中的位置判断时间。他们也根据天空来判断天气变化，甚至可能预见到明天是否会刮风下雨，所以说天空对于他们有着非常重要的实际意义。对于今天的人们来说，天空已经可有可无了，我们每个人尤其是在城市生活的人，一整天也没有闲暇仰望天空，更多时候是埋头在虚拟的世界里，不知不觉损害了颈椎。一开始的劳损可能没有任何信号，就像温水里的青蛙，等损伤到一定程度才可能感觉到，但是过了一段时间后症状又没了。

安：又缓解了。

白：不是缓解了，劳损还持续存在，只是报警信号变弱了。伤害是存在的，身体也提醒你了，但是你没有及时纠正，所以就不再提醒你了。

安：除了刚才讲的可以调整的方式，比如多看天空、多放风筝，还有多数树叶；我们还可以调整电脑的位置，现在我们办公室里已经有一些同事是站着办公，有的是把电脑放得高一点，他们已经开始做了。既然咱们研究针灸，那有没有一些传统的非药物疗法能起到保健的作用。就拿手太阳小肠经来说，在这条经上我们可以做一做什么？

白：对于日常的颈椎护理，有一个方法很实用，就是刮痧，主要是刮颈椎。我治疗颈椎病基本上都配合刮痧，还有拔罐、放血。刮出的痧就是皮下出血，血出来后会凝结，机体就启动一种溶血机制，把凝血溶解了，在这个过程中会释放一些因子，就会起到治疗作用。自己在家一周或两周刮一次，主要根据出痧的情况，痧消失以后就可以再刮。当然，任何一种治疗颈椎病的方法都只是暂时改善症状，关键还是要改变颈椎的姿势。颈椎病也叫颈椎退行性病变，就是老化了，这个过程是不可逆的，如果生理弯曲已经改变，不管针灸还是按摩，都无法使它恢复到正常状态。

安：对，其实许多疾病都不能仅仅依靠治疗，最终还是要依靠病人调整自己的生活方式，这一点非常重要。对于刮痧，老百姓有很多不太明确的地方，请您给我们澄清一下，比如我们会看到网络上或朋友圈里说，我今天去刮痧了，出来的紫红很可怕，场面很"残忍"，是一定要出痧出得多才叫有效果吗？对痧多痧少有没有讲究？

白：刮出的痧就是皮下出血，因为皮下出血是点状的，像沙粒一样，有的时候面积比较大，像沙堆一样，也叫痧包，这两种情况都是正常的。如果是青紫连成片，就不叫痧了，有一些情况比如血小板减少或者服用抗凝血药物，会很容易出血，即使轻微刺激也会导致大量皮下出血。出痧多少，有个体差异，比如同样是颈椎病，每个人出的痧是不一样的，有的人容易出痧，刮三五下痧就出来了，也有的人刮10下、20下也不出痧。所以对痧的理解要因人而异，不是说出痧多的人病情就严重，出痧少或者不出痧就一定是病症轻。还有一点要说明，刚开始几次可能很容易出痧，过一段时间就不容易出痧了，就是出痧量会随着治疗的进展而减少。从临床角度讲，刮痧的目的是刮出痧来，所以如果能刮出痧更好，也说明这个人比较敏感。就像扎针一样，有的人针感强效果特别好，扎几次就好了，有的人扎了好几次才能改善。即使不出痧，也有一定的作用，只是比出痧的刺激量小一点儿。

安：讲到颈椎，经常是颈肩，因为颈椎和肩是挨着的，那么肩膀这儿有没有一些问题呢？

白： 肩部最常见的是肩周炎，从治疗上来说，针灸的效果比较好，可以作为首选，尤其是以疼痛为主的情况。自己在家里有两个办法：第一，可以热敷，主要热敷肩部，我们在睡觉的时候，即使在冬天被子也可能盖不到肩上，这也是肩部容易受凉的原因，热敷的方法前面提到过，就是把粗盐炒热或者放到微波炉里加热，然后装到一个口袋里，如果没有盐，用电熨斗也行，把电熨斗加热后断电就可以了，肩部垫上毛巾，以温热能够忍受为宜；第二，可以刮痧，以局部为主，尤其后面肩胛骨的地方容易出痧。这些都是局部治疗，还可以取远端的穴位，比如后溪，握拳后手的第五掌指关节后，有一个掌横纹，在掌横纹的上端赤白肉际处，也就是阴阳分界线的这个地方。远端扎针与局部治疗配合，是标本兼治，效果会更好。

安： 您在讲其他经脉的时候会提到一些穴位，我们在家里做类似按摩点压，比如后溪穴，如果我闲着没事自己经常摁一摁，这样会有效果吗？还是效果甚微呢？

白： 应该讲作用有限。你也可以用一个办法，比如在手掌的外侧，手太阳小肠经的地方两手相互摩擦，力度可以大一点。另外就是在前臂尺骨下缘按摩，摩擦产生热，也有通经络的作用。

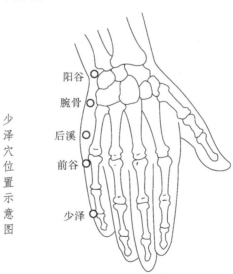

少泽穴位置示意图

阳谷
腕骨
后溪
前谷
少泽

安： 小肠经的病候只有这些吗？

白： 基本就是这样，这里没涉及小肠的病。但是有一个病要讲一讲，它涉及手太阳小肠经的穴位，就是在小指端的少泽穴，它有一个特殊的治疗作用，可以治疗乳汁分泌不足。催奶经常用的方法是加强营养，比如炖猪蹄、熬鱼汤，但实际上现在的妈妈往往不是营养不足，而是因为不通。我们遇到许多人，孩子出生以后，妈妈的生活完全和以前不一样了，生活被打乱了，这个时候很容易出现情志的改变，影响乳汁分泌，可以用少泽通乳，方法是用采血针点刺，挤出几滴血。

各篇·第二十九讲

足太阳膀胱经（一）

- 膀胱经入络脑
- 膀胱经在背部的两条线
- 腰背委中求
- 人身上的昆仑山
- 二十一椎分三焦
- 沿着膀胱经的各种疼痛
- 痔疮的治疗

图片来源：伦敦
Wellcome 图书馆

主持人安杨（以下简称安）： 今天我们讲足太阳膀胱经。

白兴华（以下简称白）： 前面讲了手太阳小肠经到内眼角结束，接着就是足太阳膀胱经。它从这向上到前额，在头顶与督脉在百会相交。在头顶有一个分支，向下走到耳朵。它的直行部分，从头顶进入颅腔，入络脑。《黄帝内经》说"脑为髓海"，这可能和古人的解剖有关系，骨头里面的骨髓和脑，看起来有点相似。后来中医也认识到"脑为元神之府"，就是情志活动和脑有关系。但是，当我们思考问题的时候，当我们高兴或悲伤的时候，一般情况下不会感觉脑袋里不舒服，而高兴的时候心跳会加速，说明情志活动会在躯体的脏器有反应。

安：刚才讲到的这部分属于外行线，"入络脑"属于内行线还是外行线？

白：从定义上说，内行线是指经脉在胸腹腔里面的部分，所以不能说进入颅腔是内行线，只能说它比较深。入络脑以后又从后头部出来，沿着脖子后面向下，在肩胛骨和脊柱之间向下走到腰部，这一段都是外行线。足太阳膀胱经在后背有两条线，这是第一条，距离脊柱正中 1.5 寸，怎么定 1.5 寸呢？肩胛骨是一块三角形的骨头，两侧肩胛骨之间最近的距离是 6 寸，一半就是 3 寸，再一半就是 1.5 寸了。在这条线上有很多重要的穴位，十二脏腑在这条线上各有一个对应的穴位，叫背俞穴，分别诊治五脏六腑的病症。

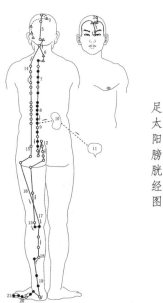

足
太
阳
膀
胱
经
图

《灵枢·经脉》：膀胱足太阳之脉，起于目内眦，上额，交巅。其支者，从巅至耳上角。其直者，从巅入络脑，还出别下项，循肩膊内，挟脊抵腰中，入循脊，络肾，属膀胱。其支者，从腰中，下挟脊，贯臀，入腘中。其支者，从膊内左右别下贯胛，挟脊内，过髀枢，循髀外后廉下合腘中——以下贯腨内，出外踝之后，循京骨至小指外侧。是动则病，冲头痛，目似脱，项如拔，脊痛，腰似折，髀不可以曲，腘如结，腨如裂，是为踝厥。是主筋所生病者，痔，疟，狂，癫疾，头囟项痛，目黄，泪出，鼽衄，项、背、腰、尻、腘、腨、脚皆痛，小指不用。

在腰部，膀胱经进入腹腔，"络肾，属膀胱"，这是它唯一的内行线，古人就用了5个字，也就是说膀胱经是以外行线为主，它的内行线非常短。还是在腰部，接着刚才的外行线，有一个分支继续向下走，穿过臀部到腘窝，就是腿弯处。膀胱经在后背的第二条线，从项部分出来，还是沿着脊柱两侧向下走，旁开脊柱3寸，最后在腿弯处和刚才讲的第一条线会合。这条线在后背基本上和第一条线是平行的，上面也有很多穴位，它们的治疗作用和同水平的第一条线上的穴位基本相同，只是没有第一条线上的穴位更常用。

足太阳膀胱经的两个分支，从项部分开，又在腘窝处会合。腘窝的正中央处有个委中穴，"委"是委屈、弯曲的意思，就是取这个穴位的时候要屈腿，穴位正好在腿弯的中央。在《黄帝内经》中委中就是一个重要的穴位，也叫腘中、郄中、血郄。《四总穴歌》说"腰背委中求"，就是这个穴位能治疗腰背的疾病，比如腰肌劳损、腰椎间盘突出症、腰椎管狭窄。

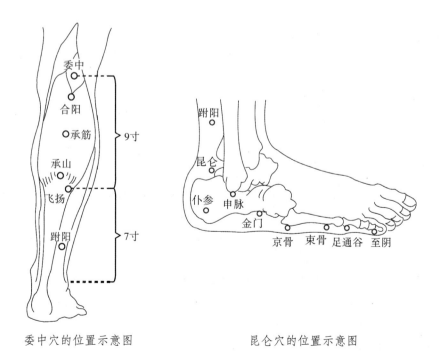

委中穴的位置示意图　　　　昆仑穴的位置示意图

膀胱经从委中向下就简单了，走在小腿后面的中央，到外踝后面，这个地方有个昆仑穴，因为古人认为人体也是一个小宇宙，人的身上也有山脉，而身体上最高的山就是外踝，所以把它后面的穴位命名为昆仑。从外踝后下方开始，膀胱经沿着脚背与足底结合的赤白肉际，也是人体阴阳的分界线，一直走到足小趾的外侧端。这个地方有个至阴穴，至是到的意思，阴指地，又指足少阴肾经，因为接下来就是肾经了。

安：足太阳膀胱经循行真的好长呀，从头一直到脚。

白：古人也把它叫巨（钜）阳。这条经脉的循行大致可以分成三段，一段是头项，另外一段是躯干，在后背有两条线。后背这部分比较特殊，在十二经脉中，只有膀胱经走在后背，沿着脊柱两侧走。古人在数脊椎的时候，是从胸椎开始算的，颈椎叫天柱骨。胸椎有 12 个，腰椎有 5 个，骶椎有 4 个，加在一起叫二十一椎，它们又可以分成三部分，上七椎、中七椎和下七椎，分别对应上中下三焦。第三段就是下肢的部分，在下肢后面正中。

安：膀胱经的内行线好像很短，只有"络肾，属膀胱"这 5 个字吗？

白：对，尽管足太阳膀胱经很长，但绝大部分都是外行线，从头一直走到脚，病症也都在这条线上。根据《黄帝内经》的记载，足太阳膀胱经的第一个病是冲头痛，"头痛"是一个名词，"冲"是用来形容头痛的，它是什么性质的头痛？我们一般说"冲"，都是动词，比如向上冲、向前冲，实际上它还读四声，是副词或形容词，就是剧烈的意思，所以冲头痛可以理解为剧烈的头痛。足太阳膀胱经从前额走到后枕部，还入络脑，所以第一个症状是头痛，并且是剧烈的头痛。从现代医学来说，最常见的就是血管神经性头痛，是由动脉血管痉挛导致的，还有感冒的时候，头痛也可能很严重。接下来一个症状是"目似脱"，就是眼珠子好像要掉出来。

安：有一些老人说头痛得眼珠子都快憋出来了。

白：这是一个头痛的伴随症状。第三个病症是项如拔，就是项部好像被牵拉一样，这是什么感觉呢？首先是不舒服，很僵硬；如果牵拉用力大了就会导致疼痛，还有就是运动不自如、不灵活。颈肩综合征就是这样一种表现，主要是颈肩部软组织的劳损。颈椎向下就是胸椎和腰椎，在病症上有"脊痛"和"腰似折"，就是脊背疼痛，腰疼剧烈，好像要折断了一样。

下肢的病症有"腘如结，腨如裂"，"结"是凝结、冻结的意思，腘如结就是膝关节屈伸不利，比如常见的膝关节退行性病变；"腨"读作"shuàn"，是古代解剖名词，指腓肠肌，就是小腿后面的肌肉，"裂"是裂开，腨如裂就是腓肠肌剧烈疼痛，是由痉挛导致的。

安：一般说缺钙，或者受凉了。

白：对，前面讲的这些病，从头到小腿，古人最后总结为"是为踝厥"，就是这些病症都是足太阳膀胱经在足踝部的气机逆乱导致的。也就是说，头、项、脊背、腰的问题，这些症状的部位都是标，它们的病根儿，就像树一样，在外踝的地方，具体到穴位就是昆仑。

安：病根儿在脚上呢。

白：这是膀胱经的第一组病候。它还有另外一组，第一个病是痔疮。这是一个很古老的病，湖南长沙马王堆汉墓出土的医书中有一本叫《五十二病方》，介绍52种病的治疗方法，类似于现在的疾病治法大全，其中就有痔疮，并且有许多治疗方法，比如手术、艾灸、敷药。这也说明痔疮在那个时候比较常见，可能和当地人喜欢吃辣有关。为什么在膀胱经的病候里面会出现痔疮？膀胱经的主线和肛门没有联系，但是它有一个比较大的分支，古人叫经别，每条经脉都有这样一个大的分支，《黄帝内经》记载膀胱经的经别时，说它"别入于肛"。肛门在后背正中线上，膀胱经也在后背，而且在下肢的正中，它们是重合的，所以病候里面有痔疮。膀胱经有一个穴位治疗痔疮非常有效，就是承山穴，在小腿肚子上，古代针灸歌赋《玉龙歌》里说"九般痔漏最伤人，必刺承山效若神"。

接下来是疟疾，前面讲足阳明胃经也讲到过这个问题，疟疾是《黄帝内经》重点讨论的病症之一，对于疟疾的辨证，古人主要是按照经脉划分的，比如说阳明疟、太阳疟、少阳疟，每一条经脉的疟疾表现都不一样。

足太阳膀胱经（二）

· 狂与癫

· 眉棱骨痛

· 头痛的外感与内伤

· 病在头取之足

· 梳头治头痛

· 久坐伤腰

· 三焦病的治疗

主持人安杨（以下简称安）：我们继续讲足太阳膀胱经的病候。

白兴华（以下简称白）：在《黄帝内经》记载的膀胱经病候中有"狂"。中医把精神疾病分成两大类——狂和癫，它们是两种性质相反的病症。狂属于阳证，重阳则狂，表现为行为亢奋、登高而歌、弃衣而走；癫属于阴证，重阴则癫，就是行为低下、表情呆滞、缄默不语。

安：双相情感障碍，这两种都有了。

白：古人经常将"癫""狂"两个字连用。在"狂"的后面，还有"癫疾"，这个"癫"既是与"狂"相对应的"癫"，也可以理解为"癫痫"，俗称"羊角风"，属于一个独立的病症，是脑细胞异常放电引起的，《黄帝内经》里面也多次提到这个病。膀胱经入络脑，狂、癫、癫痫都和脑有关系，所以都可以取膀胱经的穴位治疗。"项、背、腰、尻、腘、腨、脚皆痛，足小趾不用"，都是膀胱经所过部位的病症，比如常见的坐骨神经痛，就表现为从腰部向下肢的放射性疼痛。

安：从头到脚。

白：总的来说，膀胱经的病候以外经病为主，除了前面提到的，还有一些病症，比如足太阳膀胱经经过眉头，这个地方就有一病个叫眉棱骨痛。三叉神经的第一支眶上神经，正好从眉头的攒竹穴出来，有些三叉神经痛主要表现为第一支的疼痛，也叫眶上神经痛。外踝后面的昆仑穴，是治疗眶上神经痛的首选穴位。

头痛很常见，也是针灸的适应证之一，所以有必要再介绍一下。根据发病原因，头痛分为外感和内伤。外感头痛就是感冒的时候会头痛，感冒也叫上呼吸道感染，出现打喷嚏、流鼻涕、嗓子疼、咳嗽等呼吸道的症状。但是临床中也见到另外一种类型的感冒，没有上呼吸道的症状，而是以头痛为主，或者是脖子不舒服、怕冷，穿多少衣服都不缓解，这种情况叫恶寒，是表证的典型表现，中医说有一分恶寒就有一分表证。张仲景《伤寒杂病论》中的太阳病，主要就是指足太阳膀胱经的病，他说"太阳之为病，脉浮，头项强痛而恶寒"，这些症状和呼吸道一点关系都没有，不应该称作上呼吸道感染。中医把这种情况叫太阳伤寒表实证，病在外在表，主要与足太阳膀胱经有关。针灸治疗效果很好，古书记载小脚趾末端的至阴穴就主治太阳伤寒。

内伤头痛的特点病程一般都比较长，比如头痛几年或几十年，如果头痛不是整个头都疼，而是比较局限，可以根据头痛的部位分经辨证，比如前额痛叫阳明头痛，两侧头痛叫少阳头痛，枕骨部痛叫太阳头痛，头顶痛叫厥阴头痛。

安：一个头痛还分这么多，怎么治疗？

白：说起头痛的治疗，往往也是令医生头痛的问题。因为很多头痛都是神经性的，查不出来原因，但是从针灸治疗来说，越是这样的头痛越好办。疼痛是针灸的第一适应证，比如前面讲的牙痛、肩关节疼痛，还有现在讲的头痛，都可以首先考虑用针灸治疗。当然在治疗前，必须明确诊断，从西医角度明确头痛的性质，是功能性的还是有占位病变。头痛的治疗，以循经选取远端的穴位为主，而不仅仅是头痛医头，古人说病在头要取之足，就是取脚上的穴位治疗头痛，比如对于太阳头痛，至阴、昆仑、委中都可以用。

作为病人自己，也有一个简单的办法，就是用牛角或者木头梳子梳头，从前向后梳，先梳中间再梳两边，刺激中间的督脉和两侧的膀胱经和胆经，有治疗头痛的作用。梳头的主要目的是刺激穴位，不是梳头发，所以要用点儿力。临床上就遇到过这样的病人，自己梳头治好了头痛，当然像这种方法贵在坚持，梳一天两天可能效果不明显，但是如果说坚持一个月、两个月，量的积累最后是可以达到质的改变的。

神经性头痛容易反复发作，药物能减轻发作时候的疼痛，但可能有副作用，刺激肠胃。针灸治疗更安全，能防止复发，即使再发作，程度也会减轻，是治本。并且针灸的效果非常快，许多病人扎针两三次之后，头痛就可以明显减轻。临床上经常遇到这样的病人，疼了十几年才来扎针，扎了三四次，就好了，而且远期疗效非常好，就是很长时间内不再发作。所以在欧美等国家，一些医生也会推荐血管神经性头痛病人接受针灸治疗。

安：这是头部的一些病候和保健方法，再往下应该是什么呢？

白：颈椎和肩背的问题，这跟手太阳小肠经是一致的，足太阳膀胱经和手太阳小肠经是同名阳经，主治重点都在头项部，比如颈肩部肌肉的劳损。现在颈椎疾病很普遍，主要是低头时间太长，腰椎问题也同样很普遍，主要是坐着的时间太长。

安：我老觉着沙发不是一个好东西，因为自从深陷在沙发里头以后，我们都有点向后弓，这种坐姿给人们带来了一定的问题。

白：正常情况下，腰椎略微向前弯曲，脊柱的生理弯曲是长期进化的结果。你看动物，马的背是向下的，猪的背是向下的，实际上是重力作用的结果，因为肚子里有那么多脏器。

安：重吧，把它拽得往下走了。

白：腹壁是软的，所以腰椎在重力的作用下向前弯曲，直立以后仍然有一个向前下方的力，所以腰椎也会向前弯曲。我们现在从幼儿园开始就坐着，即使坐姿正确，腰椎的受力也会比站立位大，何况大部分人不可能保持正确的坐姿。现在西方有一个说法，叫"sitting is killing（坐是杀人）"，为什么呢？我们说坐位首先是对腰椎不好，因为坐着，尤其是软沙发，往那儿一窝，怎么舒服怎么来，腰椎就已经向后弯了，这叫反弓。我们看腰椎 X 线片也是这样，许多人都变直了，腰椎的曲度没有了，严重的向后弯，就像拱形的桥。还有一种变化就是侧弯，脊柱本来是前后呈反"S"形，现在变成了左右"S"形。久坐对青少年的危害更大，因为他们就像小树，稍微一点儿外力就弯曲了，如果这种外力持续一段时间，小树就再也直不过来了。曾经有一个学生，她走着走着就感觉腰突然侧弯了，拍片子腰椎严重侧弯。当然"冰冻三尺非一日之寒"，腰部损伤一开始都是肌肉的劳损，逐渐结构才发生改变。还有一个学生，他说打一个喷嚏就把腰扭了。理论上讲，这是不应该的，这说明他腰部的劳损已经到了一个极点。

安：很脆弱了。

白：长期不良的坐姿，首先导致肌肉的劳损。大家知道盖房子光有钢筋不行，还需要有水泥，脊柱就是钢筋，两侧的肌肉就是水泥。如果坐姿不当，首先是肌肉劳损，就像水泥的标号变低了，但是长期的软组织损伤，将脊椎向某一个方向牵拉，就会出现侧弯或反弓。我见到过一个女生，20 多岁，脊柱侧弯非常严重，问她具体的原因，她就说经常往沙发一窝，怎么舒服怎么坐。

安：很多人躺着的时候，脑袋习惯于老向着一边，总是一个姿势，久了以后是很不好的。

白： 一个是沙发，另外一个就是席梦思软床。睡眠过程中，身体原本处于最佳的休息状态，但是如果床垫比较软，人体不同部位重量不一样，比如说侧躺着的时候，臀部支撑力量比较大，肚子比较沉，现在大腹便便的人也很多，在重力作用下脊柱被牵拉，有些人说早上起来以后腰酸，越睡越累，这就说明身体没有休息好，而是处于牵拉紧张的状态。

安： 怎么治疗？

白： 像这种情况，调整床垫硬度十分必要，针灸、按摩等方法只能暂时缓解症状。膀胱经在后背有两条线，分别旁开督脉1.5寸和3寸，每条线上都有许多穴位，这些穴位的主治和它们的位置有关系，一方面能治疗肩、背、腰的疾病，同时也能治疗内脏病，比如在上背部的穴位离肺和心脏比较近，所以能治疗心肺的病。前面讲到从第1胸椎到第4骶椎一共是21个椎体，把它们分成3份，上七椎从第1胸椎到第7胸椎，对应上焦心肺，主治咳嗽、气喘、胸闷、心痛等。治疗可以选择刮痧，也可以拔罐，最好用走罐，在督脉两侧的膀胱经上，从上向下刮痧或走罐。刮痧的面积可以大一些，不要担心刮错了，刮痧的好处在于，即使刮到了与病症不相关的穴位，也不会有副作用，不像药物吃错了肯定不行。经常感冒、慢性支气管炎、过敏性哮喘的病人，就可以用这个办法。从第8胸椎到第2腰椎，叫中七椎，对应中焦，主要是肝胆脾胃，也就是说慢性胃炎、胃食管反流病或者肝胆疾病，可以刮这个地方。下七椎从第3腰椎到第4骶椎，对应下焦，里面的脏器有肾、膀胱、大肠，女性还有子宫、卵巢，主要和泌尿生殖有关。凡是这些脏器的病症，比如子宫肌瘤、盆腔炎、月经不调、闭经、泌尿系感染，都可以刮这个部位。根据三焦的理论，如果能够确定疾病的位置，就可以用这种方法，普通人都可以掌握，急性病症刮一两次就可能改善，慢性病可以定期刮痧，每周刮一次或两次都可以，如果能坚持三个月或者半年，一般会有比较明显的变化。

安： 一定要坚持。的确是这样，有时候我们在生活中会听说某个医生扎针非常神，我们有什么病去扎了一两次就好了。这样的情况是有的，但是比较少，对于所有的非药物疗法，特别是像刮痧等一些方法，坚持一段时间的治疗是非常有必要的。

足少阴肾经（一）

- 肾经连五脏
- 先天之本与遗传
- 肾主封藏
- 人体的太阳
- 心肾相交
- 水不涵木
- 天地交泰

图片来源：伦敦 Wellcome 图书馆

主持人安杨（以下简称安）：我们已经讲完了足太阳膀胱经，接下来应该关注足少阴肾经了吧。

白兴华（以下简称白）：足三阴经总的走向是从足开始，走到腹部、胸部，然后再到舌下，也有的到头顶。和手三阴经比，足三阴经的循行范围还是比较广的，手三阴经从胸到手，但足三阴经从足到头。具体到足少阴肾经，它起始于足小趾外侧端的至阴穴，向内斜着走到脚心。

安：它不是从足背走的，从足底走的。

白：是在脚底走，经过脚心的地方有个穴位叫涌泉，无论治疗还是保健，这个穴位都很好。从足心走到脚的内侧，出于然骨之下，然骨就是在脚的内踝前下方有一个高起的骨头，医学术语叫"足舟骨粗隆"，然后到内踝和跟腱之间。前面讲过外踝和跟腱的地方有一个昆仑穴，内踝和跟腱之间的凹陷处也有一个穴位，叫太溪，就是大河的意思。

安：山河相应。

白：一个阳经，一个阴经。阳经是山，是昆仑；阴经是河，是大河，也可以说是长江或者黄河，这两条大河的源头，都发自青藏高原。古人认为昆仑山是最高的山，长江黄河是最长的河。从内踝后往上走，它在下肢的分布比较简单，一直行走在下肢内侧的后缘，相当于上肢手少阴心经的分布。它是一条比较直的线，跟足太阴脾经和足厥阴肝经不一样，这两条经脉在小腿内侧有个交叉，但是足少阴肾经一直走在下肢内侧的后缘，再往上走，古人用了一个词"贯脊"，就是贯穿脊柱，进入腹腔，从这开始是内行线，之前都是外行线。进入腹腔以后属肾络膀胱，然后它直行的部分继续从肾向上走"贯肝"，就是连着肝脏，穿过膈肌，进入肺，循喉咙，最后挟舌本，就是到舌根。这是足少阴肾经的主线，它有一个分支，从肺出来，络心，注胸中。胸中的范围比较广，具体来说应该是在两乳之间，这个地方有个膻中穴，平第四肋间隙，在这连接手厥阴心包经。在胸腹腔里，足少阴肾经和肾、肝、心、肺四个脏相连。

安：就是跟脾没有联系。讲到足少阴肾经，我们就要了解一下中医的肾和西医的肾脏，它们有什么异同？

白：中医认为肾是先天之本，所谓先天之本，就是源于先天的，源于父母的，也可以理解成遗传学中的基因。真正的遗传性疾病相对还是比较少的，但在临床中，有好多病都有家族史，比如胃食管反流病，有一家三代都是胃食管反流病的。我还遇到过这样一位病人，他们家 6 个孩子，老大老三老五得相似的病，老二老四老六得相似的病，就是一组像父亲，一组像母亲。所以诊察疾病的时候，问诊的一个重要内容就是问家族史。我曾经治疗过一对母女，一开始是女儿来看病，

30 多岁，耳聋耳鸣，通过相关检查发现她的耳鸣耳聋是由于胃食管反流引起的，经过几次治疗效果非常明显，她就把母亲带来了，她母亲咳嗽，是非常剧烈的那种咳嗽，持续大概一年半了，通过检查也是反流引起的。也就是说，尽管她们母女的症状表现不一样，一个是耳朵的问题，因为耳朵和咽喉之间通过咽鼓管连着，另一个是气管，但是她们的病根是一样的。从基因上来说，与先天之本的肾有关。提到遗传，非常有说服力的就是，不但疾病通过基因可以遗传，实际上有一些嗜好或习惯也可能遗传。

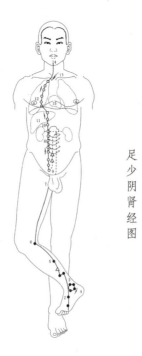

足少阴肾经图

《灵枢·经脉》：肾足少阴之脉，起于小指之下，邪走足心，出于然谷之下，循内踝之后，别入跟中，以上踹内，出腘内廉，上股内后廉，贯脊属肾，络膀胱。其直者，从肾上贯肝、膈，入肺中，循喉咙，挟舌本。其支者，从肺出，络心，注胸中。是动则病，饥不欲食，面如漆柴，咳唾则有血，喝喝而喘，坐而欲起，目䀮䀮如无所见，心如悬若饥状，气不足则善恐，心惕惕如人将捕之，是为骨厥。是主肾所生病者，口热，舌干，咽肿，上气，嗌干及痛，烦心，心痛，黄疸，肠澼，脊、股内后廉痛，痿，厥，嗜卧，足下热而痛。

安：有的时候一家人都得某种病，到底是基因问题还是说这家人吃一锅饭造成的？

白：可能有这种情况，饮食起居的因素较为重要，但是也不能否认基因的差异。

安：您提到的这一点我觉得特别重要。我们经常说遗传，但是要分清楚情况：真正的遗传性疾病可能很难改变，基因学还没有发展到可以对它们有效干预；还有一部分遗传，其实是生活方式的遗传，比如，我见到一家人都是胖胖的，后来看他们家吃的饭，确实肥甘厚腻比较多，极有可能除了基因之外，还有部分是生活方式的遗传。

白：举一个例子，我觉得非常有说服力。过去在医院生孩子的时候，有抱错的情况。一开始两个家庭都不知道，但是随着孩子长大，父母就发现一个现象，就是这个孩子既不像父亲也不像母亲。在辽宁就有这么个事，这个孩子已经20多岁了，他父亲就觉得不是自己的孩子，后来也是一种巧合，这个孩子真的找到了他的生父，才知道在医院出生的时候被抱错了。也就是说，这个孩子在20多年的时间里，从来没有见过他的生父，但是他们见面以后，他俩的体型、走路姿势都非常像，而且还有一个非常有意思的现象，这个男孩手指甲长了，不用剪刀剪，而是用牙咬，他的生父就有这样的习惯，也就是说，这种不良的嗜好，也通过基因遗传下来了。还有一个故事，发生在成都，也是抱错了。这两个孩子的父亲也都认为孩子不是自己的，后来双方找到了，其中一个第一次踏进生母家院子的时候，突然感觉到，这个人才是他的生母，因为她家里有很多兰花，而他就特别喜欢兰花，这种嗜好也通过基因遗传下来了。

安：基因的确很神奇。

白：血浓于水，这种基因的、血缘的关系，从中医来说就是先天之本，就是说你这棵树长什么样，首先是由先天之本决定的。

安：肾在中医学里面的意义非常重要，大家经常说身体不好了，是不是肾虚了，需要补补肾了，所以把肾的地位抬得非常高。但是，心和肺也都是非常重要的器官，为什么要把肾抬得那么高呢，为什么先天之本一定是肾？

白：这和肾的作用有关。中医认为肾藏精，这个"精"可以有两种理解。看得见的，比如中医讲肾主生殖，就是生殖的功能与肾有关。也就是说中医讲的肾不是单一的器官，而是一个系统。中医把男性的睾丸叫外肾，因为它们的形状与肾很相似，外肾里面有精子，可以认为是先天之精，通过它们才能够孕育后代。所以中医把先天之本归于肾，是从生殖的角度讲的。中医还认为肾主封藏，什么意思呢？心肝脾肺肾对应五个季节，肾对应的是冬天，冬季的特点是封藏，如果不封藏，精就消耗掉了，实际上在任何季节，这个精都不要过多地消耗。从中医角度来说，精的过度消耗包括几个方面。一个就是房事不节，也叫房劳不节，就是过度性生活，当然现代医学可能不这么认为。我跟来学习针灸的西方医生探讨过这个问题，他们说精液里面90%多是水，但是中医认为是精。另一个方面，不规律的作息，有的人可能因为工作需要，也可能是习惯，晚上不睡觉，从中医来讲应该是日落而息，晚上就应该睡觉，休息就有封藏的作用，就是让身体进行修复。也可以这么说，每个人就像一根蜡烛，如果晚上不睡觉，就等于蜡烛在持续燃烧，燃烧就需要精。中医还讲肾里藏着元阴元阳，这个元阴元阳也可以理解成先天的，一方面阴是水，水是寒的；另外一方面，肾阳又叫元阳，中医把它叫命门之火，这种阳气是维持身体各种机能正常运转的原动力。明代医家张介宾说，"天之大宝，只此一丸红日；人之大宝，只此一息真阳"，就是说天空因为有太阳，才有温暖，才有万物的生长；人体因为有阳气，各项机能才能正常运转，即使冬天外面很寒冷，我们的体温也能够维持在 36.5℃。

安： 人体也有一个太阳，是这意思吗？

白： 肾阳就是人体里的太阳，从这个角度来说，肾脏和其他脏器的功能都非常密切。比如说肾和肝的关系，肝藏血、肾藏精，精血互生，如果肾精不足，就会影响肝血的化生，最后导致肝肾不足。中医有个术语叫"水不涵木"，因为肾是水，肝是木，如果肾阴不足，就不能滋养肝木生长。还有肾和心的关系，从五行来说，心是火，肾是水，一个是阳一个是阴。但是这两个脏器的位置很有意思，心在上边，肾在下边，水和火看起来是分离的，因为火的性质是往上走，中医讲火性炎上，火都是向上燃烧，水是往下走。理论上讲它俩是分开的，但是中医又说心肾相交，就是正常的情况下，心的火要向下，去温暖肾水，肾水才不会太凉；同时肾水应该向上走，使得心火不过于旺盛，这叫心肾相交，也叫水火既济。

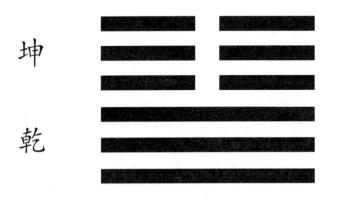

坤

乾

泰卦

这是我们的身体，实际上如果把它放到宇宙当中，在《易经》里面有一个泰卦，是地在上，天在下。我们说天地交泰、国泰民安，什么叫天地交泰？如果从普通常识来说这是颠倒的，正常情况下应该是天在上、地在下，但是古人为什么说地在上、天在下才是好呢？古人讲天地关系的时候，不是讲有形的天地，而是讲无形的天地，讲天地之间的相互作用。具体来说，地气上为云，天空当中的云是从大地来的，这叫地在上。天在下是什么意思呢？天空当中的太阳，阳光照射到大地上，这叫天在下。阳光在云朵之间投射到大地，天上有白云，地上有阳光，这就是一幅典型的泰卦。从人体来说，就是心肾相交。

各篇·第三十二讲

足少阴肾经（二）

- 心肾不交
- 肾主纳气
- 肾阳温煦脾阳
- 面如漆柴
- 肾气虚则恐
- 阴虚五心烦热
- 阴虚潮热盗汗
- 阳虚手足不温
- 不得卧与嗜卧

主持人安杨（以下简称安）： 前面讲到泰卦，如果不是这样一个布局，那应该是一个什么样的情况？

白兴华（以下简称白）： 另外一个卦象是颠倒过来，天在上、地在下，这叫否（pǐ）卦，"否"是不好的意思。

安： 否极泰来。

白： 这是天地分离，天是天，地是地，天地之间没有互相作用。现在经常出现的雾霾天，也可以说就是这样一种状态，阳光照射不到大地，天空中也看不到白云。对于我们人体来说，心肾就是阴阳的代表，心火在上面，肾水在下面。如果心火不能下温肾水，则肾水寒于下；肾水不能上制心火，则心火亢于上。这种状态叫心肾不交，表现出的症状一方面是烦躁、失眠，另一方面就是中下焦的寒，小便频数、下肢寒凉。

安： 许多老年人容易有这种情况。

白： 也叫上热下寒，上面热下面寒，是一种阴阳分离的状态。还有肺和肾，它们都和呼吸相关。肺主气司呼吸，就是呼吸要靠肺，但是还必须有肾的帮助，肾主纳气，也就是说气能够深吸进来，还要靠肾。所以从中医来讲，呼吸活动不单单是肺的作用，而是由五脏相互协调完成的。所以有些慢性咳喘，中医讲是肺肾气虚，不仅仅是肺气虚。

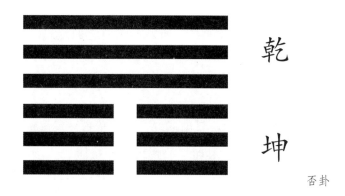

否卦

安：刚刚讲到了肾和肝、心、肺的关系，它跟脾有没有关系？

白：足少阴肾经和脾脏没有直接关联，但是，前面讲足太阴脾经的时候，说到脾主运化，运化的动力就来自肾阳，就是要有肾阳的推动。

安：原动力。

白：这才是根本。在临床上有一个病证叫脾肾阳虚，就是脾阳虚的人往往有肾阳虚。也就是说，肾与其他四个脏都有关联，这也体现了肾为先天之本的重要性。讲完了肾和其他四脏的关系，现在就看一看足少阴肾经的病候。根据《黄帝内经》记载，足少阴肾经的第一个病候是"饥不欲食"，感觉到饿却不想吃。

安：有这样一种现象。

白：有饥饿感说明脾胃还是没有什么问题的，脾虚的人，一方面没有食欲，另一方面食不知味。如果有食欲但不想吃，就涉及肾的问题，缺少肾的动力。在临床上遇到一种情况，有的人大病初愈，可能会说有点儿饿，但是当把吃的东西端上来的时候，他又吃不进去，这是因为大病之后肾气受损，不足了。这个症状看起来像是脾胃的病，但它的根本是肾。接下来是"面如漆柴"，漆是油漆，柴是干枯的木头，枯木为柴。这是什么面色？古代的油漆是黑色的，不像现在五颜六色。根据五脏配五色，青赤黄白黑，黑是肾脏的颜色。当然一个人面色黑，不一定就是病，如果面色黑而有光泽，也是正常的。有些人天生就黑，但是如果一个人和他以前对比，现在黑了，而且很重要的一点就是像干枯的木头一样，没有光泽，黑而没有光泽就是一种病态了，而且可能是比较严重的肾病。再比如有的人眼圈黑，这也是肾虚的表现。下面的症状是"咳唾则有血，喝喝而喘"，也就是咳嗽、喘并且咯血，这些是呼吸系统的症状。

安： 按西医的理解很难跟肾脏联系在一起。

白： 这其实是肺和肾的关系，因为肾主纳气。比如哮喘，许多都是由于过敏引起的，但从根本上是因为体内出了问题，具体来说是肾。过敏有遗传倾向，比如父亲过敏，女儿也可能有过敏，这就是先天的，从中医来讲是和肾有关。接下来是"心如悬"，心好像悬着一样，如果不明白它的意思，后面还有三个字"若饥状"，就好像饿了时候的感觉。

安： 心慌慌的那种感觉。

白： 这是心的问题，但是从根本上可以追到肾，心肾不交的时候就可能有这种表现。还有一个症状，叫"气不足则善恐"，"气不足"是指肾气不足，"善恐"就是经常害怕、恐惧。古人说善恐即"心惕惕如人将捕之"，就好像有人做了坏事，东躲西藏，总担心被抓起来。中医讲七情，喜、怒、忧、思、悲、恐、惊，恐、惊都和肾有关。一方面肾在志为恐，如果一个人，该恐惧的时候不恐惧，一件事情大家都害怕他却不害怕，这是不正常的。反过来，别人都不害怕，只有他害怕，也是不正常的，这种情况就是肾气虚，古人说肾气虚则恐。应该讲这种恐是内源性的，也就是没有理由，比如说外面一个轻微的声响，对于大多数人来说都不会害怕，但是有人就可能非常害怕。

安： 中医讲整体观念，是一个"身"和"心"统一的健康观，我们的身体和心理是密不可分的。我们的身体或者体质对于情绪和各种情感是有不同的体验的。在这方面西医也提到了，比如心理问题躯体化。我们刚才讲到的恐，有的人所谓的胆小真的要比我们一般人的想象极端得多。原先住筒子楼的时候，我们楼里有一个阿姨，谁家的门吱扭吱扭响，她就心发慌，就会全身发抖。那时候每个人只供应定量的油，后来他们家的油都点在门上了，就是为了减轻门的响声。

白： 我遇到过一个病人，女性，40多岁，自己一个人黑天不敢在屋子里面，这种恐惧是内源性的。而惊是外源性的，比如外面突然的声音。中医讲惊恐伤肾，如果说外面突然有一个声音，大多数人都不觉得恐惧，但是有人却感觉害怕，这种情况是既有内因又有外因，外因通过内因而起作用。所以说惊和恐都和肾有关，肾气虚则恐，惊恐反过来又伤肾。刚才讲到的病，有肾、脾、心、肺等不同的脏器。下面的足少阴肾经的病候也很有意思，"口热、舌干"。

安： 上火的感觉。

白： 具体来说是肾阴虚。如果从阴阳来说，肾阴虚和肾阳虚是两个比较常见的病症类型。怎样来判断一个人是肾阴虚呢？口热、舌干并不是最典型的症状，典型的表现在中医里有一个词——五心烦热，"五心"指手心和脚心加上心脏，"五心烦热"就是手脚心热和心烦。我们前面讲过，从四肢就可以判断人体的阴阳，手脚上的赤白肉际就是人体阴阳的分界线，手脚的阳气最少，所以当机体阴阳不平衡时，就会首先表现在手脚上。总的来说，阴虚手脚心是热的，阳虚手脚是凉的，一个热一个凉。我写过一篇文章叫《手足是人体阴阳的晴雨表》，手足就像咱们的温度计一样，要判断阴虚和阳虚，看看手脚的感觉就知道了。为什么手脚心热是阴虚呢？四肢特别是手足在生理上阳气偏少，阴气偏多，所以在实际生活中，无论如何都不应该感觉手脚热。有的人比较敏感，夏天手脚稍微会有一点热，但是还不至于热得不舒服。但是有的人在冬天手脚心也热，我遇到过这样的病人，冬天晚上睡觉的时候，脚都在被子外面，甚至要踩到凉的东西上。

安：有些人是这样的。

白：这是阴虚的一个典型症状。而阳虚则表现为手足不温，这是因为手脚本来阳气就偏虚，如果阳气再虚，相对来说阴就更盛了，所以阳虚很容易就会表现出手脚凉。阴虚的情况正好相反，阴虚阳就相对多了，从生理上来说，手脚的阴本身就是偏多的，阴必须少很多，阳的偏盛才能体现出来，就是阴虚一定要虚到相对比阳多的时候，才会出现手脚心热。

安：通过手脚的感觉就能判断阴虚还是阳虚。

白：阴虚还有一个特点叫潮热盗汗。有些更年期的女性，突然就热起来，不是发高烧那样，是一阵阵的，像潮水一样。盗汗就是在晚上入睡以后，自己不知道出汗，当醒来的时候发现衣服或被子湿了，这就有问题了。人在什么时候才出汗呢？

安：运动的时候、天热的时候，毛孔打开了。

白：出汗的目的是泄阳气，体内的阳气多了，就要把阳气泄出去。干活的时候出汗，因为干活产生热量，身体要把多余热量散发出去，这才叫正常的出汗。夏天热，体内阳气也偏多，所以要出汗。但是想象一下，晚上睡觉的时候很安静，却出汗，换句话说睡觉应该是休息，出汗就相当于在睡觉过程中干活，所以越睡越累，醒了以后也不轻松。中医认为汗为心之液，心主血脉，汗是从血里面出来的，血汗同源，出汗就是出血，精血互生，同时出汗又泄阳气，所以盗汗既伤阴又伤阳，既伤血又伤精，对身体伤害非常大。

安：有一些家长曾经在我们的节目中问过，说小孩子睡着了大概一两个小时之后，会出一头大汗，这叫不叫盗汗？儿童生长发育期的盗汗会有什么样的影响？五心烦热、潮热盗汗，这是肾阴虚，很多老百姓都知道，但是成人和孩子可能又不太一样。

白：盗汗是不分年龄的，我也遇到过七八岁的小朋友晚上睡觉盗汗，当然对于儿童可能还有一个特殊的情况，他们处在发育阶段，阴阳平衡还没有发育完善，就像神经发育一样。在这种情况下，如果是偶尔的，或者和饮食、天气有关系，是没有问题的；但是如果长期盗汗，就会影响到发育。这是肾阴虚的几个典型症状，比如五心烦热、潮热盗汗，通过这些症状就可以定性为肾阴虚。肾阳虚正好相反，肾阳虚是手脚凉，手足不温，《黄帝内经》里面用了一个词叫"厥"，就是手足不温的意思。如果阳虚严重的话就会全身都怕冷，叫畏寒肢冷，这个冷是因为人体本身的阳气虚，所以它有一个特点，就是夏天可能会好一点，因为夏天外环境的阳气多，到了冬天就加重。冬天如果手脚偏凉一点，但没有其他病症，相对来说还是正常的，因为冬天外环境阳气少，手足阳气相对更不足。但是如果夏天手脚都凉，就不正常了。这种怕冷手脚凉是因为体内产热少，阳虚生内寒，所以有的人穿好多衣服，也不能改变手脚凉，因为穿衣服是使热量不往外散发，而本身还是不能产生足够的热。所以有的人有这种情况，睡觉之前用热水泡过脚，泡得很热，结果睡觉后脚又凉了。理论上讲，脚热以后，被窝本身是热的，就应该保持温暖。

刚才讲通过手脚的感觉来判断阴阳，其实还有两个症状，对于阴虚阳虚来说也是截然相反的，就是失眠和嗜卧。肾阴虚的病人，会有心烦、失眠，古人用了一个词叫"不得眠"，还叫"不得卧"，有的失眠病人有一个特点，就是躺不住。正常情况下，天黑后躺到床上会很舒服，这样的病人不行，躺在那儿一会儿就起来了，因为越躺越难受。还有一个词叫"辗转反侧"，翻来覆去睡不着。我曾经治过一个病人，她说睡觉就像烙大饼似的，非得折腾两个小时左右，最后人很疲劳了，才能入睡。肾阳虚正好相反，古人用了一个词叫"嗜卧"，就是喜欢躺着。为什么古人不说嗜睡？因为不是睡着了，而是喜欢躺着，不愿意动，也不愿意说话，这叫少气懒言。你可能想象不到阳虚的病人是一个什么样的状态，我曾经遇到过一个阳虚的病人，她在早晨起来的时候，眼睛睁不开，得用手扒开眼睛，吃完饭以后还想躺着。

安：就想躺着。

白：早晨人体的阳气越来越旺盛，应该是让人躺都躺不住，这是正常情况。我们平常讲舒服不如躺着，对阳虚的人来说，躺着并不舒服。中医还有一个词叫"倦怠嗜卧"，人没有气力，什么事都不想干，就想躺着，就好像汽车缺油一样，没有动力，这就是阳气虚。阳气是动力，所以如果判断阴虚和阳虚就可以从这几方面着手，当然临床上还有更复杂的情况。

足少阴肾经 （三）

- 阴阳两虚
- 人体的天地之枢
- 肾气虚肾精不足
- 癃与阳痿
- 遗尿与尿频
- 补肾之道
- 阴阳双补的涌泉穴
- 病在头者取之足
- 上士闻道，勤而行之

主持人安杨（以下简称安）：肾为先天之本，所以它涉及的疾病是比较多的。在中医知识中，老百姓可能对肾的了解相对多一些，我们会听到肾虚、肾阴虚、肾阳虚。其实除了这些之外，还有更为复杂的，就是阴阳两虚。

白兴华（以下简称白）：既有阴虚又有阳虚，这种情况往往表现为上热下寒，上面是阴虚，下面是阳虚。上面是火，表现为口热舌干、烦躁、失眠，但是下半身是凉的，而这个分界线就在肚脐。中医认为肚脐是人体的中心，在肚脐的水平线上，有个天枢穴，就是天和地的枢纽。我遇到过这种病人，她说睡觉的时候上半身热乎，但是从肚脐往下是凉的，用手摸肚脐下面感觉也是凉的，而且睡一晚上觉得下半身还是凉的，捂不热。用刚才的话说，就像否卦一样，上面是天下面是地，上面是火下面是寒。而且这种病人还可能有一个问题，就是虚不受补，身体确实是虚的，阴阳两虚，但是不能补，稍微一补就会上火。我治疗过一个病人，中药枸杞是偏中性的，可是她吃5粒就会上火。像这种上下半身阴阳不平衡的人，表面看是维持在一个相对平衡状态，但稍微温补，就是火上浇油了。阴阳两虚、上热下寒的情况，用药物治疗有矛盾，如果针对阳虚温补，上面的火就上来了；如果针对虚火清热，下面就更凉了。我经常遇到这样的病人，热药也不能吃，凉药也不能吃。

安：那怎么办呢？

白：这种情况用针灸最好，双向良性调节，这也正是针灸的优势。通过针灸治疗，上下就通了，也就是水火既济、天地交泰。中医认为肾脏有虚无实，就是只有虚证没有实证，除了肾阴虚和肾阳虚，还有肾气虚和肾精不足。气也是阳，但是肾气虚和肾阳虚还不一样，它没有虚寒的表现，比如怕冷、手足不温。肾气虚肾精不足，会表现出腰膝酸软，因为腰为肾之府，腰酸软，腿也没有力气。同时中医讲肾主骨生髓，脑为髓海，所以会出现记忆力减退、精神萎靡不振。现在临床上常见到的亚健康，有一些就属于这种情况，主要是因为肾精消耗得太多了。我遇到过一个病人，是做媒体的，刚刚30多岁，但是典型的肾气虚，他说以前连续几天一天也就睡两个小时。从健康的角度来说，做媒体这一职业对身体的伤害是比较大的。因为有压力，要出片子，一定要在规定的时间内完成任务。这种过度的消耗，对于一些年轻人来说，会出现肾气虚、肾精不足。说到足少阴肾经的病候，还有两个部位要讲一讲。一个是咽喉，足少阴肾经循喉咙挟舌本，在病症上会表现为慢性咽喉疼痛，从中医来讲，有一种情况叫肺肾阴虚，阴虚生内热，火热循经上炎。另外一个是痿，有两方面含义，一方面是肌肉痿软无力，叫痿证；另一方面，说到"痿"，可能普通百姓想到的一个病就是阳痿，就是男性的阴茎勃起障碍。"阳痿"这个词有点问题，中医还叫"阴痿"，"阴"指阴器、前阴，"阴痿"就是阴器萎软不用，出现这种情况有一部分是肾阳虚，比如随着年龄的增长，肾精、肾阳越来越少，但也有许多可能是其他原因引起的。足少阴肾经的病候还有泌尿系统的，肾主水，肾过滤出来的水要贮存在膀胱里，而膀胱的开合是由肾气控制的。临床上常常遇到的一个情况就是儿童的尿床现象。

安：是尿失禁吗？

白：这叫遗尿，和尿失禁不一样，尿失禁是指在清醒状态下，大多发生在老年人，是肾虚的表现。遗尿是在睡眠状态下，主要是儿童，从现代医学的角度来讲，是神经系统发育不完善造成的。当膀胱充盈的时候，会有一个信号通过脊髓传递到大脑使之觉醒，这是正常的，如果这种信号的传导有问题或者信号本身比较弱，就不会觉醒了。从中医的角度来讲，遗尿也是肾气虚或肾阳虚导致的，针灸治疗效果比较好，可以用太溪、三阴交、关元，扎针或自己在家里用艾灸都可以。老年人尿频也是常见的情况，有的人可能有糖尿病史，有的人也可能没有，我遇到过的病人，晚上会起夜七八次，很影响睡眠。在这种情况下给病人做检查，可能并没有炎症，仅仅是尿频，也叫神经性尿频，这也是一个典型的肾虚。我治疗过一个病人，70多岁，白天晚上都尿频，白天不敢出远门，因为尿意来了控制不住。针灸几次以后，排尿的次数明显减少了，也不像以前那么急了。

安：讲了这么多肾脏病候，还没有提到足的部分，足少阴肾经有没有下肢的病候？

白： 下肢的病候比较少，《黄帝内经》记载"股内后廉痛、厥"，就是下肢内侧后缘疼痛、寒凉，正好在足少阴肾经的路径上。和足太阳膀胱经对比就会发现，膀胱经的病候以外经病为主，从头到脚，都在外面，而足少阴肾经以内脏病为主，比如肾阴虚、肾阳虚、心肾不交、肺肾阴虚、肺肾气虚、脾肾阳虚。

安： 刚才讲到了肾阴虚、肾阳虚、肾气虚，这些病症可以求助于专业的医生。但是肾这个概念，给老百姓更多的感觉是可以保健的，大家可能更想知道有没有一些可以自我保健的中医方法。比如出现肾阴虚、肾阳虚和肾气虚这些症状的时候，我们有什么办法去解决？包括一些用药，平时涉及肾的问题，大家会考虑吃六味地黄丸等，但也不是太清楚。还有中国人在养生里面最常用的一个词叫"补肾"。这些问题您怎么理解？可以分别给我们讲讲吗？

白： 中医有句话叫"药补不如食补"，进一步地说，除了食补我们还可以通过自身的穴位来补。药补存在一个问题，就是有的人可能不需要补而补了，这叫补有余，本来就有余还补，火上浇油。《道德经》里有一句话，"天之道，补不足而损有余"，自然的法则应该是不足才补，虚则补之，实则泻之。人之道相反，常常是补有余而损不足，就是不需要补却补了，这是第一点。比如现在冬天服用的膏方都是大补的，但是真正适合膏方的人可能并不多。第二点，身体并不是单纯的虚，可能是一个虚实夹杂，也可能是一个阴阳两虚。在这种情况下，单纯进补可能会出现问题，比如肾阴虚吃六味地黄丸可能上火，再比如金匮肾气丸是温补肾阳的，肾阳虚的人吃了也可能上火。食补相对来说好一点，比如肾阳虚的人可以通过一些温性的食物来补，但也有人可能虚不受补，我就遇到过这样的病人，吃芝麻酱都上火。像这种情况，通过经脉穴位来调理，既适合肾阴虚，也适合肾阳虚，足少阴肾经的涌泉穴就非常好。可以按摩，不是只按涌泉穴，可以按摩整个脚心，用手掌心搓脚心。最好在泡完脚以后，上床准备睡觉的时候，用右手的手心搓左脚心，左手的手心去搓右脚心，每侧100次或者再多些，可以温补肾阳。我曾经有一个病人，70多岁，前面也提到过，他有鼻息肉，每天坚持按摩鼻子1000次，最后把鼻息肉按摩没了。他找我治疗腰疼，在询问病史的时候，得知这个病人非常怕冷、怕风，夏天开窗户都不行，他老伴儿说他就像活在鸡蛋壳里面。而且他受风以后就会出现很严重的呼吸道问题，必须得打针，甚至得住院。我告诉他可以按摩脚心。他非常有毅力，每天早晨起来五六点钟就开始按摩，晚上睡前也按摩，一天加起来可能有一个多小时。按摩一段时间以后，怕冷、怕风的症状就好了，而且也很少感冒了，这说明他身体的阳气补上来了。当然这个过程需要一点时间，要达到一定的度，如果仅仅按了十次八次，肯定是不行的。而且这个方法看起来只是按摩脚心，实际上动手也就是动脑，涌泉也能治脑袋的病，所以帕金森综合征或者记忆力减退，用这个办法也是可以的。

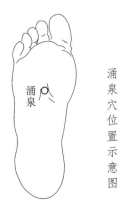

涌泉穴位置示意图

肾阴虚会导致阴虚火旺，火往上走，治疗上有一个词叫"引火归元"，就是把火引下来，让它重新回到它本来应该在的地方，也就是肾。想要让火回归到肾，也有一个办法，取一头大蒜，紫皮的更好，越辛辣的越好，把它捣碎，贴到脚心上，晚上睡觉之前贴，第二天早上拿下来。脚心的角质层比较厚，一般人可能没有感觉，但也有人贴上会很疼。

安：很疼，很刺激的。

白：因为蒜辛辣，刺激性比较强，所以要根据具体的情况，如果觉得很疼，就可以把它拿下来。引火归元是针对肾阴虚，阴虚就会阳亢，比如常见的高血压病，许多就是肾阴虚，水不涵木，肝阳上亢，可以用这个方法降血压。我曾经有一个病人，血压高，吃降压药都下不来，我就告诉他这个办法，他第二天就来找我了，说用了这个方法以后，他感觉头晕，一量血压，由原来的170或180毫米汞柱变成110毫米汞柱了，也就是说血压降得太快了，医学上讲要平稳降压，突然降这么多，他也不适应。按摩涌泉也可以，但可能效果没有贴大蒜快，需要比较长的时间。还有的病人，经常口腔溃疡或者牙痛，有些也是虚火，还有像更年期阴虚的比较多，都可以用这个办法。所以说涌泉穴，它既能滋肾阴，也能温肾阳。

安：阴阳两虚的病人，也可以用这个方法吗？

白：当然可以，正好发挥穴位的双向调节作用。关于涌泉穴，我们翻开医书来看，这个穴位的主要作用是开窍，是急救要穴，一个人晕厥了、没有意识了，可以扎这个穴位。涌泉比较敏感，扎针会比较疼，所以我一般扎的时候都要提前告诉病人，病人好有思想准备。刚才讲它可以治脑袋的病，比如有的人会感觉头部好像有什么东西包裹着，或者有异物感。我治疗过一个抑郁症的病人，她感觉脑袋好像被一个什么东西盖着，非常痛苦，甚至想找外科大夫打开脑壳把东西取出来，扎完涌泉以后头部的异物感就没有了。还有的人头昏脑涨，总是不清醒，或者是头顶疼，也叫巅顶痛，都可以用涌泉穴。涌泉在脚底下，位置最低，但可以治脑袋的病，《黄帝内经》说"病在头者取之足"，涌泉就是一个很好的例子。

安：关于这个穴位，我们常规的泡脚对它有没有刺激？

白：泡脚的时候整个脚都会刺激到，是一种很好的保健方法。可以自己在家里面泡脚，用普通的盆子就可以，木盆更好，散热慢。如果有条件去做足疗也可以，当然我还是建议在家里自己做，自己做和别人给你做有一个不一样的地方。如果别人给你做，你的心思可能就不在这个上面，但是当你自己给自己做的时候，你会用心。为什么说做按摩的时候，要数数呢？实际上这是让你把心思集中起来，这本身也起到了调神的作用。

安：集中注意力了。

白：比如说注意力不集中或者烦躁焦虑的人，可以通过按摩安静下来。这种自我按摩的方法，就像有的家具买回去要自己安装，叫 DIY（do it yourself）。医学上也要 DIY，医生把具体的保健方法告诉病人，由病人自己做，我就经常针对病人的具体情况，告诉他们一些自我保健的方法。有的病人会认真做，但是多数病人可能不做。为什么呢？我们知道有一个词叫"知易行难"，就是说起来很容易，坚持做下来却很难。《道德经》说："上士闻道，勤而行之；下士闻道，大笑之，不笑不足以为道。"这是什么意思？道看起来太简单了，病人也可能会说，我要是自己能把病治好，还找你们大夫干吗？当然从另外一个角度来说，病人还是更相信高科技，更期待通过外源性的力量达到治病的目的。但是不要忘了，在我们体内有一种强大的治病力量。所以现在许多人都有三种问题。一个是 busy，都太忙，没有时间，但是我看也不是忙的问题，每天按摩 10 分钟或 15 分钟，还是能够挤出来时间的。比方说看电视的时候或睡觉前，都可以。所以忙的背后是 lazy，是懒惰，我们太懒惰了，这个懒惰也是有原因的，就是可能更希望有一种简单的方式，比如吃几片药就把问题解决了。最后一个就是 crazy，就是我们都有点疯狂。

安：Busy，Lazy，Crazy！

白：古人崇尚顺应自然，我们现在的所作所为很多都是在违背自然的规律，违背的结果就是科技越来越发达，医疗条件越来越好，可是疾病却越来越多。

手厥阴心包经（一）

- 心的宫城
- 心包与心
- 两筋之间
- 手心热的辨证
- 臂肘挛急
- 胸胁支满
- 心中澹澹大动
- 内关穴的应用
- 心火盛

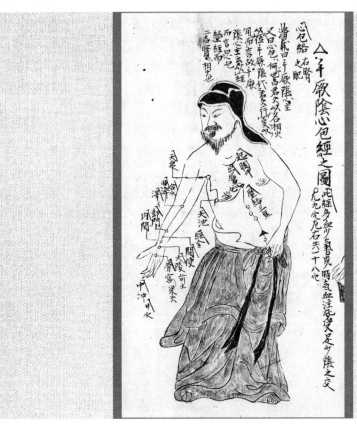

图片来源：伦敦
Wellcome 图书馆

主持人安杨（以下简称安）： 我们已经讲了十二经脉中的绝大多数，接下来该了解一下手厥阴心包经了。

白兴华（以下简称白）： 手厥阴心包经起于胸中，出属心包。心包从解剖上说就是包裹着心脏的膜，它和心脏之间有一个间隙。中医把胸腹腔内的器官分为脏与腑，一般说"五脏六腑"，"五脏"指心肝脾肺肾，实际上心包也属于脏，加在一起就是"六脏"，与六腑对应形成表里关系。

安： 心包也是脏？

白： 它的位置也很重要，因为按照古人的理解，如果人体是一个社会结构，心是君主之官，是皇帝，非常重要，人的一切行动、思维都受心的支配。所以它要有一个宫城，就像紫禁城一样，来保护它，心包就起这样一个作用。

安： 有点卫戍部队的感觉。

白： 所以古人说心不能受侵犯，由心包代受邪。如果真是心脏出现问题，后果就会很严重，比如真心痛，就是真正心脏的疼痛，会旦发夕死，早晨发作晚上死，类似现在的急性心肌梗死。当然真心痛毕竟是少数，多数情况像冠心病心绞痛，还有心脏神经官能症，都归属于心包。所以好多心包经的病实际就是心脏的病症。实际上，手上的三条阴经跟胸中的关系都很密切，胸中有两个脏器，一个是肺，一个是心脏，心包从解剖上来说是次要的，但心包经实际上跟心经有共性，它们都主治心的病。属心包络之后，向下通过膈肌，络三焦。三焦是六腑之一，膈肌以上叫上焦，从膈肌到肚脐叫中焦，肚脐以下是下焦。从脏腑关系上看，心包和三焦相表里，心包是脏，属里；三焦是腑，属表。这一段是内行线。它的直行部分在胸部第4肋间隙出来，就是外行线了。一般情况下，对于男性来说，乳头正好位于第4肋间隙，这个地方在左侧正好是心脏。手厥阴心包经从乳头外侧一点儿出来，有个天池穴，然后到达腋窝下方，走向上臂内侧中间，过肘窝，到达前臂，行于"两筋之间"。握拳时前臂内侧中间有两个明显的肌腱，靠近大拇指一侧的叫桡侧腕屈肌肌腱，紧挨着它的叫掌长肌肌腱，手厥阴心包经正好行走于这两个肌腱之间。在接近手腕的位置，这两个肌腱非常明显，大家都知道内关穴，就在腕掌横纹上2寸，两个肌腱之间。从前臂过手腕入掌中，最后到达中指出尖端，这是主线。它有一个分支，在手掌分出来，走到第4指外侧端，连接手少阳三焦经。

手三阴经的循行都比较短，心包经的内行线主要联系心包和三焦，外行线在上肢内侧正中，一直到中指的尖端，一共有9个穴位。手少阴心经也有9个穴位，手太阴肺经有11个穴位，加起来是29个穴位；而仅足太阳膀胱经就有67个穴位，所以单从穴位的数量看，手三阴经相对来说穴位比较少，临床常用穴也不多。

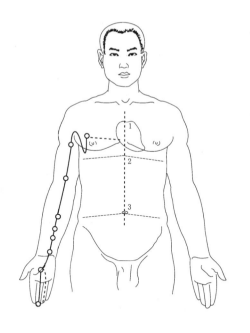

手厥阴心包经图

《灵枢·经脉》：心主手厥阴心包络之脉，起于胸中，出属心包，下膈，
历络三焦。其支者，循胸出胁，下腋三寸，上抵腋下，循臑内，行太阴、
少阴之间，入肘中，下臂，行两筋之间，入掌中，循中指，出其端。其
支者，别掌中，循小指次指出其端。是动则病，手心热，臂、肘挛急，
腋肿，甚则胸胁支满，心中澹澹大动，面赤，目黄，喜笑不休。是主脉
所生病者，烦心，心痛，掌中热。

安：它的病候多不多？

白：病候也不是很多，根据古书的记载，它的第一个病症是手心热，也叫掌
中热。手三阴经都经过手心，它们的病候中都有这个症状。前面讲足少阴肾经的
时候提到手足心热，就是手心和脚心都热，这是典型的阴虚。假如一个病人来了，
只有手心热，脚心不热，这种情况一般属于上焦有热，主要是心肺的热。因为手
足部位的阳气少，正常情况下，手脚心都不应该感觉到热。当然也有体质的问题，
有的人生来就这样，平时手脚心热，也没有病，属于阳气偏盛，阳气比较多，这
种人可能冬天也不怕冷，冬夏都吃冰块。

安：我上大学的时候班上有个男同学，他整整一冬天就在水房洗凉水澡，到
现在传为佳话，看来是他的体质比较特别。

白：冷水浴还不一样，有个循序渐进的过程，如果在秋天刚转凉的时候一直
坚持洗冷水澡，可能会适应，到了冬天再洗冷水澡也就没有问题了，冬泳也是这

样。但是像我刚才说的这种情况，他没有经过锻炼，天生就是这样的。有一个女病人，50 多岁，在北京冬天穿短袖衫都可以，袜子也很少穿，从来没有发烧感冒过。她母亲也是这样，80 多岁了，身体还挺好，因为她的阳气足，这是先天的。当然更多是疾病的状态，我治疗过一个病人，两个手掌角质层特别厚，有好多裂口子，就像湿疹一样，我就问她怎么得的，说起来很有意思，那几年流行拍手治病，她就开始拍手，两个手掌没拍手之前皮肤是正常的，拍一段时间以后就出现了问题，伤口久久不愈合。治疗一段时间之后，手掌皮肤有了明显改善，她说从记事的时候开始，睡觉的时候她的双手都在被窝外面，因为觉得热，当然她可能因为从小就这样习惯了，也没觉得是病。但是扎了一段时间以后，她的手缩回到被窝里面去了，这说明她体内多余的阳气被泄掉了。

安： 这是讲单纯的手心热。

白： 当然可能会有其他一些症状，因为是上焦心肺有热，可能会有心烦、失眠。有的人可能心火的表现不明显，而是以手心热为主。

安： 像这种情况一般怎么办呢？

白： 如果单纯手心热，一般是上焦有热，当然要泻热，可以采用放血，比如在中指尖端的中冲穴，先按摩充血，然后用酒精消毒，用采血针点刺后挤出来几滴血。放血清热的作用很好，一般热证都要配合放血。

安： 是那种实热证？

白： 只要是热证，无论实热还是虚热，都可以用这个办法。放血跟药物不一样，如果用中药治疗热证，必须要分清虚实，实热可以用寒凉的药物，清热泻火；但是虚热就不能用这个方法，因为苦寒伤阴，中医有句话叫"壮水之主以制阳光"，就是要通过滋阴达到清热的目的。

接下来的症状是臂肘挛急，就是手臂和肘部拘挛，中风的病人会有这种表现。中风上肢不遂可以分为痉挛性和迟缓性，痉挛就是肘臂拘急，不能自行伸展；迟缓就是痿软无力，不能自行屈伸。对于中风病人的肢体康复，针灸是一个重要的内容，可以起到主动康复的作用，因为很多情况下病人自己不能动，别人给做按摩理疗都是被动的，通过针灸刺激穴位能改善肢体的运动状态。从治疗效果来说，针灸对迟缓性瘫痪效果比较好，对痉挛性的比较差。

接下来到腋窝，有个病症叫腋肿，就是腋窝部肿胀，现在来看乳腺癌腋窝部淋巴结转移，可以算作这种情况。临床上还有一种可能，就是腋窝部没有肿，但病人自我感觉肿，或者有异物感。我就遇到过一个病人，带状疱疹后遗症，她感觉腋窝好像夹着一个东西，很不舒服，这是神经损伤引起的感觉障碍。

手厥阴心包经起于胸中，有一个相关的病症叫胸胁支满，支就是支撑不舒服，也叫胸胁胀满，或胸胁苦满，就是胸胁以满为苦。胸胁苦满是什么表现呢？病人可能会说，胸里面憋得慌，好像被东西塞得满满的，没有空隙了，所以还会有一个表现，就是经常叹气，中医叫"善太息"，"善"是频繁的意思，就是经常出长气。这种情况叫肝郁气滞，就是气流动不畅，郁滞在里面了。这个症状很常见，比如抑郁症或者更年期的病人，可以用内关穴，能宽胸理气，扎了以后气机就通畅了。从西医角度讲，肝郁气滞是一种功能性的疾病，它既不是肝脏的问题，也不是胸腔里面脏器的问题，各种检查都可能正常。

心包经还有一个病候，叫"心中澹澹大动"，"澹澹"是水波荡漾的意思，也与"憺憺"相通，就是心中忐忑不安，可以理解为心动过速，就是心跳得快了。心脏时刻在跳动，感觉不到是正常的，能感觉到心跳就不正常了。心中澹澹大动，毫无疑问是心的问题。第一，可能是心脏的问题，比如心动过速；第二，与神志活动有关，心藏神，病人自我感觉心慌，但做心电图可能是正常的，心脏神经官能症、焦虑症、抑郁症或其他精神疾病的人，可能有这种情况。心就像一个房子，里面藏着神，正常情况下的神应该是宁静的，就像湖水没有被搅动，没有风，很平静，结果就是心静，感受不到心的存在。心中澹澹大动，就像湖面被大风扰动，波涛汹涌，心中悸动不宁，可以用内关穴治疗。内关穴的主治作用可以概括为心、胸、胃，就是治疗这三个部位的病症。因为心脏和胃都在左边，所以治疗心脏病症的时候一般用左内关，就是说左右两侧都有一个内关穴，但治疗作用还是有所区别的，一般来说穴位以治疗同侧的疾病为主。

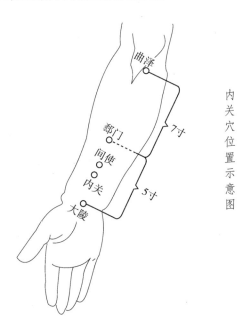

内关穴位置示意图

根据《黄帝内经》记载，手厥阴心包经的病候里面还有面赤。心开窍于舌，其华在面，面赤实际上是心火的一个典型表现。火性上炎，这种心火往往是实火，就是得病时间比较短，除了面赤以外，可能还有口渴，喜冷饮，过去没有冰箱，最凉的水就是刚从井里汲上来的，有一些躁狂型的精神病人，心火太盛，就喜冷饮，甚至跳到井里面去喝水。提到心脏本身的病症，有一个病现在更常见，就是心痛，比如说冠心病心绞痛，由于冠状动脉痉挛导致心脏供血不足，持续时间比较短，有的时候会向上肢内侧放射。这个病在古代就有，古人称之为"胸痹"，"痹"是不通的意思，而且认为许多时候是由于胸中阳气少了，气血流动慢，同时阳虚生内寒，寒主收引，寒冷季节也会导致血管收缩。像这种情况，我们自己在前臂内侧的部位，就是手厥阴、少阴经脉的部分按摩，以左侧为主，也可以两侧都按摩，能增强刺激。每天坚持，比如看电视或者是坐着没事儿时候，多多益善，对于改善冠心病心绞痛的症状会有很大帮助。

手厥阴心包经（二）

· 四心拔罐温心阳
· 喜笑不休
· 小儿夜啼的治疗
· 内关的双向调节
· 呃逆与嗳气
· 《纽约时报》记者接受针灸的故事

主持人安杨（以下简称安）：前面我们讲到冠心病心绞痛的自我按摩。

白兴华（以下简称白）：我在电视上看到过一个病例，是病人的自述，男性，50多岁，说他年轻的时候就手脚凉、怕冷，我们知道这是阳虚。血液是通过心脏把它泵到四肢又回流到心脏，手脚凉说明四肢末端的温度低，回流到心脏的血液的温度也会低一点儿，天长日久，就会损伤心脏的阳气，所以他后来出现冠心病心绞痛，而且还比较严重，6楼都上不去，不得不提前退休。因为病了很长时间，看了很多医生也没效果，就自己琢磨这个病。他喜欢看武侠小说，武侠小说里的功夫大师能用手掌发外气，就是手掌心上的劳宫穴。这个穴位在哪儿呢？就是当我们手微握拳的时候，中指的尖端所指处，在第二和第三掌骨之间，应该是在掌横纹上，这个位置相当于脚上的涌泉穴。

安：两个穴位的解剖特点比较接近。

白：劳宫穴在教科书上一般都是讲清心火，因为从五输穴的属性上看，劳宫是荥穴，能清心火。但是这个病人因为他看小说里面讲能从劳宫往外发气，他就有了一个想法，既然这个地方能发外气，那能不能从这个穴位把他体内的寒气发出去，因为他知道自己体内寒气比较重，他就用拔罐的办法，手心、脚心同时拔。

应该说在手心脚心拔罐，之前我从来没想过，临床上一般也不拔这两个地方。他先用热水泡手和脚，然后拔罐，结果拔了一段时间以后，冠心病心绞痛的症状就改善了，坚持了大概半年，手脚凉怕冷的症状也没有了，也就是说他的阳气不虚了。拔罐也叫拔火罐，有温阳散寒的作用。这个病人通过这种方法把他的冠心病心绞痛极大地缓解了，并且阳虚的状况也明显改善了，说明劳宫穴能温补心阳。这个例子也很好地说明穴位的双向良性调整作用，同时也警示我们，如果一个人手脚总是凉，就有可能会导致冠状动脉痉挛。从西医来讲血液循环不好，中医讲是伤心阳，手脚凉的人，心也容易寒，因为血液循环是整体的，所以要尽早改善这种循环状态，对预防冠心病心绞痛有好处。

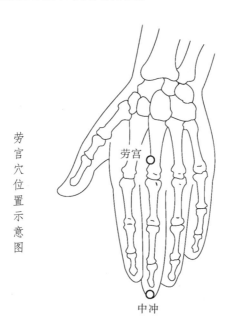

劳宫穴位置示意图

劳宫

中冲

安：手厥阴心包经还有哪些病候？

白：还有神志病，中医认为心藏神。在七情当中，喜是唯一一个良性的，其他都是负性的情绪。喜和心对应，"心在志为喜"，这个意思是说，如果一个人该高兴的时候高兴，这说明他的心的功能是正常的。但是中医又说了一句话"喜伤心"，该怎么理解呢？

安：这个我不是特别能理解，但是一提到这种例子大家都会想到范进。

白："喜伤心"是说喜得太过了。喜是高兴，高兴得太过可能会乐极生悲，比如某个人看足球比赛非常兴奋，就有可能会导致急性心肌梗死发作，这叫喜伤心。还有一种情况，就是喜笑不休，就是笑个不停，没有缘由地笑，这也是病。中医讲心气虚则悲，如果心气虚会高兴不起来，总是闷闷不乐。我遇到过一个病人，她刚开始来的时候会突然大哭起来，而且她说比如看电视，看到狮子吃动物都悲伤，这是心气虚。相反，如果心气实则笑不休，比如有的高血压病人就有这种情感障碍，或者脑出血、脑血栓之后有情感障碍，就可能会有笑不休。

心包经还有一个病，就是小孩晚上经常哭，医学上叫小儿夜啼症。小孩子哭是一种诉求，他一定是不舒服或者是有需要。但也有一种情况，有的小孩晚上没有原由地哭闹，不是饿，也没有着凉，而是惊吓到了，可以用中指尖端的中冲穴，用采血针在这个地方点刺一下，挤出几滴血，有镇静安神的作用。

在手厥阴心包经的病候中，还有中焦的病症，主要是胃病，因为手厥阴心包经联络三焦，其穴位所主治病症以上焦和中焦为主。呕吐是胃病常见症状之一，有很多原因，比如感冒可能会呕吐，还有晕车晕船、放化疗、妊娠呕吐，有的妇女怀孕后呕吐很厉害，甚至因为呕吐导致营养不良而终止妊娠，实际上这个病针灸效果很好。有两个穴位，一个是内关，是止呕要穴；另一个是足太阴脾经的公孙，内关配公孙是治疗呕吐的对穴，孕妇扎针也没有问题。还有一种情况是神经性呕吐，有的人一开始是为了减肥，吃饭后催吐，结果到后来控制不住了，甚至同时伴有神经性厌食，最后可能导致严重营养不良。针灸对这一类病症有效，因为是心身疾病，扎针可以心理和身体同时调理。穴位的调节作用是双向良性的，刚才说内关是止呕要穴，呕吐的时候，扎内关就不吐了，但是内关穴还可以催吐，比如一个人喝酒喝多了，或者吃了不好消化的东西，停留在胃里面，恶心想吐吐不出来，扎内关就吐出来了，这说明内关能够增强胃的收缩，而止呕是因为能缓解胃的痉挛。所以说内关穴起到止呕还是催吐的作用，主要取决于胃的状态，比如神经性呕吐或者妊娠呕吐，胃里什么都没有，扎针以后就放松了。

安：内关穴是我们自己操作比较方便的地方，除了扎针，比如喝酒要催吐或者要止吐我们又不会针灸怎么办？

白：可以按压，但要用点儿力才能起到作用。当然扎针的时候也要注意，这个穴位下面有一根很粗大的正中神经，就是在手臂的正中，支配手指的感觉和运动，如果扎内关的时候感觉手像触电一样，就是扎到这根神经了，这时就要将针稍微提出来，调整针的方向再扎，要避开神经。

胃痛也很常见，原因很复杂，其中有一种叫胃痉挛，因为胃的平滑肌比较厚，很有力量，当平滑肌痉挛的时候，疼得非常厉害。这个病往往不去根儿，可能一受凉或者吃不舒服就发作。扎内关可以缓解平滑肌的痉挛。

安：像内关、足三里这些常用穴位，大家基本上能找到它们的位置，既然说针灸或按摩具有双向调节的作用，没事经常揉一揉可不可以，有没有一些禁忌？

白：实际上这就是针灸的特点，也可以这样讲：第一，不一定非得严格地找准这个点，因为毕竟非专业，比如内关，基本上是在戴手表表带的位置，是能够找到的，用手指按压的时候也不是一个点，而是一个面，没有必要担心穴位找不准按错了会起什么不好的作用；第二，这种按摩可能不会起到好作用，但绝不会起坏的作用，因为它是通过刺激人体自身的调节作用，这种作用是双向的、良性的。提到双向良性调节，还举内关的例子，它能够治疗心动过速，比如心跳 120 次／分，它能使心率下降；如果心跳 40 次／分或 50 次／分，心动过缓，扎内关还能使心跳加快。

还有一个病，中医讲和胃有关，从现代医学来讲，不是胃的病而是膈肌的病，叫呃逆，就是俗称的"打嗝"，是由膈肌痉挛引起的。呃逆和吃完饭后打饱嗝不一样，后者在医学上称作"嗳气"，是从胃里面出来的。打嗝一般可能每个人都经历过，有些办法比如喝点儿水就解决了，但是有的打嗝就不行。

安：我见过 3 天止不住的。

白：还有 3 年的，非常痛苦。呃逆主要是由于膈肌痉挛引起的，膈肌也是平滑肌，扎针以后使它放松了，就不痉挛了，呃逆也就停止了。呃逆和呕吐的病机都是胃气上逆，但是现在要把它们分开，一个是膈肌的问题，一个是胃的问题。

安：我看到孩子们有时候在外面玩着玩着灌凉风了，就打嗝，这时候家长会吓他一跳，小朋友会在后面推他一下，有时候真的管用，或者憋上几口气，或者深呼吸。吓一跳为什么会管用？

白：惊吓使呼吸突然屏住了，等于阻止了膈肌的痉挛。同样一种病，每个人的程度都不一样，比如呛点儿凉风，这种情况用惊吓的方法可能就停止了，但是有的病人可能就没有效果，需要找专业医生治疗。

安：掐一掐内关可以吗？

白：力量要稍微大一点，太轻可能不起作用，所以说这个时候还是扎针更好一点。还有一种情况，有些人在手术之后或者放化疗以后出现呃逆，针灸都非常好。

安：可惜在肿瘤治疗中，大家对中医认识不到位，还不是很理解，其实中医辅助治疗可以减轻很多放化疗的不适感。

白：回顾一下历史，比如 20 世纪六七十年代，那是针灸的黄金时代，为什么这么说呢？一个外科医生，他也会扎几个穴位，比如肾结石肾绞痛、胆绞痛，他可以用针灸止痛。针灸是一种治病方法，这个针在外科医生手里有用，在内科、妇科、儿科医生的手里也有用。一个很好的例子是美国《纽约时报》记者詹姆斯·莱斯顿的故事，这个记者非常有名，是《纽约时报》的副主编兼专栏作家，他 1971 年 7 月到北京，是中国政府邀请来的，当时基辛格博士正秘密访华。詹姆斯在北京期间得了急性腹痛，住进协和医院，主治医生很重视，还把情况汇报给周总理。医生们经过仔细检查确诊为急性阑尾炎，给他做了阑尾切除术，手术很顺利，但手术后出现了腹胀、腹痛，外科组专家就把针灸科的大夫请过来会诊，征得病人的同意后，针灸医生在他身上扎了 3 针，同时用了艾灸，就是针和灸结合，一次治疗以后症状就消失了。这位记者就把自己的就医经历写了一篇文章，发表在 1971 年 7 月 26 日《纽约时报》的头版。这期头版除了他这篇文章外，还有一篇介绍阿波罗 15 号登月。这个影响太大了，因为当时美国人都在关注阿波罗登月，同时中美关系也是一个敏感话题。因为当时坐飞机到美国中间得在日本或者是其他地方停留加油，所以当这名记者还没有回到美国的时候，美国电视台记者就到日本采访他，并告诉他的报道在美国有可能引发一种新疗法的流行。就是说在他还没有回到美国的时候，针灸在美国就已经热起来了。所以完全可以这样说，是这名记者引发了美国的针灸热，这个针灸热从哪一天开始呢？就是 1971 年 7 月 26 日。

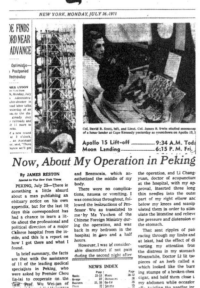

詹姆斯·莱斯顿发表在《纽约时报》上的文章

安：我知道您在研究针灸的对外交流传播，这是您研究的一个方向，像这个报道和相关图像资料咱们都有吗？

白：《纽约时报》的这篇报道，我把它翻译成中文了，这篇文章可以视为针灸向世界传播的一个分水岭。在这篇报道之前，世界上只有少数国家使用针灸，在美国，针灸几乎没有任何知名度，因为那个时候大家把扎针看成一种巫术，都不相信针灸能治病，是这篇报道引发了美国乃至全世界的针灸热。这篇报道的效应可以用一个词形容，就是爆炸式的，因为美国毕竟是世界强国，他们对针灸的态度也会影响其他国家对针灸的理解和认可。

手少阳三焦经（一）

· 三焦的含义及作用
· 人体的子午线
· 经脉病候的演变
· 耳脉与耳病
· 按摩治疗中耳炎

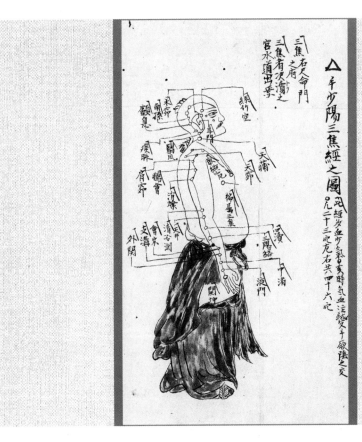

图片来源：伦敦
Wellcome 图书馆

主持人安杨（以下简称安）： 现在我们要讲讲手少阳三焦经了吧。

白兴华（以下简称白）： 前面讲到的手阳明大肠经、手太阳小肠经，都各有特点，手阳明大肠经还有一个名字叫"齿脉"，手太阳小肠经叫"肩脉"。今天要讲的手少阳三焦经也另有一个名字，叫"耳脉"。

安： 和耳朵的关系密切。

白： 观察它的经脉循行就会发现，这条经脉和耳朵的关系非常密切。它起于无名指的外侧端，向上沿着手背的第四、五掌骨之间，到手腕，行于前臂外侧的尺骨和桡骨之间，经过肘尖，沿着上臂外侧中间继续向上走，抵达肩部，再向前走入缺盆，这一段是外行线。进入缺盆以后是内行线，分布到胸中，络心包，穿过膈肌属三焦。"焦"字下面四个点，代表火的意思，古书上有的时候还写作"樵"，就是烧柴的意思，就是说三焦和火有关。和其他脏器不同，三焦具体是指哪个器官，在医学上有争论。一种观点认为，三焦就像大肠小肠等脏器一样，有名也有形。这个"形"是什么意思呢？从解剖的角度看，心包是包着心脏的，而三焦是包着五脏六腑的，也就是说它是五脏六腑最外面的那一层包膜。还有一种观点，认为三焦"有名无形"，三焦不是指一个具体的脏器，而是对脏腑功能的一个归纳总结，上焦、中焦和下焦分别是胸腹腔内脏器功能的概括。

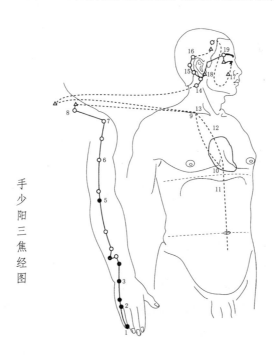

手少阳三焦经图

《灵枢·经脉》：三焦手少阳之脉，起于小指次指之端，上出两指之间，

循手表腕，出臂外两骨之间，上贯肘，循臑外上肩，而交出足少阳之
后，入缺盆，布膻中，散络心包，下膈，遍属三焦。其支者，从膻中，
上出缺盆，上项，系耳后，直上出耳上角，以屈下颊至𬂩。其支者，
从耳后入耳中，出走耳前，过客主人，前交颊，至目锐眦。是动则病，
耳聋，浑浑焞焞，嗌肿，喉痹。是主气所生病者，汗出，目锐眦痛，
颊肿，耳后、肩、臑、肘、臂外皆痛，小指次指不用。

安：您个人比较支持哪一种观点呢？

白：我更倾向于是对脏腑功能的概括。根据中医理论，人体是一个小社会，
每一个脏器都在这个社会里有一个职位，比如心为君主之官，肺为相傅之官，就
是辅助"皇帝"的"宰相"。具体到三焦，这个职位有点儿特殊，古人把它叫
"决渎之官"，"决"是疏导、疏通，"渎"是河流，"决渎之官"就是负责疏通水
道的官。提到疏通水道自然想到大禹治水，古人在长期治水实践当中总结出一个
经验，就是不能堵塞，而是要疏通，引导水往低处流。三焦的作用就是负责疏通
水道的，主要是对下焦肾和膀胱功能的概括。《黄帝内经》说"下焦如渎"，这是
说下焦的作用像河流，通俗点讲就是下水道的意思。但水液的代谢光有下焦的疏
通不行，它是上中下三焦作为一个整体协同作用的结果，比如中医讲肺为水之上
源，这是说肺像一个水塔在最上面，脾主运化水湿，而到了下焦是肾主水，所以
需要肺脾肾这三个脏器协同作用，水液代谢才能正常，让水液该留在体内的留在
体内，该代谢出去的代谢出去。从这个角度来讲，三焦应该是对多脏器功能的概
括，而不是专指某一个脏器。

安：有一点像系统功能的概括。

白：中医讲五脏六腑是协同作用的，呼吸、水液代谢等并不是某一个脏器独
立完成的。比如古人讲，在呼吸过程中，呼出与心和肺相关，吸入与肝和肾相关，
呼吸功能不是单单由肺来完成的，它是多个脏器相互配合、相互协同的过程。事
实的确是这样，并不是说只要肺的功能好呼吸就正常。

刚才讲到的是内行线，接下来又是外行线了，从缺盆向上沿着脖子的外侧，
到耳朵后面，从耳朵后面向上走，到达上耳根的地方，然后又向前下方走，到达
颧骨，这是主干。还有一个分支，从耳后分出来，进入耳中，又从耳朵前面出来，
最后止于外眼角，接着就是足少阳胆经了。

在这一段儿，"耳"是一个关键词。在十二经脉当中，从与耳联系的密切程度
来讲，手少阳经是第一位的。对比一下手三阳经在头面的分布，手阳明经在前面，
主要是牙齿、鼻子、口唇；手少阳经在侧面，主要是耳；手太阳经在后边，主要
是肩胛骨和项。这样的分布与手三阳经在上肢的分布是一致的，就是手阳明经在
上肢外侧前面，手太阳经在上肢外侧后面，手少阳经在上肢外侧中间。这是一个
纵向的分布，类似于地球的经线，手三阳、足三阳、足三阴经都是按照经线的走

向分布的。只有手三阴经例外，它们从胸走手，两手向两侧外展平举的时候，它们的分布是横向的，类似于地球的纬线。总体来说，十二经脉之中，纵行的经脉居多，有9条，横行的只有3条。奇经八脉当中还有带脉是横向的，其他的任脉、督脉、冲脉、阴维脉、阳维脉、阴跷脉、阳跷脉也都是纵向的。

安：我们已经对十二经脉的整体走向有了一个宏观的认识。

白：如果把人想象成是一个小宇宙，人体的经络的确和地球的子午线十分相似。

安：我听说过一个词叫"子午流注"。

白："子午流注"是讲经脉气血流动和时间的对应关系。中医被介绍到西方之后，有人把"经脉"翻译为"子午线"（meridians），子午线是肉眼看不见的，所以也符合经络看不见的特点。后来有人可能觉得翻译成子午线不贴切，所以又翻译成 channels，就是"水渠、频道"的意思。事实上，这两个词分别从两个方面表达了经络的特点：一方面经络就是运行气血的通道，它一定是一个通道；另一方面，到现在为止我们也没有看到经络，就像地球的子午线一样，看不见摸不着。所以严格来说，在英语或是其他语言当中，找不到一个和经脉相对应的词汇。也就是说，经脉是中国传统医学所独有的一个概念。在跨文化交流中，如果我们拥有的东西别人没有，这就是本文化当中独特的东西。我们回过头来看，针灸这门科学有四个关键词，分别是针、灸、经、穴，这四个词在其他语言中都找不到对应的词，它们都是中国医学所特有的概念。

安：接下来该讲它的病候了吧。

白：经脉的循行和病候是密切相关的。古人在讲经脉的时候，从一开始就把经脉的循行和病候联系在一起了，而且有一个现象，就是病候的数量是逐渐增加的。比如手阳明大肠经，在第一本关于经脉的著作《足臂十一脉灸经》中，它的病候只有一个，就是"齿痛"，但是到了两三百年后的《黄帝内经》，手阳明大肠经的病候发展到了两组：一组是"齿痛，颈肿"，另一组是"目黄，口干，鼽，衄，喉痹，肩前臑痛，大指次指痛不用；气有余，则当脉所过者热肿；虚，则寒栗不复"。从一个病症增加到十几个，说明古人对于经脉病候的认识也是有一个过程的。当然这个过程并不像我们曾经想象的那样悠久，经历了几千年，而是大约几百年。和几千年相比，几百年还是非常短暂的。

安：我们现在讲的循行和病候，可能都有一个不断发展的过程，但是到现在为止，基本依据《黄帝内经》。

白：现在教科书讲的主要是《黄帝内经》的内容。《黄帝内经》大约成书于公元前100年，到现在已经2000多年了，没有人在手阳明大肠经上增加新的病症。但是，中医也要与时俱进，比如前面讲到的手阳明大肠经病候中，并没有面部的疾病，没有面瘫、面痛等问题，实际上这条经脉的穴位是能够治疗面部疾病的。所以我认为，即使到《黄帝内经》这样的巅峰，每条经脉后面所罗列的病症也只是举例而已，并不是全部，我们可以通过临床实践对它有所发展。

　　具体到手少阳三焦经的病候，《黄帝内经》中也分为两组。第一组是从发病角度讲的，第一个病症是耳聋，第二个是"浑浑焞焞"，"焞焞"这两个字在《诗经》里面有，翻译过来就是耳鸣如雷。耳鸣根据声音大小分为两种：一个叫耳鸣如雷，也叫耳鸣如潮，就是声音特别大特别响，像打雷或海水涨潮一样；另一个叫耳鸣如蝉，就是像知了的叫声。

　　安：用西医的话说就是低频高频不一样。

　　白：临床上确实遇到这样的病人，他们描述耳鸣的特点都不太一样。我治疗过的一位病人，经过一段时间治疗后告诉我一个现象，她耳朵里的响声发生了变化。这个病人的爱人饲养蟋蟀，对蟋蟀的照顾非常精心，给它洗脚洗澡，蟋蟀又叫"百日虫"，理论上只能活一百天左右，结果他爱人饲养的蟋蟀的寿命超过了一百天。她说在没扎针之前，耳朵里的响声像青壮年蟋蟀的叫声，就是声音比较响亮，扎针一段时间后，耳朵里的响声有点像老年蟋蟀的叫声，声音变小了，而且也没有以前频繁了，这是一种很好的变化。应该讲耳鸣耳聋都不太好治，因为耳朵这个器官是非常精密的，一旦受到损伤很难恢复。现代医学也好，中医也好，对耳鸣耳聋这类疾病还缺少非常有效的治疗方法。所以这类病人来找我做治疗前，我会告诉他们，这个病不好治，需要治疗一段时间。从取穴来说首先要考虑手少阳经，其次是足少阳经，因为这两条经脉与耳朵的联系最密切。

　　安：耳朵出现问题，在过去会说这个人年纪大了，耳聋眼花。

　　白：但是现在许多年轻人也会有耳朵的疾病，比如有些人喜欢戴耳麦，听那种特别刺激的音乐，《道德经》说"五音令人耳聋"，说的就是这个意思。我就遇到过，20多岁的人听力下降，就是因为平时喜欢听这种类型的音乐。还有戴耳机打电话也不好，因为声音离耳朵特别近，对耳朵的刺激更直接，所以更容易损伤听力，而且这种损伤一旦形成就很难恢复。

　　所以从养生角度讲，一定要保护好耳朵，不要伤害它。耳朵还有一个病比较普遍，就是中耳炎。中耳炎是一种感染性疾病，针灸效果也很好。我知道一个很有意思的病例，一个瑞典的学生参加为期3个月的针灸培训班课程，当时她大概只学了10天，已经学过了根据经脉循行选取穴位治病的道理。一天晚上，她女儿的中耳炎发作了，之前得过中耳炎，这种病容易反复发作。她就翻阅针灸书，看哪条经脉和耳朵有关系，那个时候还没讲到手少阳三焦经，结果说来也奇怪，她翻到两条经，手少阳三焦经和足少阳胆经，恰恰也是和耳朵关系最密切的经脉。

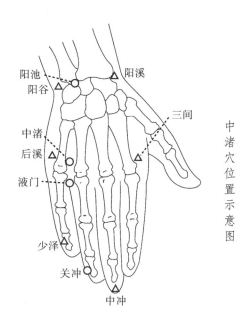

中渚穴位置示意图

然后她就在这两条经脉上找穴位，最后选了两个地方，就是手背第4、5掌骨之间，这儿有一个穴位叫中渚；还有一个在脚背的第4、5跖骨之间，也有个穴位叫足临泣。应该说这两个穴位在临床中也是治疗耳病很重要的穴位。确定了穴位之后，她就在这两个地方按摩，按摩的过程中，她女儿感觉很舒服，后来就睡着了，前前后后大概按摩了3个小时。第二天送孩子去了幼儿园，晚上接女儿的时候，幼儿园老师说，白天的时候，她女儿的耳朵里面流出了很多分泌物。她说以前她女儿中耳炎发作的时候，要输10天左右的抗生素，而这次发作，经过一次按摩就好了。这个病例到现在有七八年时间了，她女儿的中耳炎再也没有犯过，就是说远期疗效很好。我也建议病人，有耳鸣、听力下降，可以按摩手背和脚背的这两个穴位，当然按摩需要点儿时间，累积到一定的量才会有效果。

手少阳三焦经（二）

· 耳痒与内耳性眩晕
· 胃气通于耳
· 三焦主通行元气
· 正常出汗的意义
· 血汗同源
· 阳虚自汗
· 阴虚盗汗
· 冬天忌大汗出
· 少汗与无汗
· 更年期的汗出

主持人安杨（以下简称安）：我们继续前面的话题讲手少阳三焦经的病候。

白兴华（以下简称白）：中耳炎是一种情况。耳朵里面还有一个病，就是瘙痒，有的时候就是神经性的，检查也看不出问题。应该说别的地方瘙痒还好办，至少还可以挠一挠，但耳朵里面痒是最痛苦的。我曾经治疗过一个帕金森综合征的病人，在治疗过程当中了解到他耳朵痒得特别厉害，非常痛苦，他用一种西药点到耳朵里，只能暂时缓解一点，给他扎针，主要取手少阳三焦经的穴位，扎了几次以后，他的耳朵痒就好了。

梅尼埃综合征也叫内耳膜迷路水肿，是内耳平衡的问题。因为它是耳朵的病，所以就可以从三焦经来解决。这个病可能反复发作，不去根，而且晕得非常厉害，天旋地转，根本就起不来床，躺在床上也晕。提到耳朵的病，针灸医生首先应该想到手少阳三焦经，但是如果去看内科大夫，开中药，可能关注点就不太一样，因为肾开窍于耳，内科大夫更倾向于把耳朵的病和肾联系起来，比如肾虚，当然也有肝胆火旺。但是刚才讲耳鸣也好，耳聋也好，主要取手少阳三焦经，没有考虑足少阴肾经的穴位。换句话说，不管是什么性质的耳朵的病，我们都要首先从经脉来考虑，因为足少阴肾经和耳朵没有关系，针灸的治疗要以经脉的循行为主。

近些年，又发现有一种疾病可以导致耳聋耳鸣，这也是在传统上被忽视的，就是胃食管反流病。耳朵和咽喉之间有一个管道叫咽鼓管，它起到平衡鼓膜内外压力的作用，坐飞机的时候有的人会感觉到耳朵不舒服，吃点东西或者张大嘴，这个时候内外压力差就会减小一点。胃食管反流病之所以能引起耳朵的病，是因为酸性的东西流到咽喉，进到咽鼓管，刺激咽鼓管后就可能出现耳朵的问题，比如堵塞感、耳鸣、听力下降。我有一个病人，女性，30多岁，耳鸣了许多年，在找我之前，她也接受过针灸治疗，前前后后大概扎了1年，也不能说一点效果没有，但是时好时坏，不彻底。通过问诊及其他检查我发现，她的耳鸣是典型的由于胃食管反流引起的，这个时候治疗就要调整了，就不能治耳朵了，因为不是耳朵本身的问题，是因为反流，必须解决反流的问题。

安： 耳朵只是症状。

白： 耳朵是标，反流是本，病根是在胃，所以我就没有取三焦经的穴位，而是给她治疗胃病，结果治疗4次之后，她耳朵的症状就有了明显改善，她说以前治疗那么长时间，却从来没有感觉这样轻松过。像这种情况，尽管表现为耳朵的病，有的时候要考虑是否由胃食管反流引起的，这就需要现代医学的鉴别诊断，因为从中医来说，很难把耳朵的病和胃联系起来，中医的理论不这么讲，从脏腑来说就是肾，当然也和肝胆有关系，但是从来没有说和胃有关系。

安： 这是中西医结合了。

白： 这是一个典型的中西医结合。中医也好，西医也好，面对的毕竟是同样一个人体，它们肯定有相通的地方。比如我们在治疗这样一个病的时候，一定要运用现代医学的知识诊断，然后再从中医或西医角度进行治疗。

安： 大部分病候是耳朵的，再往下走呢？

白： 接着是"嗌肿喉痹"，就是咽喉肿痛，比如感冒时候的急性咽喉炎，中医讲是上火了。火主要在上面，在上焦，手少阳三焦经中有个液门穴，治疗咽喉肿痛效果就很好。接下来是第二组症状——"是主气所生病"，古人为什么说三焦主气所生病？实际上这和三焦的功能有关系，前面讲到三焦是决渎之官，是疏通水道的，其实它还有个功能叫通行元气，元气从肾来，元气也是阳气，是火，人体脏腑能够正常运转，古人认为一定有个推动力，就像汽车一样，能跑起来一定是有汽油燃烧，人体也有这样一种动力，这个动力就是通过三焦这个通道敷布周身，所以古人说三焦是元气之别使，主通行元气。"焦"字和火有关，各个脏腑的功能，比如心跳、呼吸、胃肠蠕动等，它们都要消耗能量，这个过程叫慢燃烧，也是燃烧氧气的。为什么有的人冬天在北京都可以穿短袖、吃冰块，但有的人入秋以后手脚就凉了，就是每个人的阳气不一样，人家阳气足，你阳气不足，这个足不足是身体内产生的，不是外源性的。主气所生病的第一个病是出汗，当然是指不正常的汗出。出汗这个症状，如果从现代医学来分析，可能一般理解成自主神经功能紊乱，或者是更年期综合征的一个表现。但是如果从中医来分析，就比较复杂了，而且它的意义也不一样。首先我们要理解一点，人为什么要出汗？

安：新陈代谢吧。

白：出汗有两种情况。一种是看不见的，就是我们的皮肤时时刻刻都在分泌汗液。比如冬天的时候，人体的体温是36.5℃，走到外面去，比如是零下5℃，温差是40多摄氏度，人体就会有汗液向外蒸发，但这种汗出是看不见的。这种看不见的出汗能润泽皮肤，化妆的时候要补水，实际上人体自身每时每刻都在补充。如果汗腺有问题，不能正常分泌汗液，皮肤就会特别粗糙，这是第一种情况，叫看不见的出汗。第二种是看得见的，这种看得见的汗出，有一个作用叫泄阳气，按照现代医学来讲就是降体温、散热的。为什么夏天热的时候出汗？因为人体内阳气多了，有的人先天性汗腺缺失，夏天的时候也不出汗，体温就会升高，他如果外出需要准备一桶凉水，体温升高后就得用凉水浇身体，依靠外源性的寒凉来降体温。

安：但是我们也能看到另外一种人，就是动辄汗出，吃顿饭恨不得脖子上带个毛巾的那种。

白：我们现在讲正常汗出的意义，这种看得见的汗出，主要作用就是降体温，中医叫泄阳气。《黄帝内经》对出汗的定义是"阳加于阴谓之汗"，加是加减的加，也可以理解成强加的加，就是阳强加于阴就会出汗，这个阳就是阳气，体内的阳气多了，它会通过汗这个载体把多余的阳气泄出来。比如冬天里，拿一盆36.5℃的水到外面去，会看到冒热气，实际上人也是这样，只不过看不见，这个过程冒出的是什么？是水分，水蒸气，通过水蒸气把热量散发出来。相反如果拿一个真空的保温瓶，不让蒸汽散发出去，水的温度就降不下来，因为它没有一个途径把热散发出去。所以，我们首先要明确出汗的目的是散热。

安：出汗不是可以排毒吗？

白：古人从来没说出汗排毒，出汗排毒是现代的观念。古人说汗为心之液，心主血脉，换句话说汗是从血里面出来的，中医说血汗同源，所以古人也讲出汗就是出血。现在咱们再看不正常的出汗，有两种情况。一种就是你刚才讲的动辄汗出，讲话吃饭、稍微活动就大汗淋漓，这种情况医学术语叫"自汗"。我经常遇到这样的病人，冬天这么冷，他还出汗，而且手和脚出汗，这种情况从中医角度说是阳虚。当然你可能问，出汗不是散热，不是泄阳气吗？现在阳虚怎么还能出汗？阴阳是互相制约的，正常情况下，阳气的作用是把门的，这个门是控制阴的，不让阴出去，这是阳气的作用，如果阳太多了它会迫使阴出去，这就叫"阳加于阴谓之汗"；如果阳气虚了，等于说这个门没有了，就像自来水管道有一个口子，水自己往出冒，这是自汗，病因是阳气虚。

还有一种情况是盗汗，睡着了以后出汗，不是在清醒状态下。应该说盗汗的危害更大，因为出汗应该是在运动、工作、劳累的时候，睡着了本来应该休息，还出汗说明身体没有休息。中医认为这种情况是阴虚，阴虚以后阳就相对多了，阳就偏盛了，它会给体内一个信号，说阳多了得把它泄出去，出汗是泄阳气的，这种情况下它也往出泄，所以，不管是阳虚也好，阴虚也好，越出汗越虚，越虚越出汗。因为汗属阴，出汗本身伤的是阴，但同时又泄阳气，所以出汗是既伤阴又伤阳。

有的人经常大汗淋漓，以为这是排毒，是好事，实际上完全错了。现在还有一种情况，冬主封藏，冬天的时候不应该出汗，就是正常人也不能出汗，这个时候蒸桑拿也好，跑万米也好，大汗淋漓对身体是不利的。有些人确实不理解，总以为出点儿汗好，排毒。我就遇到过这样的病人，股骨头坏死，自己在家泡脚，每次都泡得大汗淋漓，我就跟他讲，泡脚有益，但是这样出汗就不对了，因为出汗就是出血，实际上他这样做适得其反，还不如不泡。

安：不管是自汗还是盗汗，涉及两个我们比较熟悉的名词——阳虚和阴虚，好像属于体质辨识的范畴。我还见过这样的人，酷暑炎炎，大家都微微出汗或者说运动以后都出汗了，但是他几乎全年都不出汗，这属于哪一类体质？

白：确实有这种情况，有的人从小就不爱出汗，可能与遗传有关，这种情况反映了机体自我调节的问题，调节功能不好，夏天该出汗不出汗，身体里多余的阳气排泄不出去。还有一种情况，这个人本来出汗，热的时候就出汗，没问题，结果突然因为某种原因不出汗了。比如治疗感冒的时候，中医常用一种方法——解表，发汗能解表，感冒发烧吃点退烧药，出点汗，体内如果有热，通过发汗能把热散出去，有寒通过发汗也能把寒驱除出去。但是有些人吃发汗药后，汗出不止，可能是药量的问题，也可能是体质比较虚弱，这个时候就要用中药收敛止汗，服药后汗止住了，结果再也不出汗了。我看过这样一个病例报道，病人感冒以后吃了发汗解表药，汗出不止又吃收敛止汗药，结果最后不出汗了，皮肤变得粗糙，说明看不见的汗出也没有了，最后是通过针灸调理好了。这就是针灸的特点，双向良性调节，不正常的出汗可以通过针灸治疗，不正常的不出汗，通过针灸也可以治疗。临床上就经常遇到这样的病人，以前不爱出汗，扎针以后，现在有汗出了，这是好现象。

安：讲了半天汗，我们再回到手少阳三焦经的病候，刚才讲到主气所生病。

白：对，气是阳气，实际上汗出就和气有关。出汗就是阴阳相互作用的结果，健康人体阴阳处于平衡的状态，从出汗的特点就能判断出体内阴阳失衡的状况。自汗是阳虚，盗汗是阴虚，因此对于疾病的诊断是非常有价值的，但很多时候却被我们忽略或者误读了。还有一种出汗就是更年期的病人，就像潮水一阵一阵的，这是因为更年期总的来讲是阴虚，阳气相对偏盛，当阳气盛到一定程度，就会迫使阴液外泄，把多余的阳气泄出去，阴阳达到一种新的平衡，但这种平衡只是暂时的，过一段时间，阳气又偏多了，所以又会出汗。换句话说，人体本身也试图重新达到一种平衡，但是它出错了，因为阳是相对的多，不是绝对的多，出汗一方面伤阴，同时伤阳，阴阳两伤，所以越出汗就越虚。

安：出汗讲了这么多，还有哪些病？

白：接下来是"目锐眦痛，颊肿，耳后、肩臑、肘臂外皆痛"，这些都是手少阳经脉经过的地方，经脉所过，主治所及。临床上经常见到耳朵后面疼，比如有人疱疹会长到这个地方，周围性面神经炎早期也可能会表现为耳后疼痛，因为面神经正好从这个地方出来；还有腮腺炎，中医叫"痄腮"，是由病毒引起的，针灸治疗可以减轻疼痛，缩短病程。最后一个病症是"小指次指不用"，小指次指是无名指，不用是运动不灵活，结合前面的"肩臑、肘臂外皆痛"，是神经根型颈椎病的典型表现。

安：针灸是比较专业的治疗方法，病人自己可以用些保健类的方法吗？

白：对于许多耳朵的问题，比如耳聋、耳鸣、中耳炎，病人可以自己按摩手背第4、5掌骨之间的地方，还有脚背第4、5跖骨之间的地方。耳聋耳鸣还有遗传倾向，有些耳鸣耳聋的病人有家族史，可以在没有出现这些问题的时候，进行自我按摩，应该说是一种积极的预防。

足少阳胆经（一）

- 弯弯曲曲的胆经
- 学而时习之
- 外感口苦
- 少阳病
- 内伤口苦

图片来源：伦敦
Wellcome 图书馆

主持人安杨（以下简称安）：下面我们开始讲足少阳胆经。

白兴华（以下简称白）：足三阳经都比较长，从头到脚，足少阳胆经的循行在这些经脉中又有点儿特殊，它是弯弯曲曲的，所以就更复杂一点。总体来说，手、足少阳经都在人体的侧面，手、足阳明经都在人体的前面，手、足太阳经都在人体的后面。这三对手足同名经，即手足都是阳明、少阳、太阳，它们在循行上有重合的地方，在治疗上也有重合之处。足少阳胆经在头面部非常复杂，起于外眼角，向上走到额角，再下行至耳后，到肩上和手少阳经交叉，入缺盆。这段文字描述不多，足少阳胆经在侧头部的实际循行要复杂很多，足少阳胆经共 44 个穴位，在头面就有 20 个穴位，如果看人体经穴的模型，足少阳胆经在侧头部的循行大致呈"M"形。刚才讲的是主干，它在头面还有两个分支，其中一个从耳后进入耳中，再从耳前出来，到外眼角，也就是胆经起始的地方。

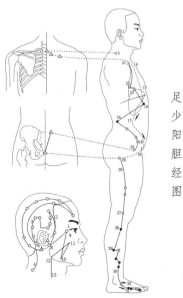

足少阳胆经图

《灵枢·经脉》：胆足少阳之脉，起于目锐眦，上抵头角，下耳后，循颈，行手少阳之前，至肩上，却交出手少阳之后，入缺盆。其支者，从耳后入耳中，出走耳前，至目锐眦后。其支者，别锐眦，下大迎，合于手少阳，抵于𩑓，下加颊车，下颈，合缺盆——以下胸中，贯膈，络肝，属胆，循胁里，出气街，绕毛际，横入髀厌中。其直者，从缺盆下腋，循胸，过季胁，下合髀厌中。——以下循髀阳，出膝外廉，下外辅骨之前，直下抵绝骨之端，下出外踝之前，循足跗上，入小指次指之间。其支者，别跗上，入大指之间，循大指歧骨内，出其端，还贯爪甲，出三毛。是动则病，口苦，善太息，心胁痛，不能转侧，甚则面微有尘，体无膏泽，足外反热，是为阳厥。是主骨所生病者，头痛，颔痛，目锐眦痛，缺盆中肿痛，腋下肿，马刀侠瘿，汗出振寒，疟，胸胁、肋、髀、膝外至胫、绝骨、外踝前及诸节皆痛，小指次指不用。

安： 绕了一圈。

白： 另一个分支从外眼角分出来，向下走到大迎，大迎在咬肌隆起的前面，能摸到面动脉，又折向上到颧骨处与手少阳三焦经会合，再向下走到颊车，就是下颌角的地方。这是足少阳胆经在头面的循行，主要分布在侧头部、耳、外眼角和面颊。在头面部，胆经的20个穴位都分布在主干上，两条支脉上没有穴位，一般的经穴模型也就没有把这两条分支标识出来，所以容易被忽视。接着讲前面的主干，从肩部向前进入缺盆，分布到胸胁内侧，向下穿过膈肌，属胆络肝，向下从腹股沟出腹腔，绕过前阴，向外侧横行至髀厌中。"髀"指股骨，就是大腿骨，"厌"是凹陷的意思。在臀部的地方，侧躺着的时候有一个坑，就是髀厌。这个地方实际上是髋关节，古人也叫"髀枢"，就是大腿的枢纽。从缺盆进入胸腔到出气街是内行线，出气街以后是外行线。

安： 外行线还有其他分支吗？

白： 足少阳胆经在躯干还有一条外行线，从缺盆向下到腋窝，沿着胸胁的外壁，到第11、12肋端，这个地方也叫季胁。古人排行分"孟""仲""叔""季"，"孟"是老大，"季"最小，第11和12肋骨在胸胁的最下面，所以叫季胁。这条线从季胁向下走到髀厌，与从气街出来的那条线会合。足三阳经都有这个特点，就是在躯干都有两条线，一条线在里面，一条线在外面。足少阳胆经的两条线在髀厌会合以后，继续向下沿着大腿外侧中间，经过膝关节的外侧，沿着小腿胫骨和腓骨中间向下走到外踝前，行于脚背第4、5跖骨之间，最后止于第4脚趾的外侧。它还有一个分支，在脚背上分出来，走到大脚趾外侧端，连接足厥阴肝经。

安： 胆经循行有一个特点，虽然其他足的阳经有的看起来路线很长，但是不会在一个地方弯弯曲曲的，而胆经在头面部特别复杂，分叉也多，而且在臀部这个位置之前很少提到。

白： 在臀部髀厌这个地方，许多人都知道有个环跳穴，是治疗下肢疾病的主要穴位。现在讲的胆经实际上已经把它简单化了，针灸医生工作时间长了会有一个偏好，比如说有人喜欢足阳明胃经，还有人喜欢足太阳膀胱经，而我比较喜欢足少阳胆经，因为这条脉看起来弯弯曲曲的，不太规则，再者它的病候很复杂。

安： 每个医生，不管是中医还是西医，都有自己的诊疗习惯和特点，您是针灸方面的专业人士，您提到比较喜欢这一条经脉的理由，这个喜欢会影响您的治疗吗？比如喜欢在这条经上找一些穴位。一般医生会有这样的影响吗？

白：如果5年或者10年以前你问我，我肯定把足少阳胆经排在第一位。但是现在问我最喜欢哪一条经脉，我可能把足太阴脾经排在第一位，因为随着临床经验增多，对不同经脉及穴位的理解自然也就不一样。因此可能会有先入为主的问题，比如我研究胃食管反流病比较多，一个病人哪怕是耳鸣，我可能把他和反流联系起来，而且最后还可能真是因为反流引起的，而在此之前他可能看过很多医生，但没有一个医生把他的病和反流联系起来。这是在诊断方面有偏向性，取穴也是一样。

人体有362个经穴，加上几百个经外奇穴，并不是在临床中都要用到，每个医生都会有所偏好，能把一些穴位用得出神入化。换句话说，随着对一条经、一个穴位的认识加深，每个医生对它的感情是不一样的。在开始学的时候，比如这个叫孔最，那个叫太溪，这些都是纸上的、平面的东西，可能你对它没有感情，但是随着理解的加深，经验的不断积累，你对一些穴位、经络会有特殊的感情。所以，我们学习的过程分为两步。第一步是学，就是老师告诉你什么你背下来，书上写的东西你背下来，但是背下来并不等于说它就真正成为你自己的东西了，它还是一个间接的东西。第二步是习，让这些间接的东西变成自己的东西，比如书上讲了那么多足三里的作用，在你的一生当中，可能只会对其中两三个体会比较深，这一部分才是你自己的。孔子说"学而时习之"，"学"和"习"是两步，学是在学堂里，习一定是在实践中。

安：比如说我现在就在学。

白：实际上我们多数人都只停留在学的过程中，没有到习这一步。"习"是什么意思呢？你看繁体字"習"，一个"羽"字下面一个"白"，东汉许慎的《说文解字》说"习"是"鸟数飞"，就是小鸟、雏鸟，它在翱翔蓝天之前要反复练习，习一定是在白天，一定是在阳光下，而且它是一个动作。孔子后面还有一句话"不亦乐乎"，就是说只有"学"并不断地"习"才会快乐。当然孔子主要是从礼仪方面讲，比如幼儿园的小朋友学了"红灯停，绿灯行"，他见到红灯以后停下来，这就是习。但是现在对于多数人来说只是学了，并没有习，如果大家都能够按照这个规则来习，我们的社会肯定会更好。针灸也是这样，它是一门实践性很强的学问，所以我鼓励学生们在学针灸的第一天，就要有种扎针的欲望，就要想着去实践。只有把学和习结合起来，学习才是快乐的，而且在这个过程中，我也是这样，比如我上大学的时候和现在对针灸的感情是不一样的，因为我在习的过程中切实感受到针灸的力量，它的这种强大。许多病人几十年的病，我们通过针灸给他解决了。可以这样说，你对针灸的习练越多，你对生命本身的内在力量就会越敬畏。

安： 您非常诚恳地将自己在学习和研究过程中的心得体会与大家分享，这对我们进一步认识针灸很有帮助。我觉得您的分享非常好，那咱们接下来就讲胆经的病候。

白： 我们先看看《灵枢·经脉》的原文，它是这样讲的，"是动则病"，就是如果这条经脉发生变动，就会产生病症。都有些什么病呢？"口苦，善太息，心胁痛不能转侧，甚者面有微尘，足外反热，是为阳厥"。这里面的第一个病症是口苦。

安： 上火了。

白： 提到口苦可能一般人会想到上火，其实今天看来它不简简单单是上火的问题。口苦首先和胆有关，因为胆汁是苦的，古人也认为胆主藏精汁，就是胆汁。每条经脉的第一个症状也往往是它最重要的一个症状，比如手阳明大肠经的第一个症状是齿痛，手少阳三焦经的第一个病是耳聋。足少阳胆经的第一个病症是口苦，可以从两方面分析，首先是外感病，就是感冒的时候可能会出现口苦。感冒从中医来讲比较复杂，有风寒、风热之分；实际上感冒还有一种辨证的方法叫"六经辨证"，这是东汉张仲景《伤寒杂病论》里面讲的。太阳病和足太阳膀胱经有关，病变的位置在表，就是在外面的，主要症状是恶寒，穿多少衣服都不行，就是打哆嗦、寒战，这是一种典型的太阳病的表现。阳明病和足阳明胃经有关，病变的位置在里，主要表现为身大热、口大渴、汗大出、脉洪大，就是特别热，这是入里化热了。少阳病和足少阳胆经有关，它介于太阳病和阳明病之间，所以也叫"半表半里"，主要的表现是往来寒热。

安： 怎么理解？

白： 一会儿冷，一会儿热。因为它一会儿在表，一会儿在里，在表就怕冷，在里就发热，中医讲叫正邪斗争，正胜于邪就发热，邪胜于正就怕冷。关于少阳病，《伤寒杂病论》中有一段话，也叫少阳病提纲，是一个纲领性的东西，他说："少阳之为病，口苦，咽干，目眩。"《灵枢》中足少阳胆经的第一个病症是口苦，《伤寒杂病论》也把口苦作为少阳病的第一个症状，说明口苦是胆经的一个重要病症。如果感冒的时候出现口苦了，就可以认为是少阳病。少阳病比较复杂，有许多症状，比如刚才讲的往来寒热，还有胸胁苦满、不欲饮食、恶心呕吐、心烦、咽干、目眩，但是张仲景也说了"但见一症便是，不必悉具"，就是这些症状中只要见到一个就可以辨为少阳病。当然临床上病人不可能只有一个症状，比如感冒的时候如果有口苦，再加上往来寒热，就一定是少阳病。其次，内伤病也可能以口苦为主要表现。内伤病一般时间都比较长，可能持续一两年或者许多年。《黄帝内经》里面有一篇文章，题目叫"奇病论"，就是古人认为这几种病有点奇特，其中就有口苦。黄帝问岐伯，有一种口苦，病名叫什么，怎么得的。岐伯回答说，这个病叫胆瘅，"瘅"的本义是指过度用力导致的病，胆瘅可以理解为因胆过度劳累而得的病。怎么得的呢？他说得这种病的人，是由于"数谋虑而不决，故胆虚气上溢，而口为之苦"，就是做事犹豫不决，瞻前顾后。

安：爱纠结。

白：这就涉及胆的功能。中医讲肝和胆相表里，肝是"将军"，但是这个将军需要胆配合，将军的命令能不能执行，最后需要胆来决定，胆主决断，如果胆气虚，就会优柔寡断，这可能是一个性格的问题。他说这种口苦的病人，经常谋划却从不做决定，因此耗伤胆气，胆气溢于上而导致口苦。当然我们今天看这个现象，还能联系到一个病，就是胆汁反流。

足少阳胆经（二）

· 胆汁反流

· 少阳证与抑郁症的鉴别

· 胆心综合证

· 面微有尘

· 胆与胆量

· 心脏移植后的情志改变

· 心身疾病的原因

· 是主骨所生病

· 头痛与止痛

主持人安杨（以下简称安）： 足少阳胆经一定是跟胆相关的，前面您提到了胆汁反流。我们以前讲过胃食管反流，胆汁反流讲得很少，现在就来了解一下胆汁反流从中医角度是怎么认识的。

白兴华（以下简称白）： 胆囊在胃的下面，胆汁得首先反流到胃里，然后再通过胃进入食管。有的病人就是单纯的胆汁反流，胃液、胃内容物的反流不明显。因为是胆汁反流到嘴里，所以特别苦，是那种辣辣的感觉。我曾经有一个病人，她说口苦，但不像一般的嘴苦，是辣苦，这就是因为胆汁反流的问题。还有一种和胃反流同时并见，既有胃液同时也有胆汁。足少阳胆经的第二个病候是"善太息"，就是频频地叹气。

安： 心情郁闷了。

白： "善太息"是一个结果，它的原因是什么呢？它的前面还应该有一个症状，就是胸胁胀满，或叫胸胁苦满，就是胸胁以满为苦，胸口堵堵的，出口长气能舒服一点，但过了一会儿又堵在这里。

安： 我小时候有一个邻居阿姨好像每天都处在这样的状态。

白：这个症状从中医角度来说有两种原因。一个是肝郁气滞。肝主疏泄，调畅情志，如果肝失疏泄，气机不畅，郁滞于胸中，就会胸胁胀满，频频出长气。临床上见到"善太息"首先想到的就是肝郁气滞，这种情况是内伤病，就像你说的，叹气叹好多年。第二种情况是少阳病，就是感冒的时候也可能见到胸胁苦满，频频出长气，有点像抑郁症。一般的感冒，吃点药很快就好了，最多十来天也会痊愈；但是少阳病不行，它可能持续一两个月甚至更长时间，所以可能被误诊为抑郁症，因为病人可能主要表现为心情方面的问题，包括心情不舒畅、闷闷不乐、心烦以及不想吃东西等。少阳病的治疗，中医有一个很好的方子叫小柴胡汤，它的作用是和解少阳，因为病邪在半表半里，在表可以发汗解表，在里可以攻下泻热，但在半表半里只能用和解的方法，忌发汗、催吐和泻下。针灸治疗同样有效。

接下来一个症状叫心胁痛，就是心痛连胁、胁痛连心。现代医学有一个病叫胆心综合征，就是一个人既有胆囊炎、胆结石，同时又有冠心病心绞痛。针对这种情况，西医也提出一个观点，单纯治疗心绞痛效果不好，还得治疗胆囊的病，因为从神经节段看，支配心脏和胆囊的神经是一致的，所以它俩会相互影响，胆囊炎胆绞痛会导致冠状动脉痉挛，而冠心病心绞痛发作也可能会诱发或加重胆囊的疾病。从中医角度讲，足少阳胆经进入胸中，布胸胁，属胆，它的经别和心脏相连，也就是说胆囊和心脏是通过胆经联系在一起，所以在病理状态下会互相影响。因此心脏的问题现在看来至少有两点：第一，要考虑它和胆囊有没有关系；第二，就是和胃有没有关系，比如胃食管反流的病人有时候也会出现比较严重的心脏问题。我遇到过一个病人，他说去体检的时候，一做完心电图医生马上就把他按在那儿，说你别动，需要抢救！心电图 24 小时监测发现有一万多次的心脏逸搏（指由隐性起搏点带动的心脏跳动，而非正常的窦房结），但是病人本身没有感觉，通过检查确诊是典型的胃食管反流病。所以心胁痛，可能是胆囊的问题，或者是胃的问题，并不是单一的心脏问题。心脏是标，胆囊或胃是本，必须治本，仅仅安装支架是不行的。

安：胆经还有哪些病症？

白：下一个症状挺有意思，叫"面微有尘"，就是脸上好像有一层灰，比如桌子上面有一层灰，会是一个什么表现？

安：雾蒙蒙的，不光亮。

白：本来桌子是很光亮的，但如果有一层灰就不光亮了。"面微有尘"的意思，就是脸上没有光泽，看着不干净，怎么洗也不行，当然程度比较轻，所以说面微有尘，到了足厥阴肝经的"面尘脱色"，程度要严重了。为什么在足少阳胆经中会出现这样的症状呢？这和胆的功能有关系，因为胆储藏胆汁，胆汁的主要作用是消化脂肪，而脂肪的一个重要作用，就是润泽，面微有尘的实质就是面部缺少脂肪的润泽。可能有两种情况：一种是摄入不足，没有吃足够的脂肪类食物，比如素食的人，或者因为经济原因缺乏营养；另一种情况是胆囊的疾病，包括胆囊炎、胆结石、胆囊息肉等，这些病人可能会不喜欢油腻的食物。少阳病出现面微有尘，也是外感邪气影响胆的功能所致。如果是营养摄入问题，必须要加强营养；对于因为胆囊疾病引起的，则要采取有针对性的治疗，再好的化妆品也没用。

安： 面微有尘，面色不好，该怎么办呢？

白： 临床上经常遇到这样的病人，来的时候脸灰突突的，尤其是到了更年期的女性，脸黄黄的，但是扎针以后就改变很多。中医讲面部的望诊，一个是颜色，一个是光泽，扎针以后脸变得红润有光泽了，这就是通常说的以内养外，通过整体来调理，因为并没有在她的脸部扎针，不是直接针对她脸的问题进行治疗。

第一组病症的最后一个词是"阳厥"，它不是病症，而是指病机，厥指气机逆乱，就是说前面所有的病症都是由足少阳经脉的气机逆乱导致的，具体位置应该在膝关节以下。足太阳膀胱经有"踝厥"，是指足太阳膀胱经在足踝部的气机逆乱；足阳明胃经有"骭厥"，就是逆乱的部位在小腿，这是因为经脉的本在四肢。

安： 刚才说到"胆"，和西医解剖学的"胆"还是比较契合的。

白： 中医讲的器官一方面和解剖的脏器一致，这是毫无疑问的，古人认识人体是有解剖基础的，绝对不是凭空想象。但同时也有不太一样的地方，例如，中医讲的"胆主决断"就和现代医学不一样。有一种人的性格犹犹豫豫、优柔寡断，中医讲是胆气虚。我曾经治疗过一个病人，当时是少阳病，有两个多月了。治疗一段时间以后，病情明显好转，她的家人说她小心眼，想不开，扎针以后心胸比以前开阔一些了。另一方面，胆主决断还和胆量、勇气有关。

安： 有胆有识。

白： 我也遇到过一些现象，当然缺少大样本的数据。比如有一个病人问过我，人的胆量和胆囊有没有关系。我问她，怎么有这样的想法呢？这个病人说，她胆囊做了切除手术，在胆囊切除前后，胆量发生了变化。以前天黑不害怕，但是自从手术以后她特别害怕，夜里起来上厕所，在她们家卧室的地方有一个衣架，她都会害怕，变胆小了。一个人晚上也不敢出去。客观地讲，我们对脏器功能的认识还很有限，还有待于进一步观察和研究。再举个例子，就是心脏。从现代医学角度来看，心脏就是一个泵的功能，但中医认为心藏神，心脏和人的精神活动有关系。有些接受了心脏移植的人，他们会有性格的改变，而且改变还特别大。国内国外的例子都有，我曾经听过一个病人讲述，他接受心脏移植以后，整个人的性格都发生了巨大的变化，男同志，50多岁，心脏移植后变得喜欢吃零食，爱美，变得时髦了，这些习惯都和供体有关。

安： 供体是个女性？

白： 他没有说是男性还是女性，但这些改变都与供体的性格相似，因为他本人原来不修边幅，更不爱吃零食。英国也有一个例子，有一个心脏移植的病人，他本来是个工人，属于劳动阶层的，他移植了一位诗人的心脏后，就莫名其妙地会写诗了，而且还写得特别好。当然现代医学也认识到，心脏不但是一个泵，也分泌激素，应该说脏器和情志以及性格的关系需要更进一步的探索。

安： 讲到胆和精神心理的相关性，虽然有的东西用现在科学的方法还解释不通，但可能在中医的认识上确实有这样一种现象。刚才提到的病候其实是身心疾病，应该说和心理有很大关系。我们往往知道的是脏器的实质性功能，比如它是管消化、管呼吸或是管血液循环的，但这些脏器和我们的情志、心理、精神状态是否有关系，以及是何种关系，还需要进一步研究。

白： 从中医角度讲，人的情志活动，比如喜、怒、忧、思、悲、恐、惊，都是以脏器正常的运转为基础的。如果脏器的功能失调，就会导致情志的改变，而情志的改变又会进一步损伤脏器，形成恶性循环。心情不好，脏器的功能就差，脏器的功能越差，心情就越不好。抑郁症就是一个典型例子，可能是因为先有身体的疾病，导致了心理的问题，或者先是心理的问题导致躯体功能的紊乱，但最后的结果是一样的。

安： 一个人胆儿大或胆儿小和胆到底有没有关系，现在还没有一个确切的定论。但是从足少阳胆经这个角度来说，它包含了一部分脏器的功能，包含了一些功能性的东西。

白： 说到胆的疾病，从中医来讲有一种情况叫"心惕惕如人将捕之"，就是心里害怕，就像要被人抓到一样，最典型的就是那些逃犯，当有一天被抓到的时候，他会描述那种害怕、提心吊胆的感觉。与"心惕惕如人将捕之"相关的有两个脏器：一个是肾，肾气虚则恐；另一个是胆，胆气虚。具体是哪个脏器的问题，还需要结合其他的症状来判断。

安： 除了胆，还有哪些病候？

白： 实际上足少阳胆经的病候是以外经病为主。《黄帝内经》说胆经"是主骨所生病"，就是主治骨的病症，可能有两个原因：第一，胆经所经过的骨头、关节比较多，最典型的就是髋关节，是全身最大的关节；第二，胆经的病候里面有一个病叫"诸节皆痛"，就是各个关节都疼，也就是说胆经的穴位可以治疗关节疼痛。在足少阳胆经的外行线上，头部的循行最复杂，头痛是一个主要病症，并且是在侧头部。医学上有一种偏头痛，因为头痛往往位于一侧，严格来说这个名字不太正确，应该叫血管神经性头痛，病人常常伴有焦虑、烦躁，或者因劳累、紧张而诱发。这种头痛还有一个特点，就是疼痛发作的时候，会感觉一跳一跳的，非常疼。这个跳动是由动脉血管痉挛引起的，这种跳动不是持续性的，而是断断续续的，有间歇期，往往会因为着急上火又加重了，有的人几十年都是这样。临床上遇到头痛的病人，首先要明确诊断，如果排除颅内器质性的病变，诊断为血管神经性头痛，治疗上针灸可以作为首选。针灸治疗头痛和药物有本质的不同。止痛药英文叫 pain killer，就是疼痛杀手的意思，它的主要作用机制是抑制人体对疼痛的感觉，使之感受不到疼痛的存在。这叫对症治疗，是治标，有点像掩耳盗铃，只能暂时缓解疼痛。临床上经常有这样的病人，头疼了十几年甚至几十年，扎针治疗一段时间就好了，不是说如果病了 30 年，就必须治疗很长时间。针灸治疗表面上看也是止痛，头痛的病人扎针以后头痛减轻或者消失了，但机制上却完全不同，它是针对导致疼痛的原因，是治本，所以远期疗效也比较好，可以防止复发，即使再发作，疼痛也会比以前轻。

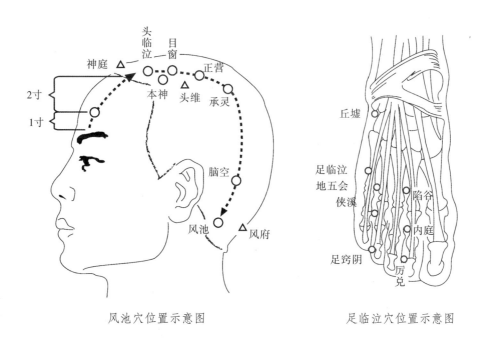

风池穴位置示意图　　　　　　　　足临泣穴位置示意图

安： 一般会扎哪儿？

白： 具体穴位比较多，举两个例子。一个是风池，做眼保健操的穴位，在颅骨的下缘，胸锁乳突肌和斜方肌之间，头痛的病人按压这个地方一般比较疼。风池是一个很重要的穴位，当然在这个地方扎针比较危险，千万不要自己扎，可以按摩。另一个是足临泣，在脚背的第 4、5 跖骨之间。这个穴位是治疗偏头疼的要穴，古人说病在头者取之足，足临泣就是一个很好的例子。一般来说偏头痛的病人在这个地方都会有压痛，有的还会有结节。

安：这种压痛和结节是只在偏头痛发作的时候才能感觉到吗?

白：平时也会有，压痛是持续性的。偏头疼病人可以经常按摩这个穴位，稍微用点力。还有一个方法是买一把好一点的梳子，牛角或者木头的，经常梳头，要用力梳，先梳中间再梳两边，这是"头痛医头"的办法，但如果坚持也会有效果。

安：头痛的病人额头可能会有很多皱纹，我自己就是。

白：我想到一个成语——东施效颦，就是说西施病了，皱着眉头，东施看到了也学着皱眉。我看过一篇报道，一个美国的美容医生，用拉皮手术把皮肤有皱纹的地方绷紧，结果他发现一个现象，随着皱纹的消失，原来的偏头痛也没有了。在我看来，他是本末倒置了，因为经常头痛才会产生皱纹，所以首先还是要解决头痛，头不疼了，眉头自然就舒展了。

安：头痛尽管不是什么大病，但是对于头痛的病人来说非常痛苦。

白：头是清净之府，就是清清爽爽的感觉，也可以说正常情况下感觉不到头的存在，如果说整天头疼，昏头涨脑的，工作的精力、创造力都会受影响。

足少阳胆经（三）

· 颌痛
· 马刀侠瘿
· 注来寒热
· 和解少阳
· 诸疟皆属少阳
· 带状疱疹后遗症
· 胆囊穴
· 坐骨神经痛
· 绝骨穴治落枕
· 少阳脉与耳

主持人安杨（以下简称安）：讲足少阳胆经的病候，讲到了头痛。除了这些病候以外，足少阳胆经还涉及哪些病候呢？

白兴华（以下简称白）：还有一个颌痛，这个"颌"字有两个解释：第一，指颞侧，也就是偏头痛的这个地方；第二，就是耳垂下面。耳垂下有一个腮腺，因为病毒感染导致腮腺炎，中医叫"痄腮"，这个病的位置正好在手足少阳经上，针灸能够消肿止痛，缩短病程。接着是目锐眦痛，就是外眼角疼，临床上单纯外眼角痛的比较少见，俗称"烂眼边"，和肝胆火旺有关。接下来的两个病是缺盆中肿痛和腋下肿，缺盆就是锁骨上窝，现在也很难找到一个对应的病，淋巴结肿大可以算一个，比如胸部肿瘤淋巴结转移。腋下肿也有两种情况：一个是淋巴结肿大，比如淋巴结的结核，还有胸部肿瘤；另一个是异常感觉，我前面提到过一个病人，带状疱疹后遗神经损伤，病人感觉腋窝下夹着个东西，非常不舒服。

安：有一种异物感。

白：足少阳胆经还有两个病，它们的名字有点特殊，现在不常用，就是"马刀"和"侠瘿"。"马刀"实际上就是腋窝淋巴结的肿痛，"侠瘿"是指颈部的甲状腺肿大，这两个都是外科病。

安：看来在古代这两个病比较常见。

白：特别是淋巴结结核，好发于下颌淋巴结，也叫鼠瘘，就是有个瘘管，长期流脓淌水，是一种消耗性疾病。足少阳胆经的病候中还有一个典型的症状，叫汗出振寒，汗出表明有热，振寒就是怕冷、寒战，一阵冷一阵热，就是往来寒热。古人还形容如疟状，就是像疟疾一样，疟疾俗称"打摆子"，每次发作都是先怕冷，然后发热，发热出完汗以后恢复正常，隔一段时间再发作，这是疟疾。但是胆经里的往来寒热，它不是间歇性的，而是持续不断的，冷完了热，热完了冷。如果感冒的时候有这个症状，就是少阳病。少阳病有几大症，前面说过口苦、咽干、目眩，还有往来寒热、胸胁苦满、默默不欲饮食、心烦、喜呕。默默是缄默不语，不愿意说话；喜呕也叫善呕，就是频繁地呕吐。这些都是少阳病的主要表现，一般来说，一个人感冒不可能这些症状都有，只要有几个就可以诊断为少阳病，甚至有时一个症状都可以，比如往来寒热，所以张仲景说"但见一症便是，不必悉具"。

安：咱们中医讲感冒，会讲风寒、风热。

白：还有暑湿、秋燥。

安：这个分法和我们今天谈到的这些有区别吗？

白：是辨证感冒的两种方法。风寒、风热是从病的性质划分的，少阳病是从经脉划分的，它们之间有时可以画上等号；但是少阳证就不行，它既不是风寒也不是风热。所以说张仲景创立的"六经辨证"，对于辨证治疗感冒非常好，尤其是少阳证，用风寒、风热没法儿辨。我遇到过一个病人，50多岁，呕吐了4天，连水都喝不了，我看到这个病人的时候，是在她家里面，我发现一个现象，她一会儿把被子裹一裹，一会儿又把被子撤掉，实际上就是一会儿冷一会儿热，再加上频繁的呕吐，这是典型的少阳病。我给她扎了风池、阳陵泉、太冲、内关，扎完以后病人就逐渐安静了，起针后我告诉病人半个小时以后可以喝点米汤，结果还真能喝进去了，以后再也没有吐。像这种情况，用风寒风热没法辨证，治疗上用板蓝根、感冒清热冲剂都不行。少阳病的治疗，中医用了一个词就是"和"，叫和解少阳，什么意思呢？少阳病在半表半里，在表可以发汗，在里可以用催吐和泻下，但是如果在半表半里，这些方法都不能用，只能用和解的方法，如果用药错了还会起反作用。

安：足少阳胆经还有哪些病症？

白：还有疟疾，前面讲足阳明胃经和足太阳膀胱经都讲到疟疾，古人是用六经来辨疟疾的，足三阴、足三阳经都有疟疾，当然与足少阳经的关系更密切。古人说"诸疟皆属少阳"，因为少阳病有往来寒热，就像疟疾的发作一样。疟疾有间歇发作的特点，先怕冷，冷完发热、头痛、出汗，然后到第二天、第三天的同一时间再发作，叫二日疟、三日疟，很有规律，这叫良性疟疾；也有发作没有规律的，叫恶性疟疾。但是少阳病的往来寒热没有间歇，冷了热，热了冷，就一直这样子。

接下来的一组症状是"胸、胁、肋、髀、膝外至胫、绝骨、外踝前及诸节皆痛"，都是在胆经的外行线上，涉及许多病症。比如胸胁痛，可以是内脏病；比如肝脏或胆囊的病变，更常见的是胸壁上的问题；比如肋间神经痛和带状疱疹。带状疱疹是由病毒感染引起的，损伤神经，非常疼，有些人疼得连衣服都不敢沾，即使在皮损愈合以后，疼痛还可能会持续。我遇到一个病人，疼了十几年，最后不是局部疼，而是全身窜着疼。

安： 我遇到过两三个这样的病人，实在不行了，最后就做了神经阻滞。

白： 针灸效果很好，可以在急性期就扎针，能减轻疼痛，缩短皮损愈合时间，对后遗症也有效。因为疱疹经常发作的部位是肋间神经，像条带子一样，所以叫带状疱疹，也叫"缠腰龙""蛇盘疮"，这个地方正好是胆经。疱疹的部位还有很多，比如上下肢、前额、耳朵。一般来说，疱疹病毒主要损伤感觉神经，表现为各种疼痛或者感觉障碍。我遇到过一个病人，疱疹在上肢，当时疱疹很严重，面积很大，她找我的时候皮损早已愈合，主要问题是上肢不能动，像半身不遂一样，并且伴有剧烈疼痛，说手里好像抓着钉子一样。像她这种情况说明既损伤了感觉神经，也损伤了运动神经，经过治疗以后，上肢活动自如，疼痛也基本消失。

安： 足少阳胆经整体比较长，我发现这条经脉的病候有一些都是很疼的，胆囊炎、胆结石很疼，偏头疼很疼，带状疱疹又是疼。

白： 针灸对这些疼痛效果都很好，比如对于胆囊炎、胆结石引起的胆绞痛，有一个很好的穴位，就是阳陵泉，在腓骨小头前下方，胆囊炎、胆结石的病人常常在这里压痛很明显，用力按压会感觉疼痛，而且在阳陵泉穴的下面 1~2 寸，还有个胆囊穴，也是治疗胆囊疾病的。

安： 就叫胆囊穴，这是新命名的？

白： 它是经外奇穴，是 20 世纪五六十年代发现的，因为在胆囊炎胆绞痛的时候，也会在这个地方找到压痛点。我个人的观点，其实也没有必要专门设立这样一个穴位，因为在治疗胆囊疾病的时候，不是说只在阳陵泉穴找压痛，而是要在阳陵泉的附近，有时候压痛恰好出现在阳陵泉的位置，有时候可能偏下一些，就是胆囊穴了。因为胆囊在右侧，所以压痛主要表现在右侧。可以对比看看两侧的压痛是否一致，从临床实际上看一般都是右侧压痛明显，左侧压痛比较轻或几乎没有压痛。左右侧的阳陵泉名字一样，但作用是有区别的。

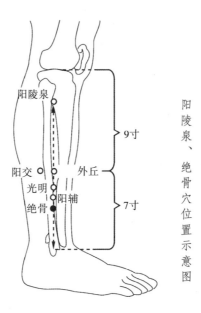

阳陵泉○

9寸

7寸

阳交○ ○ 外丘
光明○○阳辅
绝骨●

阳陵泉、绝骨穴位置示意图

到下肢还有一个常见病，就是坐骨神经痛。坐骨神经是全身最粗大的神经，坐骨神经痛要区分原发性和继发性，原发性就是坐骨神经本身，比如说受凉了，久卧湿地导致的神经炎症。现在临床上更常见的是继发性的，很多是由腰椎病变引起的，比如腰椎管狭窄、腰椎间盘突出压迫脊神经引起的。这两种情况都可以用针灸治疗。当然从理论上讲，如果一个人有腰椎管狭窄或腰椎间盘突出压迫神经，不用手术的办法解除压迫，疼痛不可能消失，但是从临床许多实例来看，通过针灸治疗能够明显减轻疼痛，提高病人的生活质量。我曾经遇到过一个很严重的腰椎管狭窄病人，女性，50多岁，坐5分钟都不行，上卫生间大便的时候都不能擦屁股，扎了5次以后疼痛就明显减轻，长时间坐着也没有问题，而且到现在已经好几年了，没有复发。从机制上讲，针灸可能不会改变腰椎管狭窄的状况，但是既然它能减轻症状，说明神经被压迫的状况改善了，比如炎性水肿减轻了。

安： 前面讲经脉循行的时候您也说了，这条经脉经过臀部，这个地方有一个很重要的环跳穴，也是我们老百姓都知道的，这个穴位主要有什么作用？

白： 提到坐骨神经痛，从经络来说主要是两条经脉，一个是膀胱经，一个是胆经。膀胱经在下肢后面，比如腘窝的委中是一个重要的穴位；胆经走在大腿外侧，环跳穴几乎就在坐骨神经干上，扎针的时候有的病人会有触电感，放射到整个下肢，这就是扎到坐骨神经了。有些医生扎环跳的时候可能会强调要出现这种感觉，认为是针感，越强烈越好。我的看法不一样，因为这样可能损伤坐骨神经，临床就遇到过有病人被别的医生扎环跳后下肢疼痛了一个多月，几乎不能走路，所以最好不要扎到坐骨神经上。如果扎针的时候，病人出现了触电感，就要把针稍稍向外拔出来一点儿，调整进针的方向，避免刺激到坐骨神经。

安：针灸总的来说比较安全，但是任何一种治疗都有它要注意的地方，因为所有的医疗都可能有风险，这是理论上的存在，所以针灸当中有一些重要的穴位也要特别注意。

白：下肢还有一个常见病就是中风引起的半身不遂。下肢相对来说比上肢容易恢复，因为上肢特别是手的功能很复杂，恢复起来会更难。如果中风出现肢体运动障碍，不管是梗阻还是出血，结合针灸进行康复都是必要的。胆经就有一些治疗下肢不遂的重要穴位，比如环跳、阳陵泉、绝骨、足临泣。

讲了这么多胆经的病候，还落下一个病，就是落枕。落枕一般来说是颈部软组织的劳损或者受凉，主要表现为不可以左右视，就是不能左右转动脖子，还可能是不可以顾，就是不能回头看，非常疼。足少阳胆经经过胸锁乳突肌和斜方肌之间，正好是落枕的部位。小腿上有个绝骨穴，在外踝尖上 3 寸，胫骨和腓骨之间，治疗落枕效果很好。这个穴位还叫"悬钟"。"钟"在古代与钟表没有关系，是一种礼器，贵族喝酒用的，引申为水汇聚的地方，《国语·周语》说"泽，水之钟也"，水往低处流，水汇聚的地方一定是低洼处，悬钟穴的位置就是一个凹陷，一个悬着的凹陷。对于落枕病人，找到病因很重要，比如枕头的高度，有些人喜欢枕头高，实际上枕头以一个拳头的高度为宜，符合颈椎的曲度，这时候颈部的肌肉正好处于放松状态，如果太高颈部的肌肉就会受到牵拉，久而久之就会劳损。

这些是疼痛性的疾病，头面还有一个病刚才没讲，就是耳朵，在《黄帝内经》的胆经病候里面，没有提到耳朵的病症，但是在长沙马王堆出土的《阴阳十一脉灸经》里面有耳聋。

安：它也跟耳朵有关系。

白：从经脉角度讲，手足少阳经脉与耳朵的关系最密切。《阴阳十一脉灸经》里面有耳聋，《黄帝内经》里面却没有；当然也有《阴阳十一脉灸经》里面没有，但是《黄帝内经》里面有的例子，比如口苦。这些事例说明，《黄帝内经》的作者对经脉理论的传承是有选择性的，绝不是简单抄袭，其中凝结了作者自己的理解和经验，有他（或他们）的偏好，当然从我的理解看，作者把耳朵这个比较重要的器官忽略了。像手少阳三焦经一样，许多胆经的穴位都可以治疗耳聋，比如完骨、风池是局部的，远端穴位像阳陵泉、丘墟、足临泣，都是治疗耳朵病的重要穴位。

安：介绍一些保健的方法吧。

白：从自我治疗和保健来说，有两个简单实用的方法。一个是多梳头，这个梳头不是梳头发，是梳头皮，要用点儿力，先梳中间的督脉，然后梳两侧的膀胱

经和胆经，如果坚持梳，日积月累，对改善大脑供血，对头痛、健忘、头晕肯定
会有帮助，有的病人偏头痛自己梳头梳好了。另外一个方法是在手背和脚背，就
是手足少阳经所经过的地方，做按摩，特别家族里面比如父母很早就有耳聋耳鸣
的，会起到预防作用。

足厥阴肝经（一）

- 两阴交尽为厥阴
- 太冲是山前平地
- 肝经环阴器
- 与督脉会于巅
- 肝主疏泄
- 肝在志为怒
- 腰痛不可以俯仰
- 丈夫㿗疝
- 妇人少腹肿
- 梅核气

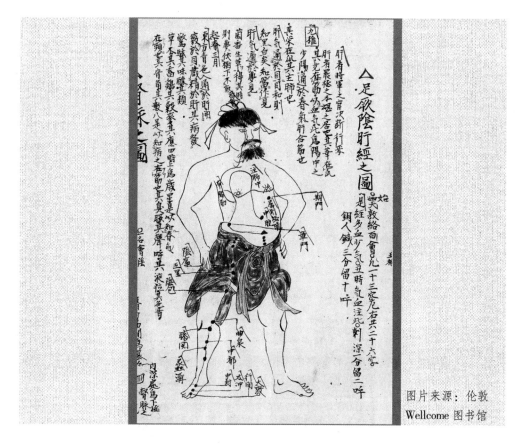

图片来源：伦敦 Wellcome 图书馆

主持人安杨（以下简称安）： 下面开始讲足厥阴肝经。

白兴华（以下简称白）： 如果按照十二经脉气血的流注，从手太阴肺经开始，一条经一条经最后到足厥阴肝经，足厥阴肝经最后又连接上手太阴肺经，所以古人用了一词——如环无端，就像一个圆环一样，没有开始也没有结束。足厥阴肝经比较特殊，它的循行和其他经脉不太一样，有点不循常理，不规矩。一般来说阴经都是在四肢的内侧，阴经一般也不到头，但是足厥阴肝经这两点都有例外。三阴经中，太阴的"阴"最多，少阴的是第二，厥阴的最少，古人说两阴交尽叫"厥阴"，就是阴快没有了，阳气快来复了，物极必反，就像天气冷到极点以后就会转暖。现在看一下它的循行，起于大趾丛毛之际，丛毛也叫"三毛"，有的人在大脚趾的背面上汗毛比较重，具体来说是起于足大趾的外侧端，然后向上走到脚背的第一、二跖骨之间。按照阴阳划分，脚背是阳，脚心是阴。理论上讲，足厥阴肝经是阴经，应该走在脚心一侧，可是它却走在脚背上。如果跟手做一个对比就更有意思了，手背第一、二掌骨之间和脚背的第一、二跖骨之间，它们的解剖结构十分相似，但是古人也注意到它们的区别，就是手的拇指能够外展，能够分开。

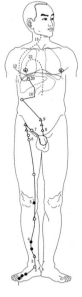

足厥阴肝经图

《灵枢·经脉》：肝足厥阴之脉，起于大指丛毛之际，上循足跗上廉，去内踝一寸，上踝八寸，交出太阴之后，上腘内廉，循股阴，入毛中，环阴器，抵小腹，挟胃，属肝，络胆，上贯膈，布胁肋，循喉咙之后，上入颃颡，连目系，上出额，与督脉会于巅。其支者，从目系下颊里，环唇内。其支者，复从肝别贯膈，上注肺。是动则病，腰痛不可以俯

仰，丈夫㿉疝，妇人少腹肿，甚则嗌干，面尘脱色。是主肝所生病者，
胸满，呕逆，飧泄，狐疝，遗溺，闭癃。

安：对，能够抓握工具。

白：这也是长期进化的结果。古人把手背的第一、二掌骨之间叫合谷，"谷"
就是山谷，当拇指外展的时候，第一、二掌骨之间有个凹陷，状如山谷。在脚背
这个地方，大脚趾不能分开，比较平坦，这个地方有个穴位就叫太冲。"冲"应该
是一个名词，而且和地貌有关联，如今在湖南湖北，许多地名还用这个词，有一
个和冲有关的地名可能大家很熟悉，就是韶山冲。我后来查字典才知道，"冲"就
是山前的平地。你看山前的平地，实际上是山上的土石被雨水常年冲刷下来堆积
的结果，地理学上有个名词叫"冲积扇"，山上的土一点点下来，本来这个地方可
能是一个很低洼的地方，但是日积月累形成一小块儿平地。冲跟谷不一样在哪儿？
谷是凹陷的，两座大山之间，冲是相对平坦的，适合人类居住的地方。

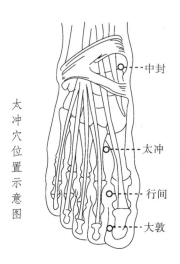

太冲穴位置示意图

安：更开阔一点点。

白："太冲"这个词最早是在《庄子》里面提到的，是极度虚静的意思。道
家的思想可以概括为四个字，就是"虚静自然"。手和脚这两个地方，一个叫合
谷，一个叫太冲，都和山有关系，两个穴位左右加起来是四个穴，经常一起用，
叫开四关。就是说这四个穴位就像四个关隘，比如居庸关、山海关，说明它们非
常重要。

从脚背再往上走，经过内踝前一寸的地方，向上沿着胫骨的内侧面中央，走
到内踝上八寸，与足太阴脾经交叉后走到了脾经的后面，继续往上走，经过腘窝
的内侧，向上走在大腿内侧足太阴和少阴之间。再往上走，在大腿的根部，原文
描述说"入毛中，环阴器，抵小腹"，就是到前阴，在外生殖器周围绕了一圈，然

后进入腹腔。应该讲，从经脉的循行来说，足厥阴肝经和前阴的关系最密切。

安：生殖系统。

白：男性女性都是这样，包括它的络脉、经别、筋经，都和这个地方有联络。这也是和脏腑理论不一致的地方，因为从脏腑的角度说，肾开窍于前后二阴，和前阴的关系最密切。

足厥阴肝经从小腹部进入腹腔，挟胃，属肝，络胆，向上穿过膈肌，布散到胁肋，出胸腔，沿着喉咙的后壁往上走，到达颃颡，就是鼻咽部。再向上连目系，就是与眼睛后面的组织相连。肝开窍于目，足厥阴肝经连目系，在这里脏腑和经脉理论是一致的，所以可以取肝经的穴位治疗眼睛的病症。前面讲足少阴肾经的时候，肾开窍于耳，但是足少阴肾经和耳朵没有关联，所以治疗与耳朵相关疾病的时候肾经上的穴位不是首选。从眼睛继续向上走，经过额头，与督脉会于头顶的百会穴。这也是肝经与其他经脉不同之处，所有阳经都到达头面，头是诸阳之会；阴经一般不到头，足太阴脾经和足少阴肾经到舌根，手少阴心经连目系。但肝经到了头顶，人体的最高处。中医讲阴阳既互相对立又互相依存，在太极图里面，白色代表阳，黑色代表阴，白色里面有个黑点，黑色里面有个白点，就是阳中有阴，阴中有阳。足厥阴肝经的循行就体现了这样一个特点，在脚上走在阳面，最后到头顶，又是到了阳的地方。

安：之前您多次说过如环无端，但是您刚才说在头顶跟督脉相接了，那这个如环无端里其实包括任脉和督脉。

白：如环无端有两套理论：一个是气血在十二经脉的循环，还有一个是在十四经脉，就是十二经脉加上任脉、督脉的循环。肝经与督脉会于巅，这是它的主干，还有两个分支，一个是从眼睛向下走在面颊里面，最后环绕口唇内侧。还有一个分支，从肝分出来，贯穿膈肌，注入肺，连上手太阴肺经了，这就是十二经脉的如环无端。

安：肝经和胆经的循行好像都不太规矩，看起来都有点弯弯曲曲的。

白：循行是基础，病候就和这条经脉的循行联络有关系了。讲到阴经的时候，不能不提它们所连属的脏器，比如足太阴脾经和脾的关系，手太阴肺经和肺的关系，都很密切。同样，足厥阴肝经和肝也很密切。中医讲的肝，首先是指具体的肝脏，比如急性黄疸型肝炎，中医辨证可能属于肝胆湿热。但另一方面，它又超出了肝脏这个具体器官，比如肝郁气滞、肝胆火旺，病人往往都联想到肝脏，实际上跟肝脏没有关系，也就是说中医的肝是包括肝脏在内的一个系统。从中医角度讲，肝有一个重要的功能，叫肝主疏泄，具有疏通、调畅全身气机的作用。气机就是气在人体内的运动，古人认为气在人体内升降有序、出入有时，机体才能处于一种健康的状态。这个理论当然也是通过对自然现象观察推导出来的，比如古人认为云和雨雪就是天和地相互作用的结果。地气上为云，尽管云在天空，但是它是从大地升发出来的，不是天空本身所具有的；天气降为雨，雨是从天上落下来的。天气降为雨是看得见的，地气上为云的过程是看不见的，但是古人却看到了天地的相互作用，没有地气上为云，就没有天气降为雨。人体也是这样，各个脏器不是彼此孤立的，而是通过相互合作才能正常运转，古人把脏器彼此间合作的形式概括为气的升降出入。如果肝不能正常发挥疏泄的作用，气机运行不畅，就是肝郁气滞，许多看过中医的人可能都听说过这个词，因为它会导致很多病。提到肝主疏泄、调畅气机，很重要的一个方面就是调畅情志，就是和人的精神活动有关。中医把人的情志概括为七情——喜、怒、忧、思、悲、恐、惊，其中与肝关系最密切的是怒，肝在志为怒，就是说如果一个人肝的功能正常，他会表现出该怒则怒，适度的、情理之中的怒是正常的。相反，如果这个事不该怒他怒，就是病态了，中医讲肝气实则怒，就是不该怒的怒了，本来应该小怒的，大怒了。

安：怒是我们健康情绪当中的一部分。

白：必须要有。当然也可能有人什么事都不生气，都一笑了之，但这种人毕竟是少数，比如圣人，修行极好。中医又说怒伤肝，如果一件事情大怒了，首先伤到的是肝，这样形成恶性循环。《黄帝内经》还说肝气虚则恐，就是容易害怕。一般来说，肾在志为恐，肾气虚则恐，为什么又说肝气虚则恐？因为肝是"将军"，是带兵打仗的，但是它得需要胆的配合，肝胆相表里，肝为将军，胆主决断，如果肝气虚的话，胆气也会虚，不敢做决断，表现出恐惧。

安：讲讲足厥阴肝经的病候吧。

白：像其他经脉一样，肝经的病候也分为两组。第一组是从发病的角度，第一个病是腰痛不可以俯仰，就是腰痛得厉害，既不能向前俯，也不能向后仰。这个病症看起来有点儿怪，从经脉循行上看，足厥阴肝经不到腰，它是从前阴的位置进入腹腔的，但是第一个病却和腰有关，为什么会这样呢？实际上，有些用中医解释不通的地方，用西医可能会解释得通。支配下肢的神经是从腰骶部发出来的脊神经，也就是说下肢都通过神经和腰骶部相连。一个人腰痛不可以俯仰，其中一种情况是急性腰扭伤，这种情况下，我们首先要看是不是有骨骼的问题，如果没有骨骼改变，只是软组织的损伤，就可以用针灸治疗。还有一种情况，像腰椎间盘突出、腰椎管狭窄，也可以考虑选取下肢的穴位治疗。实事求是地讲，在中医的文献中，几乎不提神经，对这个有形的结构古人讲得很少，但是今天必须结合现代医学的成果，因为毕竟中医和西医的研究对象都是人。治疗腰痛可以取肝经的穴位，脚背上的太冲就很好，因为太冲和合谷的位置相似，它们的作用也很像，所以古人经常把它们两个连在一起用，就是前面提到的开四关。开四关的作用很大，它不但对肝经气机有调理作用，还对全身有影响。

安：就是说穴位不只是治疗经脉线上的病？

白：有一些穴位具有全身调理作用。下一个病症是丈夫癫疝，"丈夫"指男性，"癫疝"是疝气的一种。提到"疝"，一般会联想到小肠疝气，这是一种外科病；但中医里的"疝"，包含内容比较多，又有"七疝"之说。癫疝是男性才有的病，具体来说就是外生殖器的病，主要表现为阴囊睾丸肿大，有坠胀感。前面讲过，从经脉循行上看，前阴和足厥阴肝经的关系非常密切，所以在病候上也体现出这一特点。讲完男性病以后，接着讲女性的，妇人少腹肿，少腹也叫小腹，就是下腹部，足厥阴肝经抵小腹，在女性里面有子宫和附件。少腹肿这个症状，现在一般不这样说，可以理解为小腹胀满，同时伴有疼痛，女性痛经或者盆腔内的炎症会有这种表现。接下来的病症是嗌干，"嗌"是咽的意思，肝经循喉咙之后到达鼻咽部，如果肝火盛，热盛伤津，就会出现咽干。还有一种情况，咽部有异物感，中医叫梅核气。

安：听说过，但是没有见过这样的病。

白：梅核气的病人，会感觉咽部好像有块儿痰，就像梅核一样，咳之不出，吞之不下，用喉镜检查也没有异物，现代医学叫咽异感症，也叫癔球症，是癔症的一种。虽然检查正常，但是有的人可能自我感觉很严重，憋得不行了，反复就医也没有效果，所以可能怀疑是不是长了什么东西，也不相信医生了。讲到梅核气，还有一种情况可能是过去被忽略的，就是有一些胃食管反流的病人，会表现出这样的症状，胃酸反流到咽喉，刺激咽喉这个地方，常被误诊为慢性咽炎或者咽异感症。

足厥阴肝经（二）

· 面尘脱色
· 肝郁气滞
· 问诊的重要性
· 清代名人日记里的中医
· 身体里的逍遥丸
· 上工治未病
· 肝气犯胃
· 怒胜郁
· 宣泄情感的方式
· 飧泄
· 道在屎尿
· 狐疝

🔍 **主持人安杨（以下简称安）**：我们继续足厥阴肝经的话题。

🔍 **白兴华（以下简称白）**：在肝经的病候中，有一个面部的症状，叫面尘脱色。这里包含两层意思。第一，是面尘，就是面部像覆盖了一层尘土，尘土是灰的，没有光泽。足少阳胆经也有一个病候，叫面微有尘，就是胆或肝有病，都会表现出脸上好像有灰尘一样，但是程度不一样，后者更严重。肝郁气滞的病人，比如抑郁症，气血的流动不通畅了，就像树木，即使给它浇水，有足够的水分，但是它不通了，堵了，也会表现出面部没有光泽，这是面尘。第二，是脱色，"色"是颜色，中医面部望诊主要有两个内容，一个是颜色，一个是光泽，如果一个人的脸既没有颜色，又没有光泽，就是比较严重的情况了，比如肝硬化、肝脏的肿瘤。这是第一组病，从发病的角度讲的。接下来第二组是从主治角度讲，就是这条经脉的穴位能主治肝脏的哪些病症。第一个症状是胸满，也叫"胸胁胀满"，或者"胸胁苦满"，还叫"胸胁支满"。这个症状与足厥阴肝经最密切，因为肝经布胁肋，古人也说胁肋是肝胆的分野，就是肝胆居住的地方。胸胁胀满是肝郁气滞的一个典型表现。

安：这个词经常听说，有人讲胸口堵得慌。

白：如果一个人有胸胁胀满，他一定还会有另外一个症状，就是"善太息"，经常叹气，往往这样的病人坐下来不到两分钟，就会叹气。所以中医大夫看病，讲究察言观色，大夫在切脉的时候，实际上不光是切脉，他同时还会看病人的面色，面部的各种表情，还有舌象，包括病人的一举一动。所以说中医看病也有个艺术性的问题，病人来了，不要上来就问有什么病，这是比较忌讳的；不像看西医，西医大夫可以直接问，说你有什么病，然后开各种化验检查。中医强调望闻问切要四诊合参，医生不能单纯通过切脉来诊病，病人也不能只依据医生切脉不问诊就判断这个医生很高明，这都是错误的。当然我们临床上确实遇到一些病人，年纪比较大的，他到这儿什么也不说，就是让你切脉。

安：考大夫呢？

白：在国外就不会遇到这种情况，这是文化的差异。其实更多的信息，还是要通过病人的主诉。

安：问诊过程很重要。

白：在主诉的过程中，一方面是倾听病人自己述说，另一方面医生要围绕病人的疾病，有针对性地问诊，包括病史和家族史，这些只能通过问诊来了解。

安：有时候会在影视剧里，看到一些夸张的神奇的例子，病人不说话，大夫一切脉基本上说得很准，这样会给大家一些误解，甚至有的人说，你来问我，那我找你来干嘛，会有这样的想法。其实中医必须要望闻问切。

白：问诊是非常重要的一个环节，在中西医里都非常重要。有一种情况，就是可能一次问诊问不出来，需要反复问。针灸和中药有一个不同，病人在诊室停留的时间比较长，可能会待四五十分钟，这样就有充分的时间进行交流。不像内科医生，病人和医生交流的时间有限，后面好多人排着队呢。但是针灸不同，我在临床上遇到过这种情况，就是经过几次治疗，不断地交流，才真正知道他的病因。刚才你说影视剧里面的情景，是经过了艺术加工，太夸张了。如果我们看一看古代的医生怎么看病，你就会发现，这种艺术表现实际上是错误的。现在中医界也存在一种声音，就是厚古薄今，今不如昔，说现在的中医退步了，不如以前了。我最近看到一些清代名人写的日记，比如同治和光绪皇帝的老师翁同龢，还有清代第一个被委任为驻英国的大使郭嵩焘，他们的日记中有好多求医问药的经历。你想象一下，像翁同龢这样地位的人，他能找到当时最好的大夫，包括给皇帝妃子看病的御医。如果他自己或者家人有病，他一般会请几大夫来诊脉问诊，然后得出一个诊断，拿出一个处方。

安：就像现在的疑难病例会诊。

白：然后他再根据这些大夫的结论，并结合他自己对中医的理解，因为他也看过医书，也对医学有所了解，比如三个大夫里面，有两个主张这个病是寒，另外一个主张这个病是热，他自己也认为这个病可能更倾向于寒，他就吃前两个大夫开的方子。医学是复杂的，疾病的治疗也是复杂的，在古代和现代都是一样的。

安：完全一样。所以我们在这里特别想提醒读者，对于医学，我们要了解两点：一方面是它的复杂性，一方面就是它的不确定性。您刚才讲的这个特别像我们现在一些复杂疾病，尤其是肿瘤，一个是诊断过程，还有一个是用什么样的方法治疗，病人找好几个医生，另外还结合着自我的认识，特别是有一定知识的病人。我们提倡的"医患共同决策"中，就包括这一部分的内容。

白：在那个时候，这些人可以说拥有顶级的医疗资源，但是从他们记录的情况看，许多治疗效果也不是很理想。因为我主要研究针灸的历史，所以在翻阅这些日记的时候，我很感兴趣的一点，就是想看看清代的这些名人，他们有没有找针灸医生的经历。因为翁同龢本人身体特别不好，他的家人病也特别多，但都没有找过针灸大夫，当然也可能找过但是没有记录下来。这也说明一个问题，特别是清代后期，人们对针灸有偏见，原本太医院里面有针灸科，但是道光皇帝把它废掉了，他还特别下了一个禁针诏，说"针刺火灸，究非奉君所宜"，就是针灸不适合给皇帝看病，当然也包括皇室的成员。

安：可能有一些安全的考虑吧。

白：我想这里面有一个更大的背景，就是来自西方医学和文化的冲击。因为早在此之前，在日本就已经出现了苗头，说中医不科学，提倡全盘西化。到了1929年，"中华民国"政府还通过了废止中医的议案。所以应该说，曾经有一个时期，中医处于一个很危险的边缘。日本比咱们还要早一点，因为他们跟西方接触比较早。

再回到我们这个主题来。刚才讲到胸满，这个症状可能涉及许多病，比如抑郁症、高血压、头痛、甲亢，还有女性月经的问题、经前期紧张综合征、更年期综合征、乳腺增生等。这些病从中医来讲，辨证可能都是肝郁气滞，因此治疗上可以采用相同的方法，这叫"异病同治"，就是尽管这些病的部位不同，但是它们的病机是一样的，都是肝郁气滞，治疗上都可以用疏肝解郁、宽胸理气的方法，一个非常好的中成药——逍遥丸，就是疏肝解郁的。针灸也有很好的效果，可以用合谷配合太冲，叫"开四关"，就像是打通四个关口，使气机通畅。有一个女大学生曾找我看经前期紧张综合征，就是月经前小腹和乳房胀痛，扎了两次以后，她说以前很容易发脾气，扎针后这种情况就改善了。中医讲肝气实则怒，通过扎针疏肝理气，气机通畅了，心情自然就好了，也就不容易急躁了。

安：这是胸满，再往下是什么病？

白：呕吐和呃逆，从中医讲都是由胃气上逆引起的。呕吐肯定是胃的问题，这里面还包括嗳气，俗称"打饱嗝"。前面讲到足厥阴肝经沿着胃的两侧向上走，这是从经脉角度讲肝经与胃的关系，从脏腑功能上看，肝和脾胃的关系是非常密切的。医圣张仲景在《金匮要略》里面第一句话就提出了一个问题："上工治未病，何也？"就是高明的医生怎样去治还没有发生的疾病。他举了一个例子，说"见肝之病，知肝传脾，当先实脾"，就是如果一个病人有肝的病，一定要考虑它会影响脾胃，当然这里的"肝"，不仅是指具体的肝脏，也包括情志的问题，因为中医认为肝主疏泄、调畅情志，和情志关系很密切，实际上这部分肝的作用与大脑有关。这个观点也是符合现代医学理论的，因为肠胃受情志的影响最大，一个人情绪的改变，不论是怒、忧思或者悲伤，一般首先会影响胃肠。比如呕吐，从中医来讲，可能就不单纯是胃的问题，还可能是因为情志引起的，中医叫肝气犯胃。这种呕吐的表现，与现代医学中的神经性呕吐非常相似，病人频繁呕吐，但查不出来原因。有的年轻女性，为了减肥，吃完后催吐，结果后来吃了就吐，不吃也吐，非常痛苦。从现代医学来说，病人得去看心理医生，中医认为是肝气犯胃，只治胃不行，还要疏理肝气，针灸的效果很好。

呃逆是膈肌痉挛，和胃没有关系。每个人可能都会有这种经历，比如吃饭急了、走路呛风了，会出现打嗝，这就是呃逆，有许多止呃逆的简单方法，比如喝点水，或者憋一口气，它就好了。但是有一种呃逆不好办，有的病人打嗝可能持续两三年，甚至更长时间。

安：很痛苦，我见过这样的病人。

白：现代医学有一个病名叫神经性呃逆，就像神经性呕吐一样，各种检查都做了，却查不出来原因，属于神经性的，从中医角度看也和肝有关，辨证也属于肝气犯胃。我曾经遇到过一个病人，男性，50多岁，打嗝好几天了，试过许多方法都没有效果，我告诉他扎针治疗呃逆效果很好。我先扎了内关，因为这个穴位是治疗呕吐呃逆的要穴，没效果；又扎了几个穴位还是不行，到最后我自己都觉得有点不太好意思了，因为能用的办法都用了，还是没有效果。过了三四天，我又遇见他，他说打嗝好了。

安：当时没见效。

白：不是。我问他怎么好的，他说有一天晚上，打嗝特别厉害，有一种窒息感，觉得快不行了。当时他在卧室里面，他爱人在厨房，他就喊他爱人，他爱人可能没有听见，他有点急了，就用手使劲敲门，可能用力比较重，结果他爱人就进来了。他爱人说了一句话，因为他打嗝也好多天了，怎么治也不好，对于我们普通人来说，觉得打嗝也不算什么病，他爱人就说：你是怎么回事，难道说你死了，别人还得跟你去死吗？

安：生气了。

白：当然这句话听起来很难听，所以他也生气了，火一下就上来了，就是大怒，结果他就感觉有一股气像水流一样。

安： 出来了。

白： 不是出来，是往下走，就是从心口窝这个地方，有点像水流一样，慢慢往下走，走完以后就不呃逆了。后来他跟我聊起来得这个病的原因，实际上就是因为心情不舒畅，有怨气不能表达出来，时间久了肝气郁滞不畅，肝气犯胃就会导致呃逆。他以前也发作过呃逆，但是没有这次严重。其实他这个郁滞不是一天两天，而是很多年。通过这次大怒，他一下子通了。中医有一种方法叫情志治病，就是用不同的情志相克治病。比如说怒能胜郁，怒则气上，人一发怒气就会往上走，怒发冲冠，但向上的怒气能使郁滞之气向下走，这是作用力与反作用力。他这个郁滞很严重，扎几针通不了。

安： 但他发泄出来了。

白： 中医讲形神合一，就是形体和精神是分不开的，心理变化会影响躯体，躯体的症状反过来又会影响心理，最后形成恶性循环。所以这个病人最后自己也总结了一个经验，就是咱们常说的一句话，"家和万事兴"，这个"万事兴"也包括家庭成员的身心健康。因为不良的情绪会伤害身体。这个病人因为郁滞得很严重，扎针的刺激不足以使气机通畅，当然如果再继续治疗几次，也许会有效果。

安： 我想起来，我们有时候打嗝，从背后拍一下，就会止住。

白： 因为呃逆是由于膈肌收缩，压迫肺脏，气流突然从喉咙出来，而突然受到惊吓能使人屏住呼吸，从而对抗膈肌的痉挛。当然这种方法对比较轻的呃逆有效，像刚才提到的病人，他试过了很多方法，还吃过中药，他说有个方法可能有点效果，就是喝可乐，一次尽可能多喝点儿，比如500毫升。

安： 其实它像苏打水那个气。

白： 有点以毒攻毒的意思，胃在膈肌的下面，多喝点含气多的饮料，能抵抗膈肌的痉挛，当然这个作用的时间是有限的，等胃里的气没有了，就又会打嗝，所以他说喝可乐的效果也就持续一两个小时，然后又会发作。

安： 刚才这个例子，又说明了一个问题，相对深刻一点，就是咱们讲喜怒忧思悲恐惊，老认为除了喜之外，其他的情绪都是负面的。实际上如果单有喜是不行的，人应该是情绪健全的，如果特别地压制某一种情绪，觉得它是负面的，可能也不是特别合适的处理方法。

白： 你说得很有道理，我们说该生气的时候，你要表达出来，当然你可能用不同的方式。

安： 不要去伤害别人，但是可以表达出来。

白：就是要让这个气有一个出口。中医讲百病皆生于气，老百姓也说气大伤身，这个气主要就是指人的情感。一般而言，生气有两种方式：一种是爆发式的，生完气之后自己没事儿，伤害的是别人；另一种是静息式的，就是憋闷在心里，不表达出来，结果伤害的是自己。我就遇到过一个病人，女性，50多岁，她说如果有件不高兴的事儿，她可以憋两年，想起来这件事儿就流泪，最后她得了严重的胃病。现在有一些减压的措施，实际上就是帮我们把不良情绪释放出来，悲伤也好，忧思也好，以一种合适的方式释放出来，这样才不会损害身心健康。

刚才讲的是呕吐和呃逆，下一个病是飧泄。"飧"字现在不太常用，但从它的组合就能大致猜出来它的意思，一个夕阳的"夕"加上食品的"食"，"夕食"就是晚上吃的饭。"泄"是腹泻，"飧"是修饰"泄"的，就是泄出的东西像晚上吃的饭一样。那么晚上吃的饭是什么样呢？

安：比较稀吧。

白：现代人的一日三餐和古人不太一样，尤其生活在城市里，由于工作和时间关系，早餐比较简单，午餐一般吃快餐，最重视的是晚餐，吃得好、吃得多，也因此带来相关问题，比如肥胖，因为吃完饭不运动，能量都被吸收贮存起来了。但是古人不是这样的，他们更重视早餐，因为早晨起来以后要劳作，所以要做好吃的、抗饿的，用东北话讲叫"干饭"，这是早餐。晚餐呢？古人有一个说法叫"夕则馂朝膳之余"，就是晚上要吃早晨的剩饭，有时候可能剩得不多，就加点水。明代医家李时珍在《本草纲目》中说，飧就是水泡饭。

安：稀粥。

白：因为吃完饭以后，也没啥事，很快就休息了。应该讲这样一种饮食方式，符合人体能量的摄入和消耗规则，对身体是有好处的。飧是水泡饭，飧泄就是大便像水泡饭一样，不成形，甚至有不消化的东西。这么比喻听起来好像不文雅，却形象生动地反映了这类腹泻的特点。《庄子》里面有一篇文章，有人问庄子"道"在哪儿，庄子最后说"道在屎尿"，就是道无处不在。事实也是如此，比如到医院看病，检验大小便是常规化验，能发现很多问题。提到飧泄，首先想到的是脾，前面讲脾虚的时候，提到便溏，就是大便不成形，还不是水样便，它比水样便还要稠一点，里面还可能有没被消化的东西。临床上，单纯的脾虚可以见到这种典型的大便。还有一种情况是因为肝气太过导致的，中医叫"木克土"，肝是木，脾是土，也叫肝郁脾虚。在现代医学里面，有个病跟这种腹泻比较符合，就是肠易激综合征，它和情绪有关系，病人除了腹泻，还有焦虑、抑郁等情感问题。当然这种心身疾病，心理或躯体的问题，究竟谁是始作俑者呢？有的病人可能刚开始是因为某种原因腹泻，比如贪凉饮冷，导致情志的改变；也有的病人可能是因为情志的改变，损伤脾胃，导致腹泻。但是最后的结果是一样的，就是越紧张，心情越不好，越容易腹泻，而越是腹泻，心情也就越不好，形成一种恶性循环。

安：呕吐、呃逆、飧泄，这些都是脾胃的病，肝经还有其他病症吗？

白：还有狐疝，"狐"是狐狸，狐狸的特点是神出鬼没。狐疝就是小肠疝气，肠道顺着腹股沟突出到腹壁外面，古人形容这种疝气的特点是"偏有大小时时上下"，就是当站着的时候，小肠就出来了，躺下它又回到腹腔里面，当然这是比较轻的，严重者即使躺下也不会自行回到腹腔。

足厥阴肝经（三）

- 肝开窍于目
- 厥阴头痛
- 热入血室
- 上热下寒
- 消渴

主持人安杨（以下简称安）：肝经涉及的病候很多，我们继续往下讲。

白兴华（以下简称白）：肝经的病候很多，有一些古书上没有提到，但是很重要，比如足厥阴肝经连目系，就是连着眼睛。肝开窍于目，足厥阴肝经又系目系，表明脏腑和经脉这两个理论是一致的。所以在临床中，可以用足厥阴肝经的穴位治疗眼睛的病。这跟耳和肾不太一样，肾开窍于耳，但是足少阴肾经和耳朵没有关系，如果一个人耳朵有病，我们不会首先考虑足少阴肾经的穴位；但是如果一个人眼睛有病，比如青光眼，眼压高，眼睛胀疼，这种情况下要考虑使用足厥阴肝经上的穴位，脚上的太冲穴就很好，针刺它能降眼压，这也是循经取穴。

安：脚上的穴位能降眼压。

白：临床上有研究报道，针刺太冲穴，有的人能感觉针感到达眼底，这叫"气至病所"。如果出现这种现象，病人可能很快就能感觉眼睛胀痛等症状明显改善。足厥阴肝经还分布到面颊和口唇的内侧，有的人会反复发作口腔溃疡，可以取肝经的穴位治疗。足厥阴肝经还与督脉会于巅，如果头痛主要在头顶，就叫巅顶痛。临床所见，肝郁气滞的病人，比如抑郁症的人，可能会有这样的症状，主要表现为头顶胀痛，或者有异物感，好像有个东西在头顶上，拿也拿不走。头痛如果从经脉来分，在头顶叫厥阴头痛，在前额叫阳明头痛，在头的两侧叫少阳头痛，在后面枕部叫太阳头痛。如果头痛是局限性的，不是整个头都疼，完全可以用经脉辨证，就是说明确疼痛归属于哪一条经脉，然后根据循经取穴原则选穴就可以了。按照这个思路治疗头痛比较清晰，效果也比较好。讲足厥阴肝经，还有一个病，现在没有这个病名，在古书上叫"热入血室"。"血室"指女性的子宫，就是说这个病是女性才有的病，具体来说就是指女性在月经期间的感冒。临床上要满足三个条件才能确诊：第一，发病的时间，古人说经水适来或适断，就是月经刚来或刚结束，这个时候因为子宫出血，血室空虚，在此期间容易感受风寒；第二，如疟状，就是像疟疾一样，一会儿冷，一会儿热；第三，如见鬼状，就是谵语说胡话，好像见到鬼了。

安：烧糊涂了。

白：当然她的体温可能不是很高，就是说胡话。中医很早以前就和巫术划清了界限，《黄帝内经》说"拘于鬼神者，不可与言至德"，司马迁《史记·扁鹊仓公列传》记载病有六不治，其中之一是信巫不信医，如果一个人迷信鬼神，他的病就不好治。如果一位女性的病满足了上述的三项，就可以诊断为热入血室。在治疗上，东汉医圣张仲景在《伤寒杂病论》中提出一个治疗方法，就是针刺期门穴。这个穴位在胸部乳头直下第六肋间隙，针刺时要小心，千万不能将针刺入胸腔。

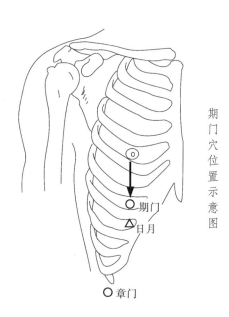

期门穴位置示意图

这个病的一个特点是像疟疾一样，一会儿冷，一会儿热。前面讲少阳病的时候提到，少阳病的主证之一是往来寒热，也是一会儿冷，一会儿热，那是因为邪气在半表半里，就是在表和里之间，在表就怕冷，在里就发热。与少阳病相比，足厥阴肝经也有一个典型的表现，叫上热下寒，"上热"主要指上焦的热，比如说心、肺的热，"下寒"是指中焦和下焦，比如胃肠还有肾和膀胱，女性还可以表现为子宫寒凉。因为上焦有热，所以会口渴、烦躁，还可能失眠、头痛；另一方面，如果吃凉的东西，就会出现胃脘疼痛，或者腹泻，因为下面是凉的。病人还可能会说肚脐以下都是凉的，我就遇到过一个病人，60多岁，她说晚上睡了一宿觉，下半身盖得很严，肚脐以下摸着还是凉的，而上半身不盖被子还觉得热。

安：矛盾呀。

白：你想象一下，如果一个地方凉，一个地方热，两个地方之间就有温差，冷空气压力大，就会向热的地方走。张仲景说厥阴病的表现是消渴气上撞心，消渴就是口渴得很厉害，感觉有股气从下向上冲。在临床中，上热下寒的情况非常多，病人一方面上面有火，另一方面下面是寒的，所以吃热药也不行，吃凉药也不行，因为吃热药上火，吃凉药又拉肚子，这就是一个典型的上热下寒的表现。像这种情况，用针灸调理比较好，让上面的热往下走，来均衡下面的寒。

安：双向调节了。刚才提到消渴，中医里的消渴和西医里的糖尿病是有相关性的。有没有可能说，用足厥阴肝经对糖尿病进行一些调理？

白：古代没有"糖尿病"这个病名，但是古人也发现了，有的病人的小便是甜的，就是尿糖高。中医的消渴病，进一步分为上消、中消、下消，"上消"就是口渴得厉害，"中消"就是吃得多，"下消"就是小便量多。典型的糖尿病是三多一少，就是这三多再加上消瘦。从严格意义上来说，中医的消渴病和糖尿病还不能完全画等号，比如喝得多，但可能检测血糖并不高，还有西医里的尿崩症，小便量特别多，因为尿得多，所以喝水多，也和糖尿病没有关系，而在中医都可以称为消渴病。还有的人吃得特别多，中医叫"消谷善饥"，血糖也没有问题，就属于消渴病中的中消。所以，不能把中医的消渴病和糖尿病画等号，如果一个病人来了说口渴得厉害、吃得多，我们首先要做相关检查化验，确诊血糖高不高，是否是甲亢，这是一个鉴别诊断的问题。

督脉（二）

· 督脉起于少腹
· 风寒容易侵袭人体的三个部位
· 哑门风府的针刺方法
· 再谈扎针的安全性问题
· 督脉入属于脑
· 督脉总督诸阳
· 扎针的境界
· 病人要相信医生
· 脊强反折
· 梳头健脑

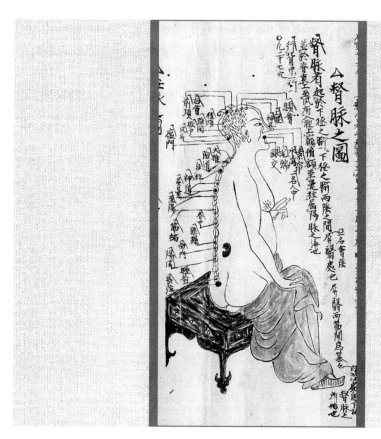

图片来源：伦敦 Wellcome 图书馆

主持人安杨（以下简称安）： 说到经脉，除了十二经脉，还有奇经八脉，奇经八脉内容比较多，我们重点关注任脉和督脉。这两个词我们挺熟的，武侠小说里经常有打通任督二脉的说法，它们不属于十二经脉的范畴，但也非常重要。

白兴华（以下简称白）： 我们先讲督脉，它起于少腹，督脉和任脉、冲脉，都起于少腹，少腹就是小腹部。具体来说，在女性是胞中，就是子宫，古人也讲起于胞中；在男性，古人也找了一个词，叫"精宫"，实际在这个地方找不到一个有形的器官，而是指一个大致的部位，大概在脐下3寸，将食指、中指、无名指及小指并拢，以中指近心端指间关节为标准，4个指节的宽度就是3寸，也叫"一夫"。督脉起于少腹以后，在骨盆的中央向下走，从会阴即前后二阴之间出来。接着向后走到尾骨，所以古人也说督脉起于下极之俞，就是把脊柱的上下两端想象成南极和北极，最下面尾骨那个地方叫下极。继续向上循于脊里，可以理解为脊柱的里面，或者理解成脊髓，就是和中枢神经有关系。再往上走到风府，风府在脖子后面，在枕骨下缘两筋之间的凹陷处，两筋就是两侧的斜方肌。跟风府穴相水平的还有足少阳胆经的风池穴。此外，在后背第二胸椎两旁各1.5寸的地方，还有两个风门穴。在项背部有3个穴位以"风"字命名，是因为这个地方很容易受风。《黄帝内经》说："伤于风者，上先受之。"人容易感受风寒的地方有三个，其中一个是脖子后面，这个地方如果不注意，比如说后背对着空调吹就很容易感冒。所以要保护好，比如女性围个围巾就比较好，脑袋可以不用保护，但是脖子要保护。还有一个容易受凉的地方是肚脐，这个地方的腹壁比较薄，如果晚上睡

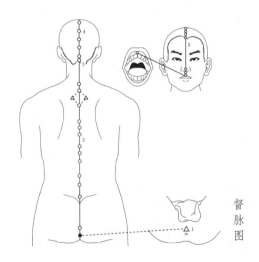

督脉图

《难经·二十八难》：督脉者，起于下极之俞，并于脊里，上至风府，入属于脑，（上巅，循额，至鼻柱）。

觉肚子上不盖被子最容易受凉，叫"寒邪直中肠胃"。还有一个是脚，寒从脚上生，脚踩着大地，地属阴，是寒凉的。御寒就要保护好这三个地方。

督脉在枕骨下有两个穴位，一个是风府，另一个是哑门，这两个穴位非常危险，如果说在全身扎针能够致人死亡的，就是这两个穴位。因为这个地方往里一点，就是脑的最下部与脊髓相连的地方，其主要功能为控制基本生命活动，如呼吸、心跳等，所以叫生命中枢。过去有临床报道，有的针灸医生用风府、哑门治疗精神分裂症，扎得比较深，结果导致患者死亡。

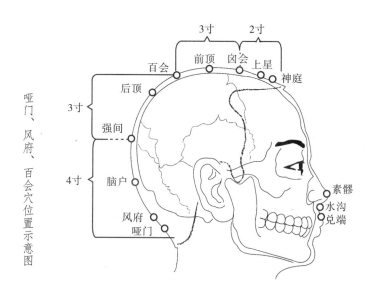

哑门、风府、百会穴位置示意图

风府和哑门挨得特别近，风府在后正中线上，枕骨下缘，风府到后发际的距离是 1 寸，哑门入发际 0.5 寸，也就是说它位于风府与后发际连线的中点上。在 20 世纪五六十年代，当时提倡一根银针治百病，叫新针疗法，就是要创新，我看过一些报道，用这个穴位治疗聋哑，也有成功的报道。还有一种说法，说扎这个穴位能使人变聋哑，不能说话了，就是喑不能言。当然这个穴位如果扎不好还可能致命，所以全身如果说最可能有生命危险的穴位就是这两个，其他的比如扎胸部的穴位，可能会导致气胸，因为现在用的针比较细，也不会有大的问题；扎到血管，出点血也很有限。像这种可能会有生命危险的情况，对于一个经过严格训练的医生来说，是不会出现的。现在中医药大学培养的针灸医生，解剖是必修课，大学一年级就要上解剖课，应该说他们对人体的解剖是非常熟悉的。我记得上研究生的时候，3 个人解剖一具尸体，从头到脚。所以不要担心大夫会不会给扎坏了，这种情况是不会出现的。

安： 但是我们还是要强调一下，任何一种治疗方法都伴随着风险，只是风险程度的大小。就针灸而言，虽然相对安全，但是风府、哑门这两个穴位可能相对比其他穴位风险高一点，因此需要做一个提示。

白： 人身上有些穴位比较危险，我们在讲课的时候也会特别强调。但是，如果和药物相比，针灸更安全，这已经在国际上得到公认。大家知道"是药三分毒"，化学合成药品有毒副作用，天然的中草药也有，比如龙胆泻肝丸中关木通对肾脏的损害。针灸绝对不存在毒副作用的问题，因为它是通过调动内源性的力量，所以很安全。2001年，英国医学会发表了一份年度报告《针刺疗法：疗效、安全性及应用》，认可针灸对一些病症的疗效和安全性，其中引用的一份研究称，一个经过严格训练的针灸医生，一万年也扎不死一个病人，当然这个话的意思就是不可能把病人扎死，扎针很安全。

安： 咱们再回到督脉的循行这一段。

白： 督脉上至风府，从后面往上走到头顶，头顶就是百会，找百会的方法是把耳朵向前折，然后在两侧耳尖画一条垂直线，这条垂直线和前后正中线交会的地方就是百会，典型的百会穴有个凹陷。《针灸甲乙经》说"陷可容指"，就是像手指肚儿大的一个坑。所以这个穴位尽管在头上，但是古人还是发现它在凹陷里，这也是大多数穴位的解剖特点，就是在凹陷的地方。

安： 是小孩子刚出生以后还没有完全闭合的囟门吗？

白： 囟门在前面。从百会往前走，经过囟门，还没有闭合的时候不要扎，然后到前额正中，经过鼻子的正中到人中沟，人中穴就在人中沟中。督脉最后终止于口唇和上齿龈结合的地方，就是上唇系带这个地方，有一个龈交穴。

安： 督脉的病候有哪些呢？

白： 在讲督脉的病候之前，要讲一讲督脉的特点。督脉的循行主要和两个器官关系非常密切，第一个是子宫，中医把它叫"奇恒之腑"，五脏六腑不包括子宫，但是古人认为子宫也是一个腑，只是它比较特殊，是孕育生命的场所，是胎儿居住的宫殿。第二和中枢神经关系密切，就是脊髓和脑。督脉上循脊里，脊椎的里面是骨髓。督脉与脑的关系，古人说"入属于脑"，就像手太阴肺经属肺一样，这是很特殊的，因为在其他经脉中，都没有用这个词，只有督脉入属于脑，说明督脉和脑的关系十分密切。脑也是奇恒之腑之一，脑、髓、骨、脉、胆、女子胞（子宫），这六个叫奇恒之腑。

督脉的第一个功能可以概括为阳脉之海，因为各条阳经都和督脉相通。督有监督、督促的意思，督脉总督诸阳，背为阳，督脉在后背正中，是阳中之阳，即督脉的阳气非常盛。督脉是提供动力的，人肢体的运动、内脏的运动都要靠督脉的阳气。我们现在讲的督脉是把它简单化了，实际上督脉的循行比这个要复杂，它在后背有一个分支，这个分支和足太阳膀胱经靠近脊柱的第一条线重合，十二脏腑的背俞穴都在这条线上。讲到督脉，还必须强调它和脑的关系，中医认为脑是元神之府，我们在思考问题的时候，并没有感觉到大脑在运转，但是古人还是认识到了脑和神志活动密切相关。《黄帝内经》说"凡刺之真，必先治神"，"真"可以理解为真理，还可以理解成关键，就是针刺的关键，首先必须要治神。"治"是整治、调理的意思，"治神"就是要调理精神使之处于正常的状态。古人认为针刺的关键是治神，具体来说包括两个方面，一个是医生本身，在扎针的时候要调整好自己的神的状态。这个神应该是怎样的状态呢？

安： 专注。

白： 古人用的词更丰富形象一点，叫"神无营于众物"，"营"是干扰的意思，"神无营于众物"就是不要想别的事，不要被其他事情所干扰。还有"手如握虎"，好像手里抓着老虎，就是要特别谨慎。手里抓着一只老虎，不是一只猫，如果不全神贯注有可能就被老虎吃掉了。此外，还有"如履薄冰""如临深渊""势若擒龙"，都是讲医生扎针的时候一定要专注。当然，初学者很难做到这一点，当他扎针的时候，顾虑会很多。

安： 比如扎深还是扎浅了。

白： 还有很多，比如这个病能不能扎好啊，穴位取得对不对啊，这一切都会干扰医生的神，无法专注。这是从医生角度来讲。另一个，对于病人来说，首先要安静，就是医生给你扎针的时候，不要胡思乱想。古人还说"无刺大怒人"，刚发完脾气，这个时候不要扎针，因为这个时候的气血乱了。其次，就是病人应该怎样和医生合作的问题，《黄帝内经》说"恶于针石者，不可与言至巧；拘于鬼神者，不可与言至德"，就是病人应该相信医生，你找医生看病，就应该相信他，你把你的身体交给医生了，就不要再思考别的东西，就不要怀疑他能不能治好你的病。在临床中，有一种病人的病好治，就是听医生话的人，医生告诉他怎么办就怎么办。有一种病人不好治，他总是怀疑，这个医生给我扎得对不对。我也遇到过这种情况，有个胃病的病人，她问我为什么没扎足三里。就是说从她所了解的针灸知识，胃病是需要扎足三里的。现在互联网很普及，为求医问药提供了很多信息，但从我们专业人士来看，在互联网搜索到的信息真假难辨。所以作为病人，你找医生看病，还是要听专业医生的话，因为毕竟每个专业医生都工作了许多年，他在这方面的经验至少能有一个比较可靠的保证。当然，这样说不等于讲"信则灵"，说针灸是一种安慰剂，病人只有相信针灸医生才有效。临床上遇到许多病人，他们第一次找针灸医生，并不相信针灸，只是作为一种尝试。找针灸医生看病的人往往是这样，中药、西药、按摩等方法试过了，没有效果，最后再找针灸医生试试看。经过几次治疗以后，症状可能有了缓解，这就说明针灸的作用不完全是心理作用。

安： 我觉得主要还不是安慰剂的问题，是有一些治疗要有持续性，需要疗程。不管什么样的方案，如果只用了很短的时间，发现没有效果然后就乱求医，这样可能收不到疗效。特别是像针灸这样的方法真的是需要持续性的治疗。

白： 你说得非常好，这里面有两种情况：第一种情况，有些人针灸的效果非常好，可能几次以后就很好；第二种情况，刚开始效果不明显，比如扎了四五次还没有效果，有的病人可能就动摇了，因为毕竟人们对扎针有一种恐惧感，不像吃药，所以有的病人可能就不坚持了，但是也有的病人，扎针十次二十次没有明显效果，仍然坚持治疗，经过较长一段时间效果才出现。我现在就有一个很好的例子，这个病人的主要症状是胸闷、咽部异物感，结合其他表现，诊断为胃食管反流病，在治疗的前六七次，没有什么效果，后来我都不好意思问这个病人了，但是这个病人一直坚持，最终，她的各种症状有了比较明显的改善。

安： 好，咱们现在讲一讲督脉的病候吧。

白： 督脉的第一个病症是脊柱的疾病，《黄帝内经》说"督脉为病，脊强反折"，"强"字读音和意思同"僵"，就是脊背僵硬；"反折"就是反弓的意思，脊柱有四个生理弯曲，如果向相反的方向弯曲就是反弓了。现在脊柱的问题很多，颈椎的、胸椎的、腰骶椎的，都与督脉有关。还有强直性脊柱炎，如果在早期，表现以疼痛为主、僵硬，运动受到一点影响，但还没有出现明显的骨性改变，通过针灸还是有可能改善症状，延缓病情。

第二个是头部的病症，比如头痛、头晕、健忘、失眠。人和动物的主要区别就在于大脑，人的疾病的复杂性也在这儿，很多疾病都与情绪变化有关，也叫心身疾病。比如高血压病，血压上升以后，病人会焦虑、烦躁、抑郁，这些负性情绪又可能使血压进一步升高。也可以这样说，大部分人的疾病都可以通过调整大脑的状态而得到改善。头部的穴位以百会为中心，在百会前后左右各一寸，还有四个经外奇穴，叫"四神聪"。在临床中，可以同时针刺这五个穴，增强刺激，提高疗效。

有一个简单实用的头部保健方法，就是梳头。可以不用梳子，就用手指，叫干洗头，从中间督脉开始，然后是两旁的足太阳膀胱经，再向外侧是足少阳胆经，从前向后反复梳理。牛角梳比较好，或者桃木的梳子，不要用塑料的，因为它容易产生静电。如果能坚持长期梳头，当然要梳头皮而不是头发，会对很多疾病都有比较好的治疗和预防作用。比如偏头疼，经过长期梳头，可能达到减轻症状甚至治愈的效果。还有脑动脉硬化，脑供血不足，其中的一个结果就是老年痴呆，如果在早期病症还没有出现的时候，通过长期的梳头，改善大脑供血，就有可能阻止、延缓病情的发展，特别是对那些有家族史的人。还有高血压病、失眠、健忘、焦虑抑郁这样一些人群，坚持这种保健方法也肯定会有好处。

督 脉 (二)

·大椎泻热
·实寒与虚寒
·头风
·脊柱分三焦

主持人安杨（以下简称安）：我们继续讲督脉。

白兴华（以下简称白）：督脉的病候还有热证，比如上火。一般提到火，都在上焦特别是头面，因为火往上走，比如在头上，发热的时候会头昏脑胀，不清醒，但是手脚没有不舒服。在第7颈椎棘突下有个大椎穴，如果说找不到也没有关系，就在整个颈椎刮痧，或者拔罐。当然专业医生还可能使用三棱针点刺这个穴位，再拔火罐，这叫刺络放血，有很好的清热作用，可以清头上的火，包括口腔的火、鼻子的火、眼睛的火，这些火都可以用这个办法。感冒发烧的时候，在大椎穴刮痧、拔罐或者放血，有很好的退烧作用。和热证相反的是寒证，有实寒和虚寒两种情况。最常见的实寒是外感风寒，它有一个特点叫恶寒，怕冷甚至打寒战，不管穿多少衣服都不会减轻。我见过这样的病人，三伏天穿羽绒服来的，这肯定是恶寒，穿再多的衣服也会感觉冷。这个冷是因为什么呢？中医认为寒主收引，外面的寒邪把阳气给郁滞住了，阳气不能到达体表温煦肌肤。中医认为有一分恶寒便有一分表证，就是说感冒的时候，如果有怕冷得衣被不减，那一定是表证，一定是感冒了。相反的情况是虚寒，表现为怕冷、手脚凉，虚寒的特点是什么呢？它会随着环境温度而改变，比如夏天天气热，或者屋里比较暖和或者穿得比较多，就好一点，这种情况是体内阳气虚。实寒和虚寒还有一个区别，就是实寒怕冷的时间比较短，突然地怕冷。

安： 生病了才这样。

白： 不可能几个月或半年。但是阳虚则不同，持续的时间会比较长，比如几年、十几年或几十年的都有。不管是恶寒还是畏寒，都可以用大椎穴，用艾灸，既有散寒的作用，也有温阳的作用。比如感冒怕冷得厉害，不发热，也没有咽喉痛，拿一根艾条在大椎穴上灸。艾灸完再喝点热粥，或者吃碗热汤面，然后盖上被子，出点汗，发汗解表，发汗有散寒的作用，相当于喝麻黄汤。治疗外感风寒就可以用这种发汗的方法。

阳虚畏寒的特点一般都是手脚凉，身子怕冷，一般不会感到头部寒凉。这是因为头为诸阳之会，阳气多。我们前面也提到，大脑消耗氧气多产热就多，所以即使冬天在外面，头不围围巾、不戴帽子也没有问题。但是临床上也有这样一种病人，头怕风。我治疗过一个病人，她每天出门之前，都要看树梢，如果树梢动，她一定要戴很厚的帽子。在她家里的阳台、卧室、厨房，都有温度计，如果温度低于19℃，她的头就不舒服了。如果外出遇到风，就会头疼得厉害。这个病中医叫头风。

安： 那是影响了血液循环。

白： 可以这样理解。她不但怕凉，还怕风，夏天的风也怕。我说冬天你应该去海南岛啊，她说就算是海南岛的暖风也不行。如果只是怕冬天的风还好理解，一刮风就更冷，寒冷会导致血管收缩，血管一收缩就会疼痛，但是夏天的风没有这种寒的因素，也会出现疼痛，这种情况中医西医都不太好解释。但是从中医的角度说，毕竟是疼痛，不通则痛，一定是风或风寒导致了不通。这个病人在十几年以前接受了乳腺癌手术，手术以后服用化疗药物。吃了药物以后出现怕冷，而且逐渐加重。针灸一段时间之后，她怕风的情况明显改善了。后面即便是在春天的时候刮大风，她也没有问题了，出门不用再看树梢是不是动了。这种情况做什么都检查不出来，是一种神经性的。从中医来讲，是阳虚了，没有把门的了，风邪就会侵入人体，所以治疗上要从督脉来考虑。这种病女性比较多见，而且病程都是几年甚至十几年，因为没有什么好办法。

督脉的病候还有一个分类方法，就是用三焦的理论。中医数脊柱，从胸椎开始，颈椎不算，颈椎叫天柱，也叫天柱骨，因为头对应天，颈椎是擎天柱。脊椎从第1胸椎开始到第4骶椎，一共是21个椎体，把它们分成3等份，即上七椎、中七椎、下七椎。上七椎从第1胸椎到第7胸椎，中七椎从第8胸椎到第2腰椎，下七椎从第3腰椎到第4骶椎，它们分别对应上焦、中焦、下焦。如果是上焦心肺的病，就治疗上七椎；如果是中焦的病，比如脾胃的病，就治疗中七椎；如果是下焦的病，比如肾、膀胱、妇科，就治疗下七椎。具体方法可以用刮痧，就是沿着后背正中的督脉刮痧，或者拔罐。走罐比较好，就是在身上涂抹上润滑剂，比如按摩乳或者刮痧油，沿着督脉上下移动罐子，这样拔罐刺激的面积比较大，作用等同于刮痧。这种方法第一是作为治疗，第二是作为预防，大多数人都适用，这也是针灸的一个特点，在健康态的时候，用这种方法，可以增强内脏的功能活动，起到预防作用。如果说做预防，可以每周或者两周进行一次刮痧或拔罐，对每个人都是有好处的。

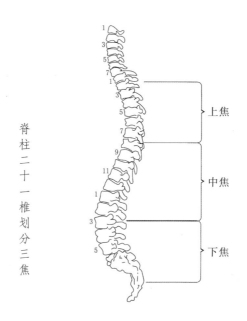

脊柱二十一椎划分三焦

安：可以保健。督脉跟子宫有关系吗？

白：下七椎就有关系，因为下七椎从第 3 腰椎到第 4 骶椎，里面对应的就是子宫，所以子宫的问题，比如月经不调、痛经、闭经、不孕、更年期综合征、子宫肌瘤等，刺激督脉肯定是有作用的。

任脉

· 小周天
· 任主胞胎
· 女性的生命周期
· 阴脉之海
· 男子内结七疝
· 女子带下瘕聚
· 关元的取法
· 灸关元法
· 痰从中焦来
· 人体的中心
· 贴神阙法
· 盐熨神阙

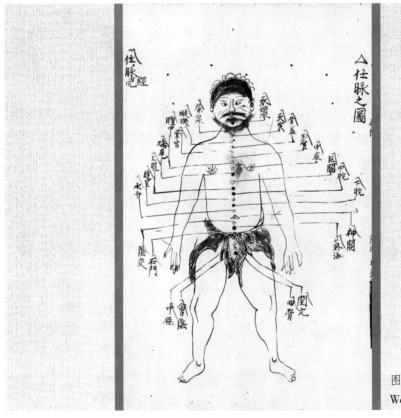

图片来源：伦敦 Wellcome 图书馆

主持人安杨（以下简称安）：接下来了解一下任脉。

白兴华（以下简称白）："任"和妊娠的"妊"同音，所以任脉和女性关系非常密切。任脉也起于胞中，就是起于子宫，向下走在骨盆的中央，然后在会阴即前后二阴出来，这一段与督脉相同，只是督脉出来后向后走，任脉是向前走，在前面的正中线，经过腹部、胸部，到下颏部，再向上走经过咽喉，最后到了眼睛。前面讲手少阴心经的时候，提到心和眼睛有关，在练功入静的时候，眼睛的状态非常重要，要似闭非闭、似睁非睁，也就是说睁着眼睛肯定不能入静，用力闭着眼睛同样也不会入静。

安：要蒙蒙眬眬。

白：要很自然的状态，这个时候看不到外面的景物，而是返观内视，才容易出现沿着任脉和督脉的感觉传导。如果看《黄帝内经》，任脉和督脉的描述显得比较乱，描述督脉的时候也描述任脉，任脉督脉不分。原因可能是这样，当达到入静状态的时候，有的时候感觉到有气从后往前走，有的时候感觉是从前往后走，最后形成一个环，就是小周天。当然，这种感觉可能因人而异，每个人在入静的状态下，体验的感觉传导路径不一样。所以在《黄帝内经》的不同篇章里，所记载的任脉和督脉的循行路线也不太一样，这跟十二经脉不同，十二经脉的循行到《黄帝内经》就被确定下来了，尽管也没有客观可见的证据，但还是达成了共识。

任脉连接的器官主要是子宫，任主胞胎，就是妊娠和任脉有关。古人把每七年作为女性的一个生命周期，《黄帝内经》说女子"二七天癸至，任脉通，太冲脉盛，月事以时下，故能有子"。"天癸"一般理解为先天之精，具有化生精血的功能，从而使男女具有生殖能力，也就是说女性十四岁（指虚岁）来月经，就具备生殖能力了。然后三七、四七、五七、六七，最后七七四十九岁"天癸竭，地道不通"，就是月经没有了，绝经了，也就没有生殖能力了。任脉还有一个功能，叫"阴脉之海"。前面讲督脉是阳脉之海，就是阳经都和督脉相通，由督脉来统帅和调节；而所有阴经，也就是足的阴经、手的阴经，都与任脉相通，由任脉统领和调节。

安：接下来讲讲任脉的病候吧。

白：任脉的病候要从男女两个方面讲，《黄帝内经》说"任脉为病，男子内结七疝，女子带下瘕聚"。"疝"一般理解为小肠疝气，是一种外科病，小肠疝气男女都会得，而这里的"疝"是男性专有的病症，是指阴囊睾丸肿大一类的病，也叫疝。"女子带下瘕聚"，其中"瘕聚"就是癥瘕积聚，比如现在常见的子宫肌瘤。

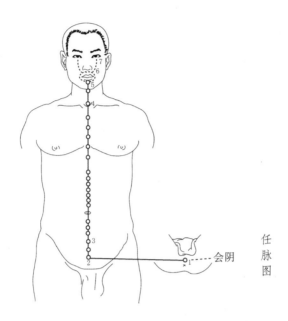

任脉图

会阴

《素问·骨空论》：任脉者，起于中极之下，以上毛际，循腹里，上关元，至咽喉，上颐循面入目。

　　小腹部有个关元穴，顾名思义，关元就是关乎元气，人体的元气来源于肾，这个穴位主治妇科、泌尿、生殖的病症。从肚脐到耻骨联合（就是小腹部下面能摸到的骨头）上缘的长度是 5 寸，关元就在肚脐下 3 寸的位置。简便的方法是用一夫法，就是手的食指、中指、无名指和小指并拢，以中指近心端指间关节为水平，4 个手指的宽度就是 3 寸。这种方法可能不十分准确，因为人手的大小不完全与身体某个部位的长度成比例，比如个子很高，手却很小巧。最准确的办法是拿一个尺子量，总的长度再除以 5，肚脐下 3/5 的位置就是关元。怀孕的妇女不要刺激这个穴位，包括其他位于小腹部的穴位，孕妇都不能扎。

　　现在艾灸很流行，关元是一个常用的穴位，具有补肾的作用，能增强人体的抗病能力，尤其对于久病大病之人，都可以艾灸关元。艾灸方法分为艾条灸和艾炷灸，现在一般都使用艾条，方法是点燃艾条一端，手持艾条与皮肤保持一定的距离，以温热能忍受为度，或者把艾条放置在专门设计的艾灸器上，使用起来更方便。在过去，艾炷灸更常用，有一种方法叫隔姜灸，就是把生姜切成片，大概两毫米厚，用针在姜片上扎几个眼儿，以利于热渗透，把生姜片放到关元上，然后再把艾绒做成大小如枣核的圆锥体，放在姜片上面，每燃烧一个艾炷叫"一壮"，这样不断地添加艾炷，直至感觉热渗透到小腹里面去，特别适合下焦有寒的病人，比如痛经的时候感到小肚子凉，这就是下焦有寒，最适合用这种方法。当然在艾灸的过程中，个别人可能会上火，表现为口渴、心烦、失眠、口腔溃疡、咽喉肿痛，这是因为灸法是一种温热刺激，具有温补的作用。如果出现这种情况，可以通过放血或膳食调理，把多余的火清了，就没有问题了。

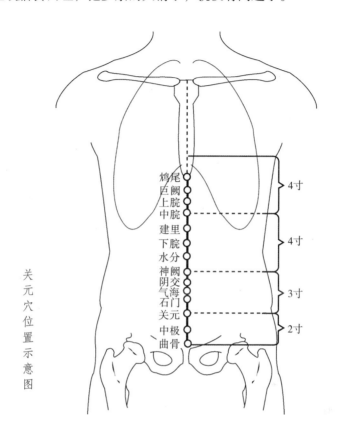

关元穴位置示意图

安：任脉还有哪些病症？

白：刚才说的是下焦，就是肚脐以下。往上就是中焦，是从肚脐到膈肌，这部分主要是肝胆脾胃的问题。这一段儿还有一个重要的病理产物，就是痰，分为有形和无形。有形的痰是指咳嗽时咳出来的痰，无形的痰是说病人没有咳嗽咳痰，是舌苔厚腻、身体肥胖。这两种痰都是从中焦产生的，脾胃是生痰之源，脾主运化，脾失健运，水湿内停，湿聚成痰。因此，凡是与痰有关的病症，都要把治疗重点放在中焦。比如抑郁症，从中医来讲，很多是因为病根在中焦，而不是脑袋的问题，因为中焦产生痰，气郁痰阻，清气不升浊气不降，就会出现情志变化。所以治疗抑郁症，从根本上治，就得从中焦这个地方，在腹部扎针治疗抑郁症。许多抑郁症的病人同时也会有食欲下降的问题，因为食欲也被抑制了。

安：茶不思，饭不想。

白：不想吃东西，人可能比较快速地消瘦，体重明显减轻，这个时候调理中焦就可以了，健脾和胃化痰，这是治本。有一些抗抑郁的药物，本身就会抑制消化功能。病人没吃药的时候胃口还可以，吃了药以后反而胃口不好了，就是说饮食的欲望也被抗抑郁药抑制了。

安：我碰到过一个病人，女性，30多岁，他们家人找我的时候，是想找一个消化科的医生。因为她基本上不吃饭，特别消瘦，各种检查都做了，消化科、甲状腺等，都说没有问题。后来也不能上班了，已经到了危及生命的时候。家人找我，我说可能是有抑郁的情况，要不要看精神科。家人说其实早就想到了，算是人们正常的心理吧，更愿意说是一个消化系统的问题，而不愿意被当成一种精神心理的疾病。

白：如果这个人不愿意吃东西，各种检查都正常，实际上是一个功能性的问题。有的病人可能一开始脾胃不好，导致心情不好，然后心情不好又加重了脾胃疾病，最后的结果，一方面是精神的问题，另一方面就是肠胃的问题。从治疗上来说，针灸最理想，可以从身心两方面同时调理，一方面可以解决病人的焦虑抑郁，另一方面又能刺激肠胃的蠕动，增加食欲，也可以说既治标又治本，标本兼治。

我们的腹部还有一个明显的标志，就是肚脐。这个地方比较特殊，首先，它是中焦和下焦的分界线；其次，它又是人体阴阳的分界线。如果把人体想象成一个小宇宙，有天和地，它们的分界线就是肚脐，肚脐以上对应着天，属阳；以下对应着地，属阴。从中医角度讲，人体的中心不是大脑，也不是心脏，而是肚脐。有一种上热下寒的情况，病人可能会说肚脐以上是热的，肚脐以下是凉的。肚脐本身也是一个穴位，叫神阙，阙是宫殿，肚脐就是神居住的宫殿。这个穴位非常好，当然一般不在这个地方扎针，因为肚脐不好消毒，还有比较敏感，扎针会比较疼。可以通过肚脐给药，根据病情配制中药，把中药研成细末，用调和剂调和好放置到肚脐上，再用胶布固定，贴敷几个小时。通过临床疗效来看，效果还是很好的，这就说明药物的有效成分还是被吸收了。并且和口服药有一个不同：口服的时候经过消化道的消化液，比如胃酸的酸性很强，药物的有效成分可能被破坏了；但是经过肚脐吸收，药物有效成分直接进入血液里了，可以更好地发挥药效。

在家里可以采用热熨或者艾灸。热熨比较简便，一般用1～2斤粗盐，微波炉高火3分钟或者用铁锅炒热，装入小口袋里，放在肚脐上，刚开始比较热，可以垫个毛巾，以热度能够忍受为宜，可以每天或隔天热熨一次。艾灸一般采用隔盐灸，就是把肚脐用盐填平，然后再放上艾炷。在肚脐上做艾灸时，有一种情况要注意，就是糖尿病病人烫伤以后容易感染。对于普通人来说，即使被烫伤，也是浅表的，几天以后就愈合了，但是糖尿病病人相对来说可能不容易愈合。灸法和热熨主要是针对中下焦的寒证。

安：寒，还是寒。

白：比如慢性腹泻的病人，吃凉的东西就拉肚子、肚子疼，还有女性的痛经和闭经，男性的阳痿、早泄、滑精，还有小孩儿的遗尿，根据中医辨证很多都属于中下焦的寒证。

再往上走就到了胸部，对应上焦的心、肺，常见的病症包括咳嗽、哮喘、冠心病心绞痛。在治疗这些病症时，可以将前面任脉的穴位与后面督脉的穴位配合使用，比如一个人咳嗽哮喘，在前面胸骨刮痧或拔罐，再在后背正中从第1到第7胸椎刮痧或拔罐，这叫"前后配穴"，能提高治疗效果。

如果我们把任脉和督脉的主治做一个比较，就会发现，任脉的重点是在下焦，泌尿、生殖、妇科的，重要的穴位有中极、关元、气海、神阙。而督脉重点是在头部，比如百会、水沟，主治神志病。

安：非常感谢来自北京中医药大学的白兴华教授，这么长时间以来给我们详细讲解了中医针灸的基本理论，以及与中医针灸密切相关的经脉和穴位的知识，希望对大家认识中医针灸有所帮助。

白：谢谢！